国家公共卫生标准
实用指南丛书

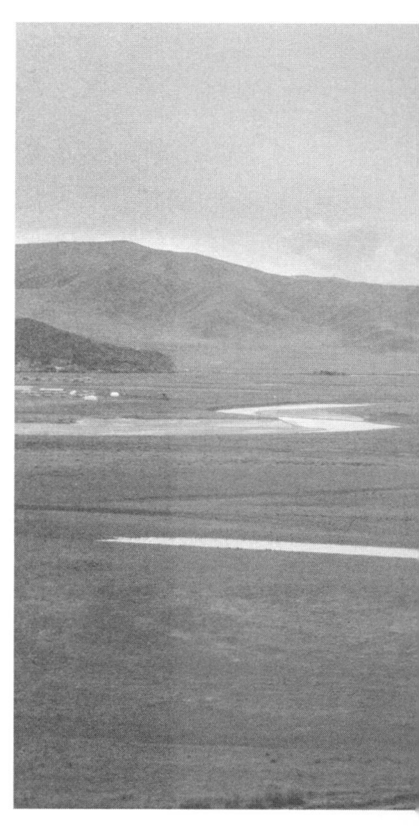

地方病标准实用指南

中国疾病预防控制中心
国家卫生标准委员会地方病标准专业委员会 编著

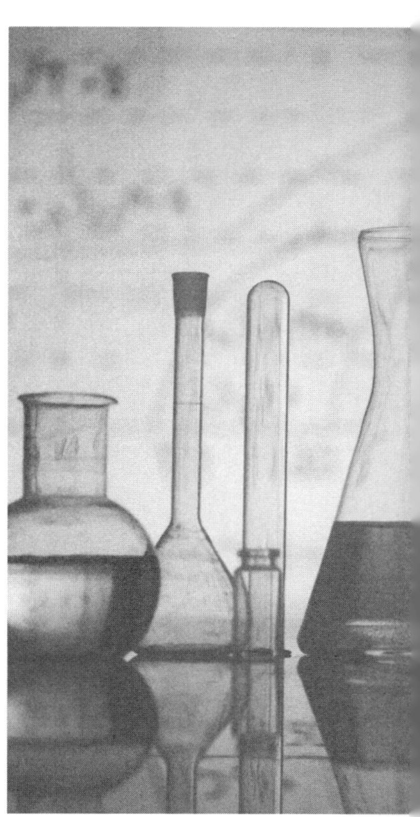

中国标准出版社
北 京

图书在版编目（CIP）数据

地方病标准实用指南 / 中国疾病预防控制中心，国家卫生标准委员会地方病标准专业委员会编著．—北京：中国标准出版社，2019.1（2023.11 重印）
（国家公共卫生标准实用指南丛书）
ISBN 978-7-5066-9199-4

Ⅰ．①地…　Ⅱ．①中…　②国…　Ⅲ．①地方病—卫生标准—中国　Ⅳ．① R194

中国版本图书馆 CIP 数据核字（2018）第 286149 号

出版发行　中国标准出版社
北京市朝阳区和平里西街甲 2 号（100029）
北京市西城区三里河北街 16 号（100045）
总编室：（010）68533533
发行中心：（010）51780238
读者服务部：（010）68523946
网　址　www.spc.net.cn

印　刷　中国标准出版社秦皇岛印刷厂印刷
版　次　2019 年 1 月第一版　2023 年 11 月第二次印刷
开　本　880mm × 1230mm　1/16
印　张　18.75
字　数　432 千字
书　号　ISBN　978-7-5066-9199-4
定　价　100.00 元

如有印装差错　由本社发行中心调换

《国家公共卫生标准实用指南丛书》

编著委员会

孙殿军　中国疾病预防控制中心地方病控制中心主任

苏　旭　中国疾病预防控制中心辐射安全首席专家

李　涛　中国疾病预防控制中心职业卫生与中毒控制所研究员

杨晓光　中国疾病预防控制中心营养与健康所研究员

宋　彬　苏州市疾病预防控制中心职业卫生与放射卫生科

张玉琼　贵州省疾病预防控制中心主任

张　群　中国疾病预防控制中心学术出版编辑部副主任

陈尔东　中国疾病预防控制中心辐射防护与核安全医学所
政策标准研究室主任

岳立达　天津市河西区疾病预防控制中心食品安全与环境健康科

周志荣　中国疾病预防控制中心环境与健康相关产品安全所
政策与法规标准室副研究员

周晓农　中国疾病预防控制中心寄生虫病预防控制所所长

周菊平　苏州市吴江区疾病预防控制中心综合业务科科长

胡　佳　苏州市疾病预防控制中心食品和学校卫生科

姚孝元　中国疾病预防控制中心环境与健康相关产品安全所副所长

姚玅洁　中国疾病预防控制中心卫生标准处

钱菊良　苏州市吴江区疾病预防控制中心质管办副主任

徐东群　中国疾病预防控制中心环境与健康相关产品安全所副所长

高涵昌　苏州市疾病预防控制中心健康教育所副主任医师

郭　欣　北京市疾病预防控制中心学校卫生所所长

陶　勇　中国疾病预防控制中心农村改水技术指导中心主任

曾晓芃　北京市疾病预防控制中心副主任

雷苏文　中国疾病预防控制中心卫生标准处研究员

臧照芳　中国疾病预防控制中心卫生标准处副研究员

《地方病标准实用指南》

编著委员会

主　　编　孙殿军

副 主 编　刘开泰　申红梅　郭　雄　魏红联

编著人员（按姓氏笔画排序）

于　钧　中国疾病预防控制中心地方病控制中心大骨节病防治研究所所长

于光前　中国疾病预防控制中心地方病控制中心地氟病防治研究所研究员

王　铜　中国疾病预防控制中心地方病控制中心健康教育处处长

王三祥　山西省地方病防治研究所所长

王丽华　中国疾病预防控制中心地方病控制中心地氟病防治研究所所长

邓佳云　四川省疾病预防控制中心主任医师

申红梅　中国疾病预防控制中心地方病控制中心副主任

刘　宁　中国疾病预防控制中心地方病控制中心大骨节病防治研究所研究员

刘　鹏　中国疾病预防控制中心地方病控制中心碘缺乏病防治研究所所长

刘开泰　中国疾病预防控制中心营养与食品安全所党委书记

刘守军　哈尔滨医科大学研究员

刘运起　中国疾病预防控制中心地方病控制中心大骨节病防治研究所研究员

刘丽萍　北京市疾病预防控制中心主任医师

刘宏宇　中国疾病预防控制中心地方病控制中心克山病防治研究所所长

安　冬　贵州省疾病预防控制中心主任医师

孙贵范　中国医科大学教授

孙殿军　中国疾病预防控制中心地方病控制中心主任

苏晓辉　中国疾病预防控制中心地方病控制中心健康教育处副处长

张卫星　北京大学深圳医院急救重症医学科主任

张亚平　厦门市疾病预防控制中心主任技师

张爱华　贵阳医学院教授

张璐璐　中国疾病预防控制中心地方病控制中心助理研究员

陈志辉　福建省疾病预防控制中心地方病及慢性非传染性疾病防治所所长

陈祖培　天津医科大学教授

赵丽军　中国疾病预防控制中心地方病控制中心地氟病防治研究所副所长

相有章　山东省地方病防治研究所主任医师

贾清珍　山西省地方病防治研究所书记

夏雅娟　内蒙古自治区疾病综合预防控制中心地方病和慢性病防治研究所所长

钱　明　天津医科大学教授

倪　方　中国疾病预防控制中心职业卫生与中毒控制所党委书记

徐　伟　吉林省地方病第二防治研究所主任医师

高彦辉　中国疾病预防控制中心地方病控制中心业务处处长

郭　雄　西安交通大学教授

魏红联　中国疾病预防控制中心地方病控制中心办公室主任

序

习近平主席在致第39届国际标准化组织（ISO）大会的贺信中强调，中国将积极实施标准化战略，以标准助力创新发展、协调发展、绿色发展、开放发展、共享发展。近些年来，我国标准化工作成果显著，有效地推动了经济持续健康发展和社会全面进步。卫生标准是卫生法律、法规体系的重要组成部分，是贯彻卫生法律、法规的重要技术依据，在促进经济社会协调发展，助推健康中国战略实施中发挥重要作用。

根据《国务院办公厅关于印发强制性标准整合精简工作方案的通知》（国办发〔2016〕3号）和《国家标准委关于印发推荐性标准集中复审工作方案的通知》（国标委综合〔2016〕28号），原国家卫生和计划生育委员会（以下简称原国家卫生计生委）对现行卫生标准进行了全面清理。为加强现行有效卫生标准的贯彻实施，方便相关机构和公众查阅，在原国家卫生计生委法制司和疾病预防控制局（全国爱国卫生运动委员会办公室）指导下，中国疾病预防控制中心联合国家卫生标准委员会相关标准专业委员会，编纂了《国家公共卫生标准实用指南丛书》。本丛书包括《传染病标准实用指南》《寄生虫病标准实用指南》《地方病标准实用指南》《营养标准实用指南》《病媒生物控制标准实用指南》《职业卫生标准实用指南》《放射卫生标准实用指南》《环境卫生标准实用指南》《学校卫生标准实用指南》《消毒标准实用指南》等分册。

本丛书系统地介绍了2013—2017年发布的公共卫生标准，包括标准全文和详细解读；同时汇编了相关领域国家法律、法规、部门规章等。

希望本丛书能够为公共卫生领域的管理和技术等工作提供支持。如有遗漏与谬误之处，敬请读者批评指正。

丛书编著委员会

2018年3月

前 言

地方病是指在某些特定地区内相对稳定并经常发生的疾病。按其致病原因可分为4类：地球化学性疾病、自然疫源性疾病、与特定生产生活方式有关的疾病和原因未明的地方病。地方病具有如下几个显著特征：第一，在流行病学的分布上有明显的“地方性”；第二，往往是历史上长期存在的、受累人群广泛的、影响颇为严重的公共卫生问题；第三，它的存在与流行已不单纯属于“疾病”范畴，由于严重影响该地区经济、文化和社会的发展，甚至影响人口的素质，所以它的本质又是社会发展问题；第四，它的控制与消除并非个人或集体所能解决的，往往需要政府行为的干预。

地方病标准是国家卫生标准的重要组成部分，是开展地方病防治、落实防治措施、评估防治结果、提高病区群众健康水平的重要规范性技术文件。按照国家卫生标准委员会职能划分，目前，地方病标准专业委员会主要负责碘缺乏病标准、地方性氟中毒标准、地方性砷中毒标准、大骨节病标准和克山病标准5种地方病标准。主要内容包括：病人的诊断、病区判定及划分、治疗原则、防治措施实施、病区控制与消除、致病因素的检验方法等卫生标准。

本书第一章主要介绍了地方病标准专业委员会现状，包括本标委会挂靠单位情况、制修订项目情况、本标委会现行标准情况，地方病标准体系情况，其中侧重内容为2013—2017年地方病标准制修订、发布实施、废止、转化等情况。第二章为2013—2017年发布实施标准的标准解读。附录收集了地方病相关法律法规、地方病标准编写指南及32项现行有效标准的标准文本（截至2017年12月31日）。

由于收录的文件发布时间不同，体例格式不尽相同，量和单位的用法与我国现行使用的法定量和单位有所不同。为保持文件的统一，我们保留了收录文件中的体例格式、量和单位的用法。

本书主要为地方病防治工作和科研人员提供防治科研依据及试验方法，为编写地方病相关标准提供编写依据，让更多的地方病防治科研工作人员更好地理解地方病标准及相关内容，以更好地为地方病防治工作作出贡献。

需要说明的是，本书中对标准的解读为编纂专家（组）个人观点，仅便于读者在标准实施中参考和学习之用，不作为任何纠纷和诉讼之依据。

编著者

2018年11月

目录

注：本书收集的标准的属性已在目录上标明（GB 或 GB/T、WS 或 WS/T），年号用四位数字表示。鉴于部分国家标准和行业标准是在标准清理整顿前出版的，现尚未修订，故正文部分仍保留原样，读者在使用这些标准时，其属性以本目录上标明的为准（标准正文“引用标准”中的标准的属性请读者注意查对）。

第一章 概 况

1960 年，中共中央北方防治地方病领导小组成立后，先后在哈尔滨医科大学建立了黑龙江省克山病研究所和黑龙江省大骨节病研究所，在佳木斯医学院成立了黑龙江省地甲病研究所，并在哈尔滨医科大学卫生系成立地氟病研究室，开展地方病诊断、病因、流行病学、检测方法等科学研究工作。为地方病标准体系建立与发展打下了坚实的基础。我国地方病标准体系的建立与发展，是逐渐完善的过程，大体上可以划分为三个阶段。

第一阶段：1960—1986 年，中共中央北方防治地方病领导小组办公室和中共中央地方病领导小组时期

党和政府十分重视地方病防治工作，早在 1960 年就成立了中共中央北方防治地方病领导小组，下设北方地方病科学委员会，该委员会下设七个专题组：鼠疫组、布氏杆菌病组、克山病组、大骨节病组、地方性甲状腺肿组、地方性氟中毒组和地方病环境组。1981 年，中共中央北方防治地方病领导小组改为中共中央地方病防治领导小组，北方地方病科学委员会改为全国地方病科学委员会，负责领导和管理全国地方病防治工作。为了规范各种地方病的诊断，总结各种地方病防治经验，北方地方病科学委员会和后来的全国地方病科学委员会主持制定了一系列地方病标准。

我国第一部具有标准性质的“地方病文件”就是在北方地方病科学委员会领导下制定的。1978 年，在秦皇岛召开的“北方食盐加碘防治地甲病专业会议”上，经过与会代表的协商，参照当时的国际标准，制定了《地方性甲状腺肿防治工作标准（试行）》，该标准包括地方性甲状腺肿的诊断、分型、分度和病区划分标准。这是我国第一部类似于标准性质的文件，也是后来制定的地方性甲状腺肿相关标准的基础和雏形。随后又制定了《食盐加碘防治地方性甲状腺肿暂行办法》《地方性甲状腺肿防治工作标准（试行）的补充说明》《地方性克汀病诊断标准（试行）》《克山病防治标准（试行）》《地方性氟中毒防治工作标准（试行）》《大骨节病 X 线诊断标准（试行）》《大骨节病防治效果 X 线诊断标准（试行）》《大骨节病病区类型 X 线划分标准（试行）》和《改水防治地方性氟中毒暂行办法》等一系列标准，这些标准成为当时防治地方病的主要法规和技术依据或技术规范，对推动地方病的防治工作起到了重要的作用。

第二阶段：1986—1990 年，中共中央地方病领导小组撤销，地方病防治工作划归卫生部管辖，全国地方病标准专业委员会未成立时期

1986 年 3 月，为适应改革开放和实现党政分工，中共中央决定撤销中共中央地方病防治

领导小组及其办事机构。地方病防治工作改由卫生部统一领导，并下设地方病局，1989 年改为地方病防治司，后改称卫生部全国地方病防治办公室。在地方病防治划归卫生部领导和管理之初，卫生部即组织召开了全国地方病防治工作会议，制定了《国务院各有关部门防治地方病的职责》，下发了《加强地方病防治工作的意见》，并组织成立了卫生部地方病专家咨询委员会。这一时期，卫生部下发了《关于建立全国性重点监测点的通知》，制定并下发了《克山病监测方案》《大骨节病病情监测方案》《碘缺乏病防治工作标准及监测方案》。1991 年 4 月，卫生部又下发了《关于建立全国地方性氟中毒重点监测点的通知》，增加了全国地方性氟中毒重点监测工作。此时，在监测工作中仍然使用中共中央地方病领导小组时期制定的相关地方病标准文件，卫生部也多次组织有关专家对一些不合时宜的标准文件进行了修订。通过多年的监测，准确地反映了我国地方病的病情变化及消长趋势，为了解我国地方病病情动态、评价防治措施效果，提供了科学依据。上述工作的开展为地方病防治事业的发展作出了重要贡献，为地方病标准专业委员会的组建、进一步完善地方病标准体系奠定了基础。

第三阶段：1990 年至今，国家卫生标准委员会地方病标准专业委员会（卫生部地方病标准专业委员会）成立以来

1990 年，卫生部成立第三届全国卫生标准技术委员会，开始下设地方病标准分委会，负责有关地方病标准的制定，中国工程院院士于维汉教授任主任委员；卫生部第四届全国卫生标准技术委员会地方病标准分委会由杨建伯教授任主任委员；第五届、第六届卫生部地方病标准专业委员会以及第七届国家卫生标准委员会地方病标准专业委员会由孙殿军研究员任主任委员，秘书处挂靠单位为中国疾病预防控制中心地方病控制中心。现地方病标准专业委员会共设置委员 21 名，其中主任委员 1 名，副主任委员 3 名，委员兼秘书 1 名，单位委员 1 名。

由于地方病防治工作的特殊性，多年来，地方病标准专业委员会一直秉承科研与防治相结合、实验室与现场相结合、基础理论研究与应用研究相结合的宗旨，在加快推动标准制定的同时，不脱离病区、不脱离防治。在地方病标准专业委员会内，众多标委会委员利用各种机会深入病区调研，了解病区实际情况，从而确定标准的制修订工作计划。同时，诸多标准起草人也深入病区开展现场研究，从而保障标准的内容符合病区实际情况，更有利于地方病防治工作的开展。

第一节　标准现状

2013—2017 年，地方病标准专业委员会在研的标准制修订项目共有 13 项，其中《地方性克汀病和地方性亚临床克汀病诊断》《水源性高碘地区和地方性高碘甲状腺肿病区的划定》《尿中碘的测定　第 1 部分：砷铈催化分光光度法》《人群总摄氟量》《改水降氟效果评价》《尿中氟化物测定 离子选择电极法标准》《地方性砷中毒诊断》和《地方性砷中毒病区判定和划分》为标准修订项目;《尿中碘的测定　第 2 部分：电感耦合等离子体质谱法》《血清中碘的测

定　砷铈催化分光光度法》《尿中砷的测定　氢化物发生原子荧光法》《尿中砷形态化合物测定方法　液相色谱－原子荧光法》和《人群尿砷安全指导值》为标准制定项目。

在上述标准制修订项目中，WS/T 104—2014《地方性克汀病和地方性亚临床克汀病诊断》已于2014年发布实施，代替WS 104—1999《地方性克汀病和地方性亚临床克汀病诊断》；WS/T 211—2015《地方性砷中毒诊断》已于2015年发布实施；代替WS/T 211—2001《地方性砷中毒诊断》，WS/T 89—2015《尿中氟化物测定　离子选择电极法》已于2015年发布实施，代替WS/T 89—1996《尿中氟化物测定　离子选择电极法》；GB/T 19380—2016《水源性高碘地区和高碘病区的划定》已于2016年发布实施，代替GB/T 19380—2003《水源性高碘地区和地方性高碘腺肿病区的划定》；WS/T 107.1—2016《尿中碘的测定　第1部分：砷铈催化分光光度法》已于2016年发布实施，代替WS/T 107—2006《尿中碘的砷铈催化分光光度测定方法》；WS/T 107.2—2016《尿中碘的测定 第2部分：电感耦合等离子体质谱法》已于2016年发布实施；WS/T 87—2016《人群总摄氟量》已于2016年发布实施，代替WS/T 87—1996《人群总摄氟量卫生标准》；WS/T 572—2017《血清中碘的测定　砷铈催化分光光度法》已于2017年发布实施；WS/T 90—2017《改水降氟效果评价》已于2017年发布实施，代替WS/T 90—1996《改水降氟措施效果评价标准》。

现行有效的地方病标准共32项，其中国家标准12项、行业标准20项，强制性标准5项、推荐性标准27项。根据国家卫生和计划生育委员会发布的2016年第24号通告、国家标准化管理委员会2017年第6号公告、国家标准化管理委员会2017年第7号公告，废止WS/T 194—1999《改灶降氟效果评价》，将GB 17020—2010《克山病病区判定和类型划分》、GB 17019—2010《克山病病区控制标准》、GB 16007—2011《大骨节病病区控制》、GB 16395—2011《大骨节病病区判定和划分标准》、WS 192—2008《地方性氟骨症诊断标准》、GB 17018—2011《地方性氟中毒病区划分》、GB 17017—2010《地方性氟中毒病区控制标准》、WS 277—2007《地方性砷中毒病区判定和划分标准》和GB 28595—2012《地方性砷中毒病区消除》由强制性标准转化为推荐性标准。

第二节　标准体系建设

地方病是指在某些特定地区内相对稳定并经常发生的疾病。按其致病原因可分为4类：地球化学性疾病、自然疫源性疾病、与特定生产生活方式有关的疾病和原因未明的地方病。地方性发生是其最主要的共同特征。在我国，纳入地方病管理范畴的疾病包括碘缺乏病、地方性氟中毒、地方性砷中毒、大骨节病、克山病、鼠疫、血吸虫病和布氏杆菌病。地方病有如下几个显著特征：第一，在流行病学的分布上有明显的“地方性”；第二，往往是历史上长期存在的、受累人群广泛的、影响颇为严重的公共卫生问题；第三，它的存在与流行已不单纯属于“疾病”范畴，由于严重影响该地区经济、文化和社会的发展，甚至影响人口的素质，所以它的本质又是社会发展问题；第四，它的控制与消除并非个人或集体所能解决的，往往需要政府行为的干预。

一、地方病标准体系建设与发展的总体原则

地方病标准体系建设与发展的总体原则为：

（1）与国家相关法律法规相配套的原则；

（2）保护、提高病区居民健康水平的原则；

（3）积极采用国际与先进国家卫生标准的原则；

（4）与其他标准方法相匹配的原则；

（5）按标准体系的结构和层次，有计划、分步骤逐步完善的原则；

（6）跟踪最新科研、调查成果的原则；

（7）保障社会经济发展与建设和谐社会的原则。

地方病标准是指为实施国家地方病法律法规和有关政策，对地方病相关管理事项统一制定的各类技术规定。制定地方病标准的目的是保护病区群众的身体健康，减少疾病发生，促进经济发展，其主要内容是对病人诊断、地方病病区判定及病区划分、治疗原则、防治措施实施、地方病控制消除、相关检验和相关产品含量标准作出严格而科学的规定。

二、标准范围

在历史上，地方病防治工作由中共中央北方防治地方病领导小组办公室（以下简称中地办）协调和领导时，地方病标准的范围包括：鼠疫标准、布氏杆菌病标准、血吸虫病标准、碘缺乏病标准、地方性氟中毒标准、克山病标准和大骨节病标准。1986 年改由卫生部全国地方病防治办公室主管，但仍负责上述地方病的防治工作。1990 年成立全国卫生标准技术委员会（简称标委会）后，地方病标准的制定分别由标委会下设的两个分委会负责，即：鼠疫标准、布氏杆菌病标准、血吸虫病标准划归传染病和消毒标准分委会；其他地方病标准和地方性砷中毒标准则仍由地方病标准分委会主管。2002 年，地方病标准分委会与寄生虫病标准分委会合并为一个标准委员会；2006 年以后，经调整，地方病与寄生虫病标准分委会分开为两个标准专业委员会，因此，目前讲的地方病标准是指五种地方病即：克山病、大骨节病、碘缺乏病、地方性氟中毒和地方性砷中毒的标准（见图 1–1）。其范围包括：

（1）地方病的诊断标准；

（2）地方病的病区判定及病区划分标准；

（3）地方病的治疗原则与疗效判定标准；

（4）地方病的防治措施实施标准；

（5）地方病的控制消除标准；

（6）地方病相关检验标准。

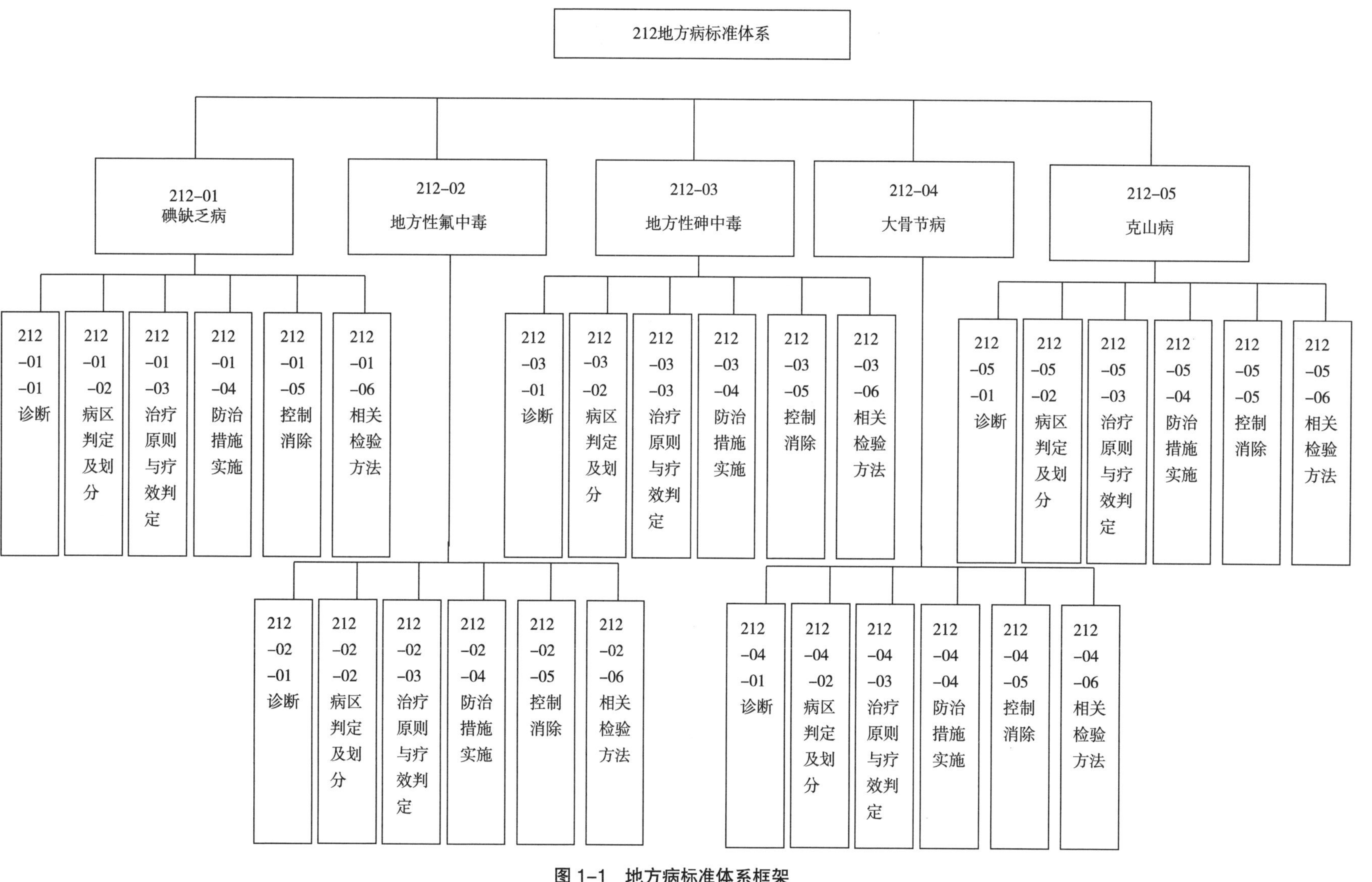

图 1-1　地方病标准体系框架

三、完善地方病标准体系建设的主攻方向

地方病标准的制定，对地方病的诊断、预防、治疗等具有重要意义，对做好日常的监测、监督、规范化管理都起着重要的保证作用，对保护病区人民的身体健康，保持病区的社会经济发展、社会安定起着至关重要的作用。地方病标准专业委员会根据目前地方病标准的制修订情况，提出进一步完善地方病标准体系建设，主攻方向如下：

（一）研制新的地方病标准

目前，碘缺乏病、地方性氟中毒、大骨节病、克山病的标准覆盖情况相对较好，基本上能够满足地方病防治工作需要，但是还有一些标准需要补充：一是缺少地方病基础标准，包括地方病定义、概念及术语标准等；二是根据目前防治工作需求，要补充一些地方病标准，例如地方性砷中毒防治措施实施标准、克山病消除标准。

（二）加强与其他体系标准交叉情况的协调工作

其他体系的标准与地方病标准有的存在交叉，这些标准的制修订，直接影响着地方病标准的执行与实施。例如，食盐碘含量、水氟含量、水砷含量等标准的制修订，对地方病病区划分、控制和消除标准的影响较大。因此，需要加强各相关单位和部门的沟通与协作，充分利用现有的资源，实现资源共享，避免标准交叉造成矛盾，以利于地方病标准的贯彻实施。

第三节　现行有效标准

根据国家卫生和计划生育委员会发布的2016年第24号通告、国家标准化管理委员会2017年第6号公告、国家标准化管理委员会2017年第7号公告三份文件要求，地方病标准专业委员会完成本专业标准的废止及强制转推荐工作。截至2017年12月31日，地方病标准现行有效的标准共32项，其中国家标准12项、行业标准20项，强制性标准5项、推荐性标准27项。详情见表1–1。

表1–1　地方病现行有效标准

序号	标准编号	标准名称
1	GB 16005—2009	碘缺乏病病区划分
2	GB 16006—2008	碘缺乏病消除标准
3	GB/T 16007—2011	大骨节病病区控制
4	GB/T 16395—2011	大骨节病病区判定和划分标准
5	GB 16397—2011	大骨节病预防控制措施效果判定
6	GB/T 17017—2010	地方性氟中毒病区控制标准

表 1-1（续）

序号	标准编号	标准名称
7	GB/T 17018—2011	地方性氟中毒病区划分
8	GB/T 17019—2010	克山病病区控制标准
9	GB/T 17020—2010	克山病病区判定和类型划分
10	GB/T 19380—2016	水源性高碘地区和高碘病区的划定
11	GB 19965—2005	砖茶含氟量
12	GB/T 28595—2012	地方性砷中毒病区消除
13	WS/T 79—2011	大骨节病治疗效果判定
14	WS/T 87—2016	人群总摄氟量
15	WS/T 88—2012	煤及土壤中总氟测定方法　高温热水解－离子选择电极法
16	WS/T 89—2015	尿中氟化物测定　离子选择电极法
17	WS/T 90—2017	改水降氟效果评价
18	WS/T 104—2014	地方性克汀病和地方性亚临床克汀病诊断
19	WS/T 107.1—2016	尿中碘的测定　第 1 部分：砷铈催化分光光度法
20	WS/T 107.2—2016	尿中碘的测定　第 2 部分：电感耦合等离子体质谱法
21	WS/T 192—2008	地方性氟骨症诊断标准
22	WS/T 207—2010	大骨节病诊断
23	WS/T 208—2011	氟斑牙诊断
24	WS/T 210—2011	克山病诊断
25	WS/T 211—2015	地方性砷中毒诊断
26	WS/T 212—2001	血清中氟化物的测定　离子选择电极法
27	WS/T 256—2005	人群尿氟正常值
28	WS 276—2007	地方性甲状腺肿诊断标准
29	WS/T 277—2007	地方性砷中毒病区判定和划分标准
30	WS/T 314—2009	克山病治疗原则与疗效判定标准
31	WS/T 474—2015	尿中砷的测定　氢化物发生原子荧光法
32	WS/T 572—2017	血清中碘的测定　砷铈催化分光光度法

第四节　相关国际标准情况

一、碘缺乏病

世界卫生组织、联合国儿童基金会、国际控制碘缺乏病理事会三个国际组织合作制定了贯彻“儿童生存、保护和发展世界宣言”和“执行 20 世纪 90 年代儿童生存、保护和发展世界宣言行动计划”的一系列碘缺乏病标准。到目前为止，除高碘地区和高碘甲状腺肿为我国所特有之外，几乎所有的标准，在充分考虑了我国的国情和历史沿革情况下，已与国际组织推荐的标准相同步或一致，特别是亚临床克汀病标准的制定充分保留了我国的科研成果和特色。

二、地方性氟中毒

地方病标准专业委员会于2008年立项对WS/T 208—2001《氟斑牙临床诊断标准》进行了修订，对广泛使用的世界卫生组织推荐的Dean氏分度法进行部分内容完善，该标准于2011年10月发布，2012年4月实施。

三、地方性砷中毒

目前，只有我国正式制定并发布了地砷病诊断标准。在世界卫生组织有关砷中毒的技术文件中，关于砷中毒所致皮肤损害的分度标准也引用了我国的研究成果。在孟加拉国、印度，有学者发表文章，探讨砷中毒的诊断方法及分级标志，但未见其制定正式的国家标准。

第二章　标准解读

第一节　GB/T 19380—2016《水源性高碘地区和高碘病区的划定》解读

一、标准制修订的背景

自20世纪70年代末我国在河北省发现高碘性甲状腺肿流行以来，陆续有一些关于高碘性甲状腺肿的研究报道。目前，已发现水源性高碘地区分布于河北、山东、山西、河南、江苏、安徽、天津、内蒙古、北京、新疆、福建11个省、市、自治区。据2004年中央补助地方公共卫生专项资金地方病防治项目水源性高碘地区调查结果显示，以乡镇为单位，水源性高碘地区和高碘病区分布在全国109个县（市、区），约有3 000万人口生活在高碘地区和高碘病区，居民饮用水含碘量大多在150 μg/L，甚至在300 μg/L以上；其中约1/2的人口生活在高碘病区，8岁～10岁学龄儿童甲状腺肿大率超过5%，构成了较严重的公共卫生问题。另外，据研究，高碘不仅可以引起甲状腺肿，还可能引起碘性甲亢、碘致性甲状腺毒症、碘性甲减，还与桥本氏甲状腺炎、甲状腺癌等疾病的发生密切相关，对病区居民的身体健康构成威胁。根据我国《食盐加碘消除碘缺乏危害管理条例》，高碘地区和高碘病区不应供应碘盐。

为更好地落实高碘地区和高碘病区停供碘盐措施，有效保护当地群众身体健康，2006年，受卫生部政策法规司委托，由山西省地方病防治研究所、山东省地方病防治研究所、江苏省疾病预防控制中心、河南省疾病预防控制中心、天津医科大学内分泌研究所承担制定《高碘地区停供碘盐办法》（以下简称《办法》）的任务。《高碘地区停供碘盐办法》被列入卫生部“2006年地方病、寄生虫病卫生标准项目计划”，项目编号：200606。

2006年12月，《办法》项目协作组召开会议，卫生部地方病专家咨询委员会碘缺乏病专家组部分成员列席了会议，对《办法》的起草进行了初步探讨，并决定在部分省份开展流行病学现场调查和科学研究，进一步验证停供碘盐的切点值。2007年7月，卫生部地方病专家咨询委员会碘缺乏病专家组召开扩大会议，贾清珍代表项目协作组向大会报告了《办法》制定的进展情况，与会专家进行了讨论，同时也征求了地方病标准专业委员会专家的意见，最后一致认为：目前制定《办法》有一定困难，时机尚不成熟，首先需要解决的是GB/T 19380—2003《水源性高碘地区和地方性高碘甲状腺肿病区的划定》中高碘地区和高碘病区划定单位、高碘地区划定的技术标准与防治现状不一致，不利于防治措施落实的问题。因此，经卫生部政策法规司同意，将制定《办法》更改为修订 GB/T 19380—2003，并被列入卫生部“2009 年卫生标准制（修）订项目计划”，项目编号：2009-17-04。

随后，中国疾病预防控制中心传染病预防控制所、中国疾病预防控制中心地方病控制中心、河北省疾病预防控制中心也参加了该项目工作。

二、对标准内容的理解和认识

碘作为人体的一种必需微量元素，有一个安全范围，长期摄入不足或过多都会对人体造成危害，摄入不足会导致碘缺乏病，摄入过多会导致高碘甲状腺肿及一些相关疾病，最为常见的就是缺碘/高碘性甲状腺肿大。但这两类疾病的防治措施是截然不同的，碘缺乏需要补充碘，高碘疾病则要切断过多碘的摄入途径。因此，首先需要确定高碘划分的标准，即确定哪里是高碘地区或高碘病区，之后才能采取有针对性的防治措施。这就要求标准既要科学、准确，又要客观、实用，在致病因子的阈值、典型病人的流行和流行强度、病区单位等病区划定要素的确定上能够准确反映病区的实际情况，适合在全国范围内应用。

根据 GB/T 19380—2003 实施以来的防治实践，以及与碘缺乏病相关标准相匹配的原则，本标准在高碘地区和高碘病区的划定上仍然采取 GB/T 19380—2003 中的居民饮水碘含量、儿童尿碘含量和儿童甲状腺肿大率三项指标。

三、在标准制修订过程中达成的共识和讨论的焦点问题

在标准修订工作启动之初，向全国以及各高碘省份的有关专家发出征求意见稿电子邮件 19 份，其中 18 位回复意见，共提出修改意见 81 条，采纳 46 条，未采纳 35 条。预审期间又收到地方病标准专业委员会委员意见 17 条，采纳 10 条，未采纳 7 条。水源性高碘地区标准及防控措施研究项目完成后，再次向有关专家征求意见，收到修改意见 30 条，采纳 19 条，未采纳 11 条。2012 年，卫生部地方病标准专业委员会工作会议后收到修改意见 3 条，采纳 3 条。意见主要集中在高碘地区和高碘病区的划定是以乡镇为单位还是以行政村或自然村为单位、高碘地区和高碘病区划定的技术指标中水碘和尿碘的界值等几方面。

2009 年 11 月 22 日—24 日，卫生部地方病标准专业委员会召开会议，对标准送审稿进行了会审，标准修订项目协作组根据会审意见对送审稿进行了修订。之后，2010 年 11 月 5 日，根据卫生部疾病预防控制局在北京召开的碘缺乏病防治工作研讨会精神，该标准暂缓发布。同时安排开展专题研究，进一步充实高碘地区划定水碘含量切点值 100 μg/L 的流行病学依据。重大分歧主要集中在以下三方面：

（一）高碘地区和高碘病区的划定单位

标准征求意见和会审过程中，部分专家认为，高碘地区和高碘病区以村为单位划定，虽然更具有科学性，但我国高碘省份较多、面积较大，如果以村为单位划定高碘地区和高碘病区，就必须进行大规模的现场流行病学调查，加之在高碘地区以村为单位供应非加碘食盐的操作难

度大，认为在目前的国情下缺乏可操作性。但标准起草组认为，尽管可能会给防治工作带来困难和挑战，但与人民群众的身体健康相比，以村为单位划定高碘地区和高碘病区所带来的社会效益将会是无可估量的。随着经济社会的发展和国家重视力度的不断加强，要达到查清以村为单位的水碘含量分布也非难事。目前，高碘地区和高碘病区面积最大的山东已经完成了全省以村为单位的水碘调查，河南、河北正在调查中，山西也已由省财政资助 140 余万元专项资金用于水碘调查。另外，起草组专门查阅了以村为单位供应非加碘食盐的山西省清徐县的资料，该县 3 个乡镇被确定为高碘病区后，省政府发文自 2006 年 6 月 1 日停供了加碘食盐，但因存在较严重的高碘灶状分布现象，导致干预措施无法落实。在各级有关部门的支持下，该县在查清各村水碘含量的基础上，自 2007 年年底开始以村为单位停供碘盐，仅一年多的时间，2009 年其高碘病区乡镇中高碘村的非加碘食盐率 89.4%，非高碘村碘盐覆盖率 98.0%。说明如果加强管理，以村为单位供应或停供加碘盐是可行的。因此，决定以行政村为单位划定高碘地区和高碘病区。

（二）高碘地区和高碘病区划定的水碘切点值

尽管在标准修订过程中，山西、山东、河南、江苏以及卫生部消除碘缺乏病国际合作项目技术指导中心已经开展了大量的现场流行病学调查，且各方面的调查结果均显示，高碘地区和高碘病区划定的水碘切点值应该定为 100 μg/L。但 2010 年 11 月 5 日，卫生部疾病预防控制局召开的碘缺乏病防治工作研讨会议认为，修订后的《水源性高碘地区和高碘病区的划定》（报批稿）中将划分高碘地区和高碘病区的水碘含量临界值由 150 μg/L 以上调至 100 μg/L 以上的研究依据尚不充分；与国家食品安全风险评估专家委员会撰写的《中国食盐加碘和居民碘营养状况的风险评估》结论“水碘低于 150 μg/L 地区如果不食用碘盐发生碘缺乏的风险很高”相悖。为此，征得卫生部政策法规司有关部门的同意，建议暂缓该标准的发布，拟安排相关项目经费专题研究。2011 年，中国疾病预防控制中心地方病控制中心主持开展了水源性高碘地区标准及防控措施研究项目，山西、山东、河南、河北 4 省参加了该项目。该项研究结果再次证明，高碘地区和高碘病区划定的水碘切点值应确定为 100 μg/L。

（三）附录部分

在标准起草过程中，起草组对标准的附录进行了修改，增加了高碘地区或高碘病区的确定及防治原则部分。会审专家认为，本标准为高碘地区和高碘病区划定的技术标准，而送审稿附录 A 中规定高碘地区或高碘病区的确定及防治原则，超过了本标准应涉及的范围，因此删除了送审稿中的附录 A，相应的原送审稿的附录 B（抽样方法）改为附录 A。

四、标准制修订的内容、原因和依据

与 GB/T 19380—2003 相比，本标准主要变化如下：

——修改了标准的名称；

——删除了规范性引用文件 GB/T 5750《生活饮用水标准检验方法》，增加了规范性引用文件 WS 276《地方性甲状腺肿诊断标准》；

——修改了高碘地区和高碘病区的定义；

——修改了高碘地区和高碘病区划定的技术指标；

——对附录 A 抽样方法进行了适当补充。

（一）修改了标准的名称

GB/T 19380—2003 中，描述高碘地区为“水源性”，而描述高碘甲状腺肿病区则为“地方性”。在自然环境中，水源中碘含量的高低即决定了高碘病区的地方性分布，“水源性”包含有地方性、区域范围的意思。因此，删除“地方性”，保留“水源性”作为唯一的定语。另外，“高碘甲状腺肿病区”这一提法欠妥，因为碘过量对人体的损害所导致的相关疾病不只是甲状腺肿的问题，而是一个谱带，甲状腺肿只是其中最显而易见的一种表现形式，因此，将“高碘甲状腺肿病区”修改为“高碘病区”；修改后名称为《水源性高碘地区和高碘病区的划定》。英文名称相应变更为：“Definition and demarcation of water-borne iodine-excess areas and iodine-excess endemial areas”。

（二）对规范性引用文件进行了修改

GB/T 5750 中生活饮用水水碘的检验方法并不适用于高碘水的检测，而国家目前尚无高碘水的检验标准，因此删除该项。

GB/T 19380—2003 中，高碘甲状腺肿的诊断及分度是按照 GB 16004—1995《地方性甲状腺肿的诊断及分度标准》和 GB 16398—1996《儿童少年甲状腺容积的正常值》执行。2007 年，由中国疾病预防控制中心地方病控制中心牵头，将 GB 16004—1995 和 GB 16398—1996 整合并转化为行业标准 WS 276—2007《地方性甲状腺肿诊断标准》。按照原国家质量监督检验检疫总局、国家标准化管理委员会公告（2005 年第 146 号），GB 16004—1995 和 GB 16398—1996 自 WS 276—2007 实施之日起废止。因此，本标准删除了 GB/T 19380—2003 中规范性引用文件中对 GB 16004 及 GB 16398 的引用，增加了规范性引用文件 WS 276。

（三）修改了高碘地区和高碘病区的定义

在高碘地区和高碘病区中，首要和最根本的特点是水中碘含量过高，过量的碘经饮水进入人体并持续一定时间才可以引起人群碘营养过量，继而有可能造成甲状腺肿流行。所以，高碘地区和高碘病区的定义应该包含水碘、碘营养状况和甲状腺肿高碘疾病病情三个部分内容。

另外，碘的生理需要量一般认为成人是 75 μg/d，而营养学领域提出的微量元素推荐摄入量是平均需要量的上限值（95% 区间上限，即均值加上 2 倍标准差），成人推荐量则为 150 μg/d。从表观值看，150 μg/d 已经超过生理需要量了，这恰恰是中国营养学会的推荐量。GB/T 19380—2003 中对于高碘地区的定义不甚确切。

再次，GB/T 19380—2003 的定义中，在病情部分仅涉及高碘甲状腺肿，而碘过量对人体的损害所致的相关疾病不只是甲状腺肿的问题。

据此，将水源性高碘地区定义修改为：“在特定的自然环境中，人们长期通过饮水摄入过量碘，但还不足以引起高碘甲状腺肿等疾病流行的地区。”将水源性高碘病区定义修改为："在特定的自然环境中，人们长期通过饮水摄入过量碘，引起高碘甲状腺肿等疾病流行的地区。"

（四）修改了高碘地区和高碘病区划定的技术指标

1. 修改了高碘地区和高碘病区的划分单位

碘缺乏病区的划分是以乡镇为单位的，为了与之匹配，GB/T 19380—2003 中，高碘地区和高碘病区也是以乡镇为单位划定。但在实际中，部分高碘乡、镇中高碘水源以点状或灶状分布，高碘乡镇中夹杂着水碘小于 150 μg/L 的村，甚至有小于 10 μg/L 的"碘缺乏村"；同时，在高碘地区和高碘病区乡镇周边的非高碘乡镇中存在水碘大于 150 μg/L 的"高碘地区村"，甚至是"高碘病区村"。以山西为例，以乡镇为单位，水碘中位数超过 150 μg/L 的乡镇只有 29 个，此外尚有 19 个乡镇水碘中位数未超过 150 μg/L，但其中包含有水碘超过 150 μg/L 的村，相当一部分村甚至超过 300 μg/L。其他各高碘省份也存在类似现象，特别是新疆和福建，仅有高碘村，却无高碘乡镇。这种现象的存在，给目前以乡镇为单位停供加碘盐工作带来困难。一方面，高碘地区和高碘病区中一部分缺碘村或不宜停供加碘盐村的居民失去了碘的保护；另一方面，非高碘地区中高碘村居民却额外享受加碘盐的"保护"。这两个问题的发现，同时考虑到高碘水源分布的特点，提示我们高碘地区和高碘病区的划定应以行政村为单位明确划分界限。并在此基础上，以人为本，科学谨慎地采取防治措施，保证人群既不再受高碘的危害，更不因停止补碘措施而遭受碘缺乏的威胁。

2. 对高碘地区和高碘病区划定技术指标的修改

GB/T 19380—2003 中规定高碘地区为：凡一个地区（以乡、镇为单位），未采取补碘或改水措施，具备以下两项指标即可定为高碘地区。① 居民饮用水碘含量超过 150 μg/L。② 8 岁 ~ 10 岁儿童尿碘中位数大于 400 μg/L（注：水碘和尿碘不一致时，以居民饮用水碘含量为主）。

GB/T 19380—2003 中规定高碘病区为：凡一个地区（以乡、镇为单位）具备以下三项指标，而又能排除高碘以外原因的甲状腺肿流行，即可以确定为地方性高碘甲状腺肿病区。① 居民饮用水碘含量超过 300 μg/L。② 8 岁 ~ 10 岁儿童尿碘中位数大于 800 μg/L。③ 8 岁 ~ 10 岁儿童甲状腺肿大率大于 5%（注：三项指标不一致时，以 8 岁 ~ 10 岁儿童甲状腺肿大率为主）。

按照 2007 年世界卫生组织 / 联合国儿童基金会 / 国际控制碘缺乏病理事会（WHO/UNICEF/ICCIDD）以学龄儿童尿碘中位数评估人群碘营养水平的流行病学标准，当儿童尿碘 >300 μg/L 时，人群处于碘过量状态，碘致性甲亢、自身免疫性甲状腺疾病的患病危险性将会升高。

经过项目协作组的现场流行病学调查研究证明：

江苏省：1996 年通过调查发现，江苏省黄泛平原（包括徐州市丰县、沛县全县、铜山、邳州、睢宁部分地区等）饮用水水碘含量较高并存在高碘甲状腺肿流行。1996 年年底对上述地区实施停供碘盐措施。结合淮北改水攻坚工程，上述地区相继改水。在 2005 年开展的中央补助地方公共卫生专项资金高碘项目中，江苏省在下述 6 个停供碘盐并改水的乡镇进行了调查（见表 2–1）。结论认为，在高碘乡以乡为单位停供碘盐不会对其中饮用 10 μg/L ~ 150 μg/L 水的家庭妇女（育龄妇女）和学龄儿童造成新的碘缺乏。

表 2-1　江苏省停供碘盐并改水乡镇水碘含量调查表

县名	乡镇	水碘中位数 μg/L	尿碘		甲状腺 B 超	
			份数	中位数 μg/L	人数	肿大率 %
铜山	大彭	16.1	98	567.0	53	15.1
丰县	欢口	19.7	108	632.0	54	0
邳州	宿羊山	54.0	103	202.0	53	17.0
睢宁	双沟	87.9	93	384.0	51	7.8
铜山	黄集	90.9	101	406.4	50	16.0
铜山	柳新	116.6	96	385.5	53	1.9

山东省：沿黄河下游山东段选择不同地理位置的调查点 13 个，根据水碘含量将其分为：0 μg/L ~ 49 μg/L、50 μg/L~ 99 μg/L、100 μg/L~ 149 μg/L、150 μg/L~ 299 μg/L、300 μg/L~ 799 μg/L 和≥ 800 μg/ L 6 个组，检测居民户饮用水和食盐碘含量，并对 6 岁 ~ 61 岁居民进行尿碘测定，结果见表 2-2。饮用水碘含量在 20 μg/L 的地区，虽然食盐的碘含量较低，居民碘营养整体上尚处于适宜水平下限，但存在相当比例的碘营养不足者，故在此水碘水平之下的地区须采取普遍食盐加碘补碘措施以预防碘缺乏病发生。水碘在 91.4 μg/L 以上的地区，居民的碘营养则明显过剩，故这些地区不能再实行普遍食盐加碘。鉴于 B 组人群摄入碘盐的浓度为 26 mg/kg 左右，若按每人每天摄入 10 g 盐，烹调中碘的丢失量为 30% 左右，则每天摄入约 180 μg 碘，停供碘盐后人群的尿碘中位数可望由现在的 354 μg/L，下降到 150 μg/L ~ 200 μg/L 的适宜水平，故本研究提示水源性高碘地区停供碘盐的水碘切点值目前可暂设在 90 μg/L。

表 2-2　山东省停供碘盐并改水乡镇水碘含量调查表

组别	水碘中位数 μg/L	盐碘		尿碘		甲状腺触诊	
		份数	中位数 mg/kg	人数	中位数 μg/L	人数	肿大率 %
A	20.3	25	0	205	116.8	204	10.8
B	91.4	68	25.7	115	354.2	116	8.6
C	143.2	38	25.8	185	400.4	186	15.0
D	203.6	132	30.4	272	607.9	274	14.2
E	341.9	10	36.4	227	881.3	228	14.9
F	812.3	104	33.0	169	1 213.8	200	25.0

山东省的另外一项类似研究显示，水碘中位数不同的 4 个村，停供 2 个月后不同人群的尿碘水平均有不同程度的下降，见表 2-3。饮用水碘含量 90 μg/L 左右的地区停供碘盐后人群尿

碘水平明显下降，人群碘营养处于适宜或可接受水平；而水碘 >100 μg/L 地区人群尿碘水平虽有所降低但其碘营养仍然过剩。因此，建议水碘 90 μg/L 左右的地区可以安全地停止碘盐供应，现行国家标准中对高碘地区判定的饮用水碘含量可由现行规定的 150 μg/L 下调至 100 μg/L；同样，目前水源性高碘地区停供碘盐的水碘切点值建议为 90 μg/L。

表 2–3　山东省停供碘盐前后不同人群碘营养水平

组别	盐碘中位数 mg/kg	水碘中位数 μg/L	儿童		妇女	
			停供碘盐前尿碘中位数 μg/L	停供碘盐后尿碘中位数 μg/L	停供碘盐前尿碘中位数 μg/L	停供碘盐后尿碘中位数 μg/L
A	25.4	93.2	427.0	253.2	342.5	182.9
B	28.2	142.2	318.6	262.1	389.7	311.7
C	30.0	194.1	478.0	309.2	427.7	302.7
D	32.9	805.9	1 195.0	962.6	1 311.7	974.3

河南省：采用两阶段抽样方法，在停供碘盐 3 年后的水源性高碘地区中，分别从水碘为 50 μg/L ~ 149 μg/L、150 μg/L ~ 299 μg/L、300 μg/L ~ 499 μg/L、≥ 500 μg/L 的行政村中共选定 335 名调查对象进行横断面调查，检测被调查对象的尿碘和生活饮用水水碘，见表 2–4。3 组人群碘营养水平均为碘过量，提示在水源性高碘地区仅采取停供碘盐的干预措施来减少碘的摄入量效果不明显，建议在水源性高碘地区停供碘盐的同时进行改水降碘。饮水含碘量中位数达到 50 μg/L 以上时，应该停供碘盐，考虑到水碘的点状分布状态，至少可以确定停供碘盐的切点值为饮水碘含量中位数≥ 100 μg/L。

表 2–4　河南省停供碘盐前后不同人群碘营养水平

组别	水碘范围 μg/L	学龄儿童尿碘		育龄妇女尿碘		成年男子尿碘	
		例数	中位数 mg/kg	例数	中位数 mg/kg	例数	中位数 mg/kg
A	50 ~ 149	25	252.4	27	232.7	23	377.2
B	150 ~ 299	21	675.0	18	802.9	26	739.1
C	300 ~ 499	24	790.5	20	1 020.5	22	1 030.9
D	≥ 500	46	1 137.8	41	1 239.4	42	1 137.8

山西省：原在卫生厅攻关项目（200670）中，选择不同水碘的 3 个村开展停供碘盐对育龄妇女碘营养状况影响的研究，见表 2–5。完全停供碘盐 6 个月后，除 C 组外，其他两组尿碘均有不同程度的下降。A 组为碘营养适宜，但这部分人群若怀孕则可能出现碘营养缺乏；B、C 两组碘营养水平分别为大于适宜量和碘过量。因此，认为仅用水碘一项指标停供碘盐的切点值可以选择到 100 μg/L，水碘中位数在 100 μg/L 以上地区应该以村为单位停供碘盐。

表 2-5　山西省不同水碘地区育龄妇女停供碘盐前后碘营养水平

组别	水碘 μg/L	无碘盐覆盖率 %		停供碘盐前	停供碘盐 6 个月后
		停供碘盐前	停供碘盐后	尿碘中位数 μg/L	尿碘中位数 μg/L
A	46.4	38.5	100	142.9	128.6
B	119.8	75.0	100	243.8	223.2
C	246.2	100	100	389.2	401.2

原卫生部消除碘缺乏病国际合作项目技术指导中心：选择饮用水碘含量为 5 μg/L ~ 150 μg/L 的居民户，观察停供碘盐 60 天后人群碘营养的变化情况，见表 2-6。停供碘盐前，学龄儿童、育龄妇女、成年男子的尿碘中位数绝大多数在 300 μg/L 以上。干预后，不同水碘组的三类人群的尿碘中位数均显著下降，其中生活饮用水碘含量为 5.0 μg/L ~ 9.9 μg/L 组，三类人群在食用无碘盐 60 天后的尿碘中位数在 150 μg/L ~ 200 μg/L 之间，其尿碘水平适宜，处于理想的碘营养状态；生活饮用水碘含量为 10.0 μg/L ~ 99.9 μg/L 组，三类人群在食用无碘盐 60 天后的尿碘中位数介于 200 μg/L ~ 240 μg/L 之间，其碘营养水平为大于适宜量，但接近适宜量的上限；生活饮用水碘含量为 100 μg/L ~ 150 μg/L 时，三类人群在食用无碘盐 60 天后的尿碘中位数均接近 300 μg/L，其碘营养水平为大于适宜量的上限，接近碘过量水平，存在引发甲状腺疾病的危险性。建议修改国家标准，将划定水源性高碘地区的饮水碘含量切点值由 150 μg/L 下调到 100 μg/L。

原卫生部消除碘缺乏病国际合作项目技术指导中心的另外一项类似研究（结果见表 2-7）显示，不同水碘水平下，停供碘盐前，学龄儿童组除 <30 μg/L、30 μg/L 和 50 μg/L ~59 μg/L 3 组外，尿碘中位数均大于 300 μg/L；育龄妇女组尿碘中位数均在 299.9 μg/L 以上，为碘营养过量。停供碘盐 60 天后，各组尿碘中位数较之前明显下降，学龄儿童 <30 μg/L 和 30 μg/L~39 μg/L 组为碘营养适宜，其他组别均为碘营养大于适宜量；育龄妇女 <30 μg/L、50 μg/L ~ 59 μg/L、60 μg/L ~ 69 μg/L 组为碘营养适宜，其他组均为碘营养大于适宜量。因此，划定水源性高碘地区的饮水碘含量切点值可以由 150 μg/L 下调到 100 μg/L。

表 2-6　不同水碘水平不同人群停供碘盐前后尿碘水平比较

人群	水碘水平 μg/L	干预前尿碘		干预后尿碘	
		例数	中位数 μg/L	例数	中位数 μg/L
学龄儿童	5.0 ~ 9.9	5	269.7	5	194.3
	10.0 ~ 49.9	93	296.7	91	207.3
	50.0 ~ 99.9	249	383.5	247	226.3
	100 ~ 150	220	460.4	217	272.9

表 2-6（续）

人群	水碘水平 μg/L	干预前尿碘		干预后尿碘	
		例数	中位数 μg/L	例数	中位数 μg/L
育龄妇女	5.0 ~ 9.9	10	322.1	10	165.6
	10.0 ~ 49.9	73	327.7	71	230.6
	50.0 ~ 99.9	223	433.7	222	214.3
	100 ~ 150	170	496.2	169	292.5
成年男子	5.0 ~ 9.9	14	304.2	14	168.3
	10.0 ~ 49.9	14	370.4	13	239.9
	50.0 ~ 99.9	10	379.0	8	232.6
	100 ~ 150	17	436.2	16	293.2

表 2-7　不同水碘水平学龄儿童与育龄妇女停供碘盐前后尿碘水平比较

水碘分组 μg/L	学龄儿童尿碘水平 μg/L			育龄妇女尿碘水平 μg/L		
	例数	干预前	干预后	例数	干预前	干预后
<30	23	287.9	189.7	25	299.9	197.4
30 ~ 39	42	296.1	188.5	24	482.2	291.7
40 ~ 49	41	323.3	279.8	29	317.6	227.4
50 ~ 59	57	288.8	220.1	28	383.4	181.5
60 ~ 69	61	372.9	222.9	46	374.7	181.1
70 ~ 79	66	444.3	244.3	69	476.9	224.2
80 ~ 89	55	362.4	236.9	53	377.9	219.3
90 ~ 99	54	436.6	259.4	48	440.4	265.3
100 ~ 109	62	388.3	258.3	43	415.4	284.4
110 ~ 119	54	490.3	308.2	49	510.7	284.6
120 ~ 129	37	461.1	244.9	29	489.7	271.2
130 ~ 139	51	514.2	291.4	36	632.2	301.7
≥ 140	91	410.8	272.9	75	446.5	274.1

2011 年，中国疾病预防控制中心地方病控制中心主持开展了水源性高碘地区标准及防控措施研究项目，山西、山东、河南、河北 4 省参加了该项目。各省分别选择水碘含量在 50 μg/L ~ 99 μg/L、100 μg/L ~149 μg/L、150 μg/L ~ 299 μg/L、≥ 300 μg/L 的且停供碘盐措施落实好的村作为调查点。每个调查点各随机抽取孕妇 60 名和 8 岁 ~ 10 岁儿童 200 名，调查 8 岁 ~

10 岁儿童甲状腺肿情况（B 超法）、8 岁 ~ 10 岁儿童及孕妇尿碘含量。结果见表 2-8。水碘 50 μg/L ~ 99 μg/L 组，儿童尿碘水平为大于适宜量，孕妇的尿碘水平在 150 μg/L ~ 249 μg/L 的适宜水平范围内。水碘 100 μg/L ~ 149 μg/L、150 μg/L ~ 299 μg/L、≥ 300 μg/L 组，儿童尿碘水平均超过了 300 μg/L，儿童甲肿率大于 5%，为碘营养过量；而这三组孕妇碘营养均大于适宜量。

表 2-8　晋冀鲁豫四省不同水碘水平儿童、孕妇样本数据

水碘分组 μg/L	儿童				孕妇		
	水碘中位数 μg/L	样本量	尿碘中位数 μg/L	B 超甲状腺肿大率 %	水碘中位数 μg/L	样本量	尿碘中位数 μg/L
50 ~ 99	72.2	1 008	260.2	1.7	69.6	186	183.0
100 ~ 149	118.2	976	338.2	5.6	121.5	297	284.2
150 ~ 299	242.8	1 056	401.0	4.9	230.2	353	304.0
≥ 300	392.3	899	473.0	6.2	411.9	287	386.0

将实际测量的水碘样本进行细分，计算各组的儿童尿碘（见表 2-9），可以看出，水碘在 90 μg/L ~ 99 μg/L 时，儿童尿碘中位数为 309.0 μg/L。随着水碘的下降，尿碘中位数也随之下降，但下降幅度并不明显，直到 50 μg/L ~ 59 μg/L 组，尿碘依然处于 241.6 μg/L。但如果水碘继续下调，孕妇的尿碘中位数也随之下降至接近 150 μg/L 的适宜量下限。因此，为保证孕妇充足的碘营养，在新的划分标准中，将高碘地区和高碘病区划定的水碘切点值定在 100 μg/L，还是比较保守和稳妥的。

表 2-9　不同水碘水平下的儿童尿碘中位数

水碘分组 μg/L	儿童尿碘		孕妇尿碘	
	样本量	中位数 μg/L	样本量	中位数 μg/L
90 ~ 99	120	309.0	16	241.8
80 ~ 89	195	285.0	39	235.6
70 ~ 79	237	259.9	33	153.2
60 ~ 69	289	256.4	57	165.9
50 ~ 59	169	241.6	30	183.9

综合考虑各方的观点，将 GB/T 19380—2003 高碘地区划定的技术指标“居民饮用水碘含量超过 150 μg/L”修改为“居民饮用水碘含量＞ 100 μg/L”。同时，考虑到水源性高碘更主要是一个环境地理现象，是一种可以独立存在的事实，因此删除 GB/T 19380—2003 中关于“8 岁 ~ 10 岁儿童尿碘中位数大于 400 μg/L”的限定。本标准规定，高碘地区的划定应符合：以行

政村为单位，按照附录 A 规定的抽样方法进行调查，居民饮用水碘中位数＞ 100 μg/L 的地区。

至于 GB/T 19380—2003 高碘病区划定的技术指标，在实际工作中，各高碘省份均出现了许多三项指标不一致的现象。如：水碘仅刚刚超过 100 μg/L 而远达不到 300 μg/L，但已经构成了甲状腺肿流行；或者水碘很高，但甲肿率却低于 5%。结合研究结论，本标准将高碘病区划定的技术指标修改为：水源性高碘地区中，按照附录 A 规定的抽样方法进行调查，具备以下两项指标的地区。明确指出居民饮用水碘中位数＞ 100 μg/L（而不是 300 μg/L）是判定高碘病区的基础条件。同时考虑到高碘病区与高碘地区的主要区别为是否有高碘甲肿流行，其次才是儿童尿碘含量，因此将“8 周岁 ~ 10 周岁儿童甲状腺肿大率＞ 5%”作为第一项判定指标，将“8 周岁 ~ 10 周岁儿童尿碘中位数＞ 300 μg/L”作为第二项判定指标，参照 2007 年 WHO/UNICEF/ICCIDD 以学龄儿童尿碘中位数评估人群碘营养水平的流行病学标准，高碘病区划定的尿碘界值相应地从 GB/T 19380—2003 的 800 μg/L 下调至 300 μg/L。同时考虑到尿碘指标的易变化性，加注“两项指标不一致时以 8 周岁 ~ 10 周岁儿童甲状腺肿大率为主。”

（五）对附录 A 抽样方法进行了适当修改和补充

GB/T 19380—2003 对于水样的采集方法没作规定，造成高碘地区和高碘病区的划定过程中一定程度的混乱。本标准规定了水碘调查的抽样原则，即：居民饮用水碘调查采用 10% 抽样法。另外，在实际工作中，尿碘样本量 50 例以上、甲状腺肿大样本量 100 例以上即能满足防治监测等流行病学调查的需要。同时考虑到调查时可能会遇到 8 周岁 ~ 10 周岁儿童人数不足的现象，所以，本标准除减少了 GB/T 19380—2003 中甲状腺肿大率调查的样本例数，还规定“人数不足时则在 6 周岁 ~ 12 周岁儿童中补齐或对 6 周岁 ~ 12 周岁儿童开展普查。”

五、与国际同类标准的异同

水源性高碘目前仅在我国被发现，尚未有国际国外相关法律法规或标准。

六、采用国际其他标准的情况

本标准没有采用国际标准。

七、标准发布的意义

1997 年以来，高碘地区停供加碘盐的措施已在各高碘省份相继开展，但因没有全国统一的办法或标准，因此各地停供加碘盐措施的落实程度不一致。原标准规定了水源性高碘地区和地方性高碘甲状腺肿病区划定的水碘、尿碘、人群高碘甲状腺肿大率等相关技术指标，自 2004 年发布实施后，在我国高碘地区和高碘病区的划定及其之后的防治监测中发挥了不可替代的作用，有力地促进了高碘地区和高碘病区停供加碘盐等防治措施的落实进度。

但是，随着科研和防治工作的进展，在实际工作中，各地相继发现 GB/T 19380—2003 在高碘地区的划定标准和高碘地区和高碘病区划定单位上出现了一些问题，存在一些局限性，影响了防治措施的更好落实。为吸收最新研究进展，解决实际应用中发现的问题，亟须对

GB/T 19380—2003 加以修订。

本标准的出台，更加明确了高碘地区和高碘病区的划定界限，促进"因地制宜、分类指导、科学补碘"策略更好地落实；根据防治形势的需要，合理有效地配置防治资源，加快高碘地区和高碘病区停供加碘盐、改水降碘等防治措施的实施进度，保证居民合理的碘营养水平；落实以人为本的治国方略，促进病区社会的科学发展，具有极高的经济和社会效益。

本标准在 GB/T 19380—2003 的基础上，修订了高碘地区的定义、高碘地区和高碘病区的划定单位以及高碘地区和高碘病区划定的技术指标，既科学、准确，又客观、实用，在水碘含量、甲状腺肿大率、尿碘水平、病区划定单位等要素的确定上能够准确反映高碘地区和高碘病区的实际，切合实际需要，适用于全国范围。

八、标准在使用中和宣贯上的想法、意见和应注意的问题

召开标准宣贯会议，对标准方法进行培训，对重点内容、关键控制点进行讲解，便于防治人员更好地理解、使用本标准。在标准的宣贯和使用中，应注意以下问题：

（1）本标准中无论是高碘地区还是高碘病区，其划定都是以行政村为单位的。

（2）某行政村居民饮用水水碘中位数 >100 μg/L 即可判定为高碘地区，而不考虑儿童甲状腺肿大率或尿碘水平问题。在高碘地区基础上，若 8 周岁 ~ 10 周岁儿童甲状腺肿大率 >5%，即可判定为高碘病区。尿碘指标仅是辅助指标，可以 >300 μg/L，也可以≤ 300 μg/L。

（3）水碘含量的检测采用国家碘参照实验室推荐的生活饮用水中碘化物的砷铈催化分光光度检测法。与国标法（GB/T 5750.5—2006《生活饮用水标准检验方法　无机非金属指标》）相比，该方法简便、准确度高，既适用于低浓度，也适用于高浓度水碘含量检测。

（4）为了避免抽样误差，在水样、尿样的采集以及儿童甲状腺 B 超检查时，均需要严格按照附录 A 规定的抽样方法开展工作。

（贾清珍、张向东）

第二节　WS/T 87—2016《人群总摄氟量》解读

一、标准制修订的背景

我国是世界上地方性氟中毒流行最为严重的国家之一，病区分布广泛，除上海和海南省之外，其余 29 个省（市、自治区）和新疆生产建设兵团都有不同程度的流行。根据主要的氟暴露来源，我国地方性氟中毒类型可以分为饮水型、燃煤污染型和饮茶型三种。通过不同措施减少氟的暴露量是不同类型地方性氟中毒防治的通用原则，人群总氟摄入量指标在评价防治措施效果方面意义重大，所以应该及时修订人群总摄氟量标准。我国 1996 年制定了 WS/T 87—1996《人群总摄氟量卫生标准》，当时饮茶型地方性氟中毒的相关研究工作还不

够深入，所以 WS/T 87—1996 仅考虑到了燃煤污染型地方性氟中毒病区和饮水型地方性氟中毒的病区环境和人群氟暴露特征，而没有考虑到饮茶型地方性氟中毒病区的情况。另外，WS/T 87—1996 对于适用人群年龄的界定以及不同病区的标准限值方面也存在着一定的局限性，与现阶段的地方性氟中毒实际防治工作不太适应。

二、对标准内容的理解和认识

本标准规定了 8 周岁以上人群总摄氟量限值要求，具体内容适用于地方性氟中毒病区的划分和防控效果的综合评价。由于在地方性氟中毒病区划分和判定过程中以及对地方性氟中毒病区防治效果评价过程中主要以 8 周岁 ~12 周岁儿童氟斑牙患病率和成人氟骨症为评价标准，而对于 8 周岁以下人群则基本不涉及，且由于该人群氟暴露量较少，且氟斑牙多为乳牙氟斑牙，病情指标不稳定，故本标准仅对 8 周岁以上人群的氟摄入量最高安全限值进行了规定。

三、在标准制修订过程中达成的共识和讨论的焦点问题

本标准于 2013 年 2 月完成了初稿。初稿完成后，同标准起草单位的相关人员进行了充分的沟通，相互表达了对标准的意见和建议。3 月初，根据各标准起草单位同行的意见进行了修改，完成了征求意见稿。征求意见稿于 3 月 15 日分别发送给 20 位非标准起草单位同行，征求意见，于 4 月 15 日之前收回修改意见共计 19 份，其中 4 人明确没有意见，其余 15 人共计提出 44 条修改意见，其中采纳 28 条，主要内容是针对总摄氟量、摄氟总量、计量单位、引用标准以及目标人群年龄界定等方面；不采纳意见 16 条，主要内容包括对饮用标准版本号的使用、删除附录提供的问询法、对砖茶氟摄入量的单独表述、利用尿氟推算总摄氟量、标准使用方法以及个别文字的表述等。

2013 年 12 月 19 日，国家卫生标准专业委员会地方病标准专业委员会在浙江省宁波市召开了 2013 年度工作会议，审议本标准。会上，17 名委员有 14 人同意修改后报批，2 人提出修改后函审，1 人提出修改后会审。共计提出 42 条修改意见，主要集中在标准题目、适用范围、附录、样本量标注等方面。会审后标准起草人按照地方病标准专业委员会的意见进行了修改。

四、标准制修订的内容、原因和依据

本次修订的标准条款内容为："8 周岁 ~16 周岁（包括 16 周岁）人群，每人每日总氟摄入量≤ 2.4 mg；16 周岁（不包括 16 周岁）以上的人群，每人每日总氟摄入量≤ 3.5 mg。" 这主要基于为修订本标准而进行的现场调查研究以及综合相关标准、文献的结果。

按照正常成人每日摄水量为 1 200 mL ~ 2 200 mL 计算，数据为：每日最少饮水 1 200 mL，食物来源 1 000 mL，内生水 300 mL。实际计算时不计内生水，故应按 1 200 mL ~ 2 200 mL 计算，参考 GB 5749—2006《生活饮用水卫生标准》，小型集中供水或分散式供水标准限值为 1.2 mg/L，正常成人从饮水中所摄入的氟量的限值即为 1.4 mg ~ 2.6 mg。按照《中国居民膳食指南（2007）》推荐量，我国成年人每天应摄入谷物 250 g ~ 400 g、蔬菜 300 g ~ 500 g、动物性食物 125 g ~ 225 g、奶类及奶制品 300 g、大豆及制品 30 g ~ 50 g、水果 200 g ~ 400 g。参考我国主要

食物（大米、面粉、豆类、蔬菜和蛋类）中氟含量一般在 1.0 mg/kg 以下，水果中氟含量一般为 0.5 mg/kg 以下，据此测算成人每日从食物中摄入氟量为 1.1 mg ~ 1.7 mg。GB 3095—2012《环境空气质量标准》规定空气氟含量限值为日均 0.007 mg/m^3，成人按日均呼吸 12 m^3 计算，最大允许空气氟摄入量为 0.084 mg。综上，成人每日最大氟摄入量范围为 3.6 mg ~ 4.8 mg。其中从饮水中摄入氟的比例为 39% ~ 50%。考虑到上述指标均按极限值计算，故将 WS/T 87—1996 中的成人 3.5 mg/（人·d）的标准限值给予保留。

针对儿童的标准限值问题，标准修订人员特赴江西省萍乡市开展了氟源调查工作，针对 41 名儿童开展了连续 3 日的总氟摄入量调查，日总氟摄入量算术均值为 1.81 mg，范围在 0.70 mg ~ 5.70 mg 之间。其中 31 名儿童日总氟摄入量 < 2.0 mg，占总数的 75.61%；2 名儿童日总氟摄入量在 2.0 mg ~ 2.4 mg，占总数的 4.88%；8 名儿童日总氟摄入量≥ 2.4 mg，占总数的 19.51%。从氟斑牙病情看，对照组 10 名儿童的日总摄氟量为 1.26 mg ± 0.52 mg；14 名可疑氟斑牙组儿童日总摄氟量为 1.79 mg ± 1.04 mg；17 名氟斑牙儿童的日总摄氟量为 2.15 mg ± 1.42 mg。41 名儿童从饮水中摄入氟的比例占 18% ~ 46%。另参考 2008 年中央转移支付项目调查资料，在山东、江苏、江西、吉林、云南、辽宁和河北等省份的 62 个村，水氟含量范围为 0.8 mg/L ~ 0.99 mg/L，均值为 0.82 mg/L，针对 2 287 名儿童进行了氟斑牙检查，氟斑牙患病率为 31.31%，儿童尿氟几何均值为 1.23 mg。按儿童每日摄水量为 1 000 mL ~ 1 500 mL 计算，上述地区儿童日均饮水氟摄入量为 0.82 mg ~ 1.23 mg，按照饮水氟摄入占总氟比例为 46% 计算，儿童日均总氟摄入量范围为 1.78 mg ~ 2.67 mg，与 WS/T 87—1996 中的儿童限值差别不大，故保留了儿童日均总摄氟量 2.4 mg 的限值。

制定本标准的目的是针对某一特定地方性氟中毒病区人群总摄氟量的评价，故调查样本量必须具有良好的代表性，同时考虑到总氟摄入量测定的难度，故限定最低调查样本量为 30 人。且考虑到本标准规定的是一个群体指标，因此仅要求为单日的测量结果。

五、与国际同类标准的异同

除本标准之外，国内尚无其他有关法律法规或标准对人群日总氟摄入量限值进行规定。

六、采用国际其他标准的情况

本标准制定限值指标时，参考了美国推荐的居民氟最高摄入限量（UL）数据资料 0 月 ~ 6 月龄：0.7 mg/d；6 月 ~ 12 月龄：0.9 mg/d；1 岁 ~ 3 岁：1.3 mg/d；4 岁 ~ 8 岁：2.2 mg/d；9 岁以上及成人 10 mg/d（引自美国 National Academy of Sciences. Institute of Medicine. Food and Nutrition Board），用于分析我国氟含量限值制定的安全性。

七、标准发布的意义

目前，我国燃煤污染型地方性氟中毒防治措施基本全部落实，饮水型地方性氟中毒的改水工作也已接近尾声，本标准的适时发布，对于评价不同类型地方性氟中毒防治效果具有十分重要的现实意义。此外，对于饮茶型氟中毒病区判定划分以及防治措施落实效果评价也具有重要的指导作用。

八、标准在使用中和宣贯上的想法、意见和应注意的问题

本标准应该在全国地方性氟中毒防治技术人员和科技工作者中及时宣贯，以保证在执行相关防治工作和科研工作中能够及时应用。

在使用中主要应该注意标准限值的调整以及总摄氟量的算法。

（孙殿军、高彦辉、安冬、赵丽军）

第三节　WS/T 89—2015《尿中氟化物测定　离子选择电极法》解读

一、标准制修订的背景

地方性氟中毒在我国分布范围广泛，病区类型多样，是一种严重危害我国广大农村居民身体健康的地方病。在地方性氟中毒的防治和科学研究中，一般认为，尿氟含量可以反映环境氟暴露水平和人体氟摄入状况，对于判定环境氟水平和氟中毒病情状况有重要意义，尿氟指标常常被应用于各种类型地方性氟中毒的防治和监测工作中。准确测定尿氟含量对于了解我国地方性氟中毒防治措施落实和使用状况，评价病区人体氟暴露水平是十分必要的。

为逐步消除地方性氟中毒危害，我国正在大规模落实以改水降氟和改灶降氟为主的防治措施。了解病区采取防治措施后居民环境氟暴露水平，是判定病情是否被控制的重要指标。采用准确、简便的方法测定人体尿氟含量，是评价地方性氟中毒病区居民环境氟暴露的基础，对于判定国家地方性氟中毒防治规划落实情况具有重要意义。

WS/T 89—1996《尿中氟化物的测定　离子选择电极法》是根据我国防治地方性氟中毒的需要，在综合分析多种氟化物测定方法的基础上制定的，具有较好的精密度和准确度，是我国各级地方病防治实验室测定尿氟含量的重要依据。在我国地方性氟中毒防治领域得到了广泛应用，对我国地方性氟中毒流行病学调查、病区判定、人群氟暴露水平评价、防治措施落实与使用状况调查等工作发挥了重要作用。

从 WS/T 89—1996 发布以来，尿中氟化物测定方法研究的文献主要报道了标准方法的优化、尿氟测定结果的评价、色谱法测定尿氟含量、流动分析注射仪测量尿氟含量以及尿样保存方法和时间对电极法测定结果的影响。从各种方法的应用情况来看，离子选择电极法样品无需进行处理，具有操作简便的特点，且精密度和准确度能满足测定要求。色谱法用于测定氟化物含量得到了大量研究，测定结果具有很好的可靠性。离子色谱法测定饮用水中的氟化物已被列为国家标准，但色谱法测定尿中氟化物需要进行样品处理，操作较繁琐，而且其检测限与离子选择电极法相同，在尿氟的测定中应用不广泛。其他新研制的仪器测定尿中氟化

物含量的方法是尿氟测定的新发展，还没有得到充分研究，其方法的可靠性还没有得到充分验证，还不满足作为标准方法的条件。WS/T 89—1996中的尿中氟化物测定方法得到了充分研究，其精密度和准确度得到了很好的验证，被广泛使用，是一个成熟的尿氟测定方法。目前，一些实验室在尿氟含量测定实践中，认为氟离子选择电极法测定尿氟含量的基体效应对测定结果没有影响，采用不加模拟尿的方法进行测定，简化了操作步骤，获得了较好的测定结果。

WS/T 89—1996自发布以来，标准的表达描述形式和氟化物测定方法都进一步得到了发展。2009年，卫生部地方病专业标准委员会提出对WS/T 89—1996进行修订，2010年，卫生部卫生政策法规司委托中国疾病预防控制中心地方病控制中心对标准进行修订。

二、对标准内容的理解和认识

本标准的特点主要是制作标准曲线时不使用假尿溶液，直接用总离子强度缓冲液（TISAB）稀释氟化物标准溶液制作校准曲线。

（一）使用假尿与不使用假尿校准曲线的比较

按照制作校准曲线的操作步骤，在同一天内分别用假尿加TISAB和单纯TISAB两种方法制作校准曲线。比较相同氟化物浓度条件下，两种方法测得的电位响应值，可以看出，氟化物含量大于0.1 mg/L的各点，相对应于同一氟浓度，两种方法测得的响应电位值之差很小，占两种方法测得的电位值的平均值均小于1%，且有正有负；而氟化物含量小于0.1 mg/L的各点，相对应于同一氟浓度，两种方法测得的响应电位值之差差别较大，占两种方法测得的电位值的平均值均一般大于1%，有的达到10%，且TISAB法测得的电位值总是高于假尿测得的电位值。以上表明，当氟化物含量大于0.1 mg/L时，两种方法制备的校准曲线基本一致；而对于氟化物含量小于0.1 mg/L时，两种方法制作的校准曲线有较大差异。

（二）使用假尿与不使用假尿校准曲线的显著性检验

当氟化物含量大于0.1 mg/L时，两种方法获得的校准曲线基本一致。舍去氟化物浓度小于0.1 mg/L的点，以0.1 mg/L为最低浓度，计算校准曲线的回归方程以及回归方程的截距、斜率和剩余标准差。对两条校准曲线进行显著性检验，截距和斜率用t检验法，剩余标准差用F检验法。两条校准曲线，斜率和截距之间的t值均小于$t_{(10,\ 0.05)}=2.228$，剩余标准差之间的F值小于$F_{(5,5,\ 0.05)}=5.05$。在95%的置信水平，同一日两种方法制作的校准曲线没有显著性差异。从校准曲线回归结果图（见图2–1）中可以看出，两种方法制作的校准曲线具有较好的一致性，基本重合在一起。以上说明，氟离子选择电极法测定氟化物含量，当溶液中氟化物含量大于0.1 mg/L时，加假尿与不加假尿溶液的基体效应对电位响应值没有影响，使用假尿和不使用假尿制作的校准曲线没有差异。

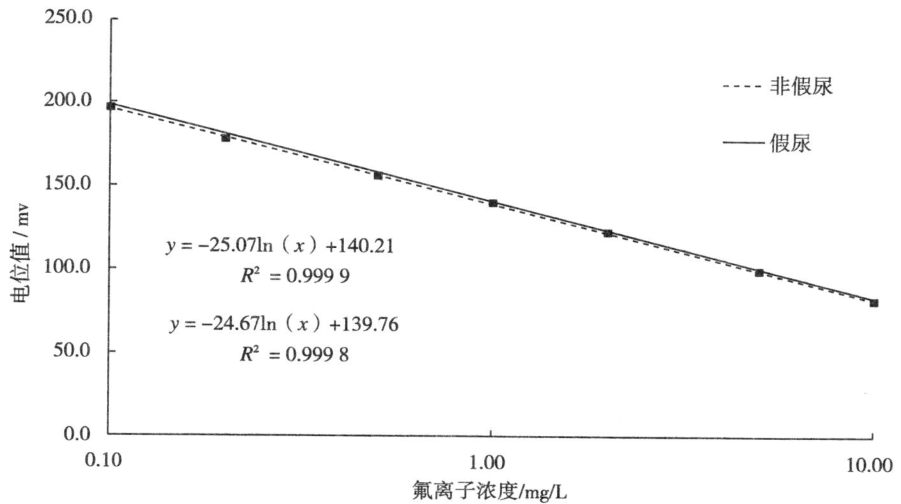

图 2-1　假尿与非假尿的标准曲线比较图

（三）使用假尿与不使用假尿测定结果的比较

分别用加入假尿和不加入假尿的方法测定含有不同氟化物浓度的两个成人尿样。每天每种方法平行测定两次，连续测定 4 d。结果表明，两种方法测定氟含量高、低两种尿氟样品，结果基本一致，没有显著差异。表明两种方法都可以得到可靠结果。

（四）新方法测定结果的精密度与准确度

全国 17 个省级疾病控制单位采用修订后的方法，实验室间协作测定了两种不同氟含量的成人尿样混合样品，每一实验室平行测定 6 次。结果为，17 个实验室测定低氟含量样品（尿氟含量 0.36 mg/L）的实验室内相对标准偏差在 0.61% ~ 5.85%，平均为 2.76%，实验室间的相对标准偏差为 6.34%，高氟含量样品（尿氟含量 3.81 mg/L）的实验室内相对标准偏差在 0.32% ~ 4.09%，平均为 1.87%；实验室间的相对标准偏差为 5.37%。对氟含量低（尿氟含量 0.51 mg/L）和氟含量高（尿氟含量 3.51 mg/L）的两份成人尿样进行加标回收试验，回收率分别为 97.33%（96.58% ~ 98.00%）和 99.77%（98.98% ~ 100.56%），总体回收率为 98.55%。

（五）新方法的实验室验证结果

3 个具有尿氟测定资质的实验室采用测定实际尿样的方式，对修订后的尿氟测定方法的精密度和准确度进行了验证试验。对于氟含量为 0.166 7 mg/L ~ 4.23 mg/L 的 6 个高低不同的样品，3 个实验室测定的相对标准偏差在 0.36% ~ 1.24%；加标回收率在 96.5% ~ 101.7%，平均为 98.7%。

三、在标准制修订过程中达成的共识和讨论的焦点问题

WS/T 89—1996 发布以来，国内外关于尿中氟化物的测定方法未有突破性进展。在本标准修订过程中，起草人根据标准的主要使用对象是我国各级疾病预防控制单位的特点，通过实验室研究和参考标准使用单位的经验总结文献，确立了在保证测定结果具有较高精密度和

准确度前提下，进一步简化操作过程，对 WS/T 89—1996 的操作技术条件进行优化的修订思路。

四、标准修订的内容、原因和依据

（1）本标准省去了含氟总离子强度缓冲液配制。人尿氟含量水平在 0.1 mg/L 以上，超出离子选择电极法的检测下限，无需提高本底氟含量，故不需要加入含氟总离子强度缓冲液。

（2）本标准较之 WS/T 89—1996 省去了用假尿制作校准曲线的操作，对于尿氟含量大于 0.1 mg/L 的样品，测定结果与 WS/T 89—1996 一致，具有较好的精密度和准确度，而且减少了化学试剂、节省了开支。

（3）本标准方法定量检测下限为 0.1 mg/L，虽较之 WS/T 89—1996 0.05 mg/L 有所升高，但能满足人尿样氟含量的测定要求。因为氟在自然界分布非常广泛，人们在日常生活中从各种途径摄入氟化物比较多，其中大部分由尿道排泄。从多年的人体尿氟含量测定的实际情况来看，很少有尿氟含量在 0.05 mg/L ~ 0.1 mg/L 的样品，氟含量都高于 0.1 mg/L，本标准完全能满足实际测定需要。

（4）本标准删除了加入法的测定过程。标准曲线法和标准加入法是实现尿氟测定的两个平行操作过程，没有互补功能。在实际工作中，由于标准曲线法测定一次平衡电位就能完成样品测定，而标准加入法需要测定两次平衡电位才能完成测定。因此，标准加入法在实际工作中较少使用。本标准不再叙述标准加入法操作步骤。

（5）根据离子选择电极法的测定原理，在溶液中离子活度一定的条件下，离子浓度与电极电位符合能斯特方程，溶液体积变化时，溶液中的离子浓度与电极电位的关系不变。在大量的实际检测工作中，当取样量由 10 mL 变为 5 mL 时，加入相应体积比的总离子强度缓冲液，对测定结果没有影响。本标准减少了尿样测定取样量，也减少了总离子强度缓冲液使用体积量，有益于减少化学药品的使用量，既节省了开支，又利于环保。

五、与国际同类标准的异同

离子选择电极法测定样品中氟化物是国际国外应用最多的方法。《美国国家职业安全卫生研究所工业卫生检测方法手册》规定，尿中氟化物测定采用离子选择电极法（测定方法编号：8308）。其检测下限为 0.1 mg/L，加标回收率为 94% ~ 100%，平均 95%，本标准与此手册方法的精密度和准确度一致。

六、采用国际其他标准的情况

本标准没有采用国际标准。

七、标准发布的意义

尿氟含量是机体摄入氟量、吸收氟量、骨骼蓄积氟状况和机体排泄氟能力综合作用的结果，可以反映环境氟暴露水平和机体氟负荷状况。在我国，无论饮水型、燃煤污染型还是饮茶型地方性氟中毒病区，都是表现出病区人群尿氟含量高于非病区。群体尿氟水平在地方性氟中毒病区划分及防治措施效果评价等方面，一直是一项有意义的参考指标，对于地方性氟中毒的病区划分、病区判定和防治效果评价，以及人群氟暴露状况评估具有重要意义。10余年来，国家投入大量财力，对广大地方性氟中毒病区实施了以改水降氟和改灶降氟为主的防治措施，正确评价防治措施防治效果和病区控制状况是各级地方病防治机构的重要工作。按照统一标准，准确、快速测定居民尿氟含量，是评价地方性氟中毒病区居民环境氟暴露的基础，对于全面完成国家地方性氟中毒防治规划要求是高效、便捷的有力工具。

八、标准在使用中和宣贯上的想法、意见和应注意的问题

本标准规定了尿中氟化物测定的操作方法和技术要求，满足地方性氟中毒防治工作要求的尿中氟化物测定精密度和准确度要求，体现了标准的科学性和实用性，这为标准的顺利贯彻实施奠定了良好的基础。在标准的宣贯过程中，各级卫生业务部门和使用该标准的实验室，对标准中的测定原理和各操作步骤的目的意义，以及技术要点要有透彻的理解和认识，并严格按照规定的操作技术要求实施，以保证尿中氟化物测定结果准确可靠。

（于光前、边建朝）

第四节　WS/T 90—2017《改水降氟效果评价》解读

一、标准制修订的背景

饮水型氟中毒在我国分布广泛，除上海市、贵州省和海南省外，其他各省（直辖市、自治区）均有病区分布，是我国重要的水质公共卫生问题。改水降氟是防治饮水型氟中毒的有效措施，进入21世纪以来，我国政府加大了饮水型氟中毒病区改水的进度，取得显著成效。但是目前，我国改水降氟工程与设施在质量和管理上还存在诸多问题。在改水工程运行方面，农村饮水安全工程完工交付使用后，往往缺乏切实可行的管理和运行维护机制，管网破损、年久失修是影响工程正常运行的主要原因。而有的已经修建好的改水工程，因地方或群众配套经费短缺，导致新建的改水工程多年不能正常使用，处于“报废”状态。另外，在西部地区，因水资源不足，改水降氟工程间歇运转的现象比较常见。在水质方面，由于水氟含量取决于自然地质环境因素，有些改水工程在竣工时水氟含量就已经超标；有些改水工程在运行几年之后，水质恶化，水氟含量回升；有些病区经过多次改水后，已经找不到合适的低氟水源。很多病区还存在着众多的小型改水降氟工程和分散式改水降氟设施，包括分散式供水井、雨窖、引泉工程、理化除氟设备等，这些小型改水降氟工程的管理主体不明确，村民自建、自管的分散式改水设施更是管理上的盲区。上述问题的存在，严重影响了我国改水降氟效益的发挥。我国使用的WS/T 90—1996《改水降氟措施效果评价标准》发布于1996年，该标准已经不适合我国目前的

饮水型氟中毒防治现状。因此，有必要对其进行修订。

二、对标准内容的理解和认识

（一）评价指标的选择

1. 供水工程

饮水型氟中毒主要分布在我国的农村地区，改水降氟是防控饮水型氟中毒有效和主要的措施。从我国农村饮水工程发展历程来看，氟超标是历来需要重点解决的水质问题。1983 年，国务院批准了卫生部的《改水防治地方性氟中毒暂行办法》；全国农村饮水安全“十一五”规划重点解决饮用水中氟含量大于 2.0 mg/L 的水质问题；近年来，国家发展和改革委员会、水利部和原卫生部进一步将饮水不安全人口全部纳入《2010—2013 年全国农村饮水安全工程规划》。本标准将 WS/T 90—1996 中的“工程与设施”指标修订为“供水工程”，主要基于如下考虑：根据本标准的术语和定义，各类集中式供水措施为供水工程，各类分散式供水措施为设施，考虑到现阶段我国农村集中式改水工程和分散式改水设施的病区覆盖范围不同，其建设和管理也不相同，本标准对集中式改水降氟和分散式改水降氟的效果分开进行评价，因此将 WS/T 89—1996 中的“工程与设施”修改为“供水工程”，这一指标仅在集中式改水降氟的效果评价中使用。

对“供水工程”这一指标的要求是“全年除正常检修之外均能足量供水，有健全的管理和监测制度（见标准附录 A），工程的质量、水源与防护需符合 SL 308 的规定”，主要基于如下考虑：首先，全国饮水型氟中毒防治工作中一般将改水工程运转情况分为正常、间歇和报废三种。正常指全年除正常检修之外均能按时足量供水，包括分时供水等情况；间歇指一年累计有 4 个月及以上（或连续超过 30 d 以上）不能正常供水；报废指完全停止供水。根据全国地方性氟中毒监测结果，改水工程非正常运转（包括间歇和报废）的饮水型氟中毒病区，8 周岁 ~ 12 周岁儿童氟斑牙患病率与未改水病区无显著区别。因此，正常运转即“全年除正常检修之外均能足量供水”是改水降氟工程能够控制氟中毒病情的必然要求。其次，在全国饮水型氟中毒防治过程中发现，缺乏切实可行的管理和运行维护机制，管网破损、年久失修是影响改水降氟工程正常运行的主要原因。因此，为了能够保证改水降氟工程的长期正常运转，必须有“健全的管理和监测制度”。最后，“工程的质量、水源与防护需符合 SL 308 的规定”是对供水工程的基本的要求。

标准附录 A 进一步规定了“供水工程”具有“健全的管理和监测制度”的具体内容。在管理方面，要求“改水降氟工程产权明晰，管护主体和运营管理方式明确，能促进改水降氟工程长期有效运行。具体的运行管理、安全生产和经营管理指标可参照 SL 308 执行”。在监测方面，强调供水工程的外部监测，而非供水单位的自身监测，即“改水降氟工程纳入当地相关部门的监测范畴”；同时要求“改换水源的改水降氟工程水质监测至少每年 1 次，理化除氟的改水降氟工程水质监测至少半年 1 次。水质监测项目要包括氟化物”。氟化物属于水质检测的特殊项目，SL 308 中对特殊项目的检测频率要求是：水源水为每周一次或每月两次，出厂水为每日一次。因此，本标准中对于供水工程氟化物的检测频率要低于水利部门的标准。

2. 饮水含氟量

根据与现行标准相匹配的原则，本标准要求改水降氟工程与设施的饮水含氟量符合 GB 5749—2006《生活饮用水卫生标准》的规定，即根据 GB 5749—2006 规定，大型集中式供水含氟量限值为 1.0 mg/L，小型集中式供水和分散式供水含氟量限值为 1.2 mg/L。全国地方性氟中毒监测数据亦表明，一些病区虽然建设了改水工程，但水氟含量超标，其 8 周岁 ~ 12 周岁儿童氟斑牙患病率居高不下，更不会降低至非病区水平。因此，饮水含氟量符合国家标准也是采取的防治措施能够实现控制氟中毒病情目标的必要指标之一。附录 B 中规定了饮水含氟量指标的抽样方法。

3. 氟斑牙患病率

氟斑牙是反映氟暴露对机体健康损害的最灵敏和特异的指标。病区 8 周岁 ~ 12 周岁儿童氟斑牙患病率与饮水含氟量或摄氟量有明显的正相关关系，是地方性氟中毒病区判定的必要指标。饮水型氟中毒病区的判定要求生活饮用水含氟量大于 1.2 mg/L，且当地出生居住的 8 周岁 ~ 12 周岁儿童氟斑牙患病率大于 30%。采取防治措施后，氟斑牙患病率会逐年下降，病情较重的病区，一般经过 7 年 ~ 8 年的时间，氟斑牙患病率可降到非病区的水平，病情比较轻的病区，则在比较短的时间内氟斑牙患病率就能降到 30% 的病区控制标准以下。各地在制定饮水型氟中毒防治规划时，坚持“先重后轻”的原则，首先解决重病区居民的安全饮水问题。实施改水降氟措施的最终目标是为了控制氟中毒病情，因此，8 周岁 ~ 12 周岁儿童氟斑牙患病率也是改水降氟设施效果评价的必要指标。修订后，本标准对氟斑牙患病率指标的要求是“符合 GB 17017 中对饮水型氟中毒病区氟斑牙患病率限值的规定”，即≤ 30%。与 WS/T 90—1996 比较，删除了改水八年以上的工程与设施才需要检查氟斑牙患病率的内容。附录 B 中规定了氟斑牙患病率指标的抽样方法。

（二）评价结果的判定

考虑到现阶段我国农村集中式改水工程和分散式改水设施的病区覆盖范围不同，其建设和管理也不相同，本标准对于两类改水降氟的效果分别进行描述。对于集中式改水降氟，供水工程和饮水含氟量符合标准是改水降氟效果判定合格的必要条件，因此，其中只要有 1 项指标不符合要求，即判定改水降氟效果不合格。如果供水工程和饮水含氟量均符合要求，但氟斑牙患病率达不到病区控制标准，鉴于改水后病情的下降需要一定时间，对此类改水降氟的效果可暂判定为基本合格。如果 3 项指标均符合要求，即可判定改水降氟效果合格。对于分散式改水降氟，根据我国目前的实际情况，不考虑供水设施这一指标，只要饮水含氟量和氟斑牙患病率 2 项指标符合要求，即可判定改水降氟设施效果合格。同样，如果氟斑牙患病率未达到要求，可暂判定为基本合格。而如果饮水含氟量不符合要求，则判定为不合格。

三、在标准制修订过程中达成的共识和讨论的焦点问题

标准修订过程中讨论的主要问题有以下两个方面：

（一）对于标准名称的修改以及术语和定义的完善

WS/T 90—1996 名称为《改水降氟措施效果评价标准》，考虑到“措施”两字不够准确，立项时将标准名称修改为《改水降氟设施效果评价》。会审时认为“设施”两字内涵过窄，标准正文的评价指标中又提到了“工程与设施”，“工程”与“设施”的概念不清，容易产生误解，而且题目中有“设施”两字，更倾向于对工程或设施本身的评价，而不是效果评价。修改后，将标准名称中的“设施”两字去掉，扩大名称的内涵，同时在术语和定义中增加“供水工程与设施”“集中式供水”“分散式供水”和“改水降氟”的定义，标准正文“评价原则”和“评价结果”中的描述也相应调整，避免了“文不对题”，便于标准的前后行文和对标准的理解。

（二）“供水工程”指标的可操作性

标准中“供水工程”指标属于改水降氟工程运行和管理方面的指标，需要有明确的要求才具有可操作性，根据专家们的意见，对这一指标的要求表述为“全年除正常检修之外均能足量供水，有健全的管理和监测制度（见附录 A），工程的质量、水源与防护需符合 SL 308 的规定”，增加了附录 A（健全的管理和监测制度），并引入了 SL 308，具体的工程质量、水源与防护、运行管理、安全生产和经营管理指标可参照 SL 308 执行。

四、标准制修订的内容、原因和依据

本标准与 WS/T 90—1996 相比，主要变化如下：

（1）增加了术语和定义，包括供水工程与设施、集中式供水、分散式供水和改水降氟，便于对标准后续内容如评价原则、评价指标和评价结果的理解。

（2）为了体现标准正文的逻辑性和前言描述的规范性，将有关内容合并和修改，体现在新增加的“评价原则”中，包括：① 对建成并使用 1 年以上的供水工程与设施进行评价。② 集中式改水降氟（大型或小型的改换水源和理化除氟工程，覆盖 1 个病区村或以上的）以每个工程为单位进行评价；分散式改水降氟（分散式供水井、雨窖、理化除氟设备等，覆盖范围低于 1 个病区村的）以村为单位进行评价。③ 病区村有自然村的地方以自然村为单位，没有自然村的以行政村为单位。与 WS/T 90—1996 比较，修改后的上述评价原则更符合目前我国的饮水型氟中毒病情现状和防治措施落实现状，便于操作。

（3）修订了饮水含氟量指标。WS/T 90—1996 中为“≤ 1.0 mg/L”，修改后为“依据 GB/T 5750.5 方法检测，符合 GB 5749 中对不同规模供水方式水质氟化物限值的规定”，体现了与现行标准相匹配的要求。

（4）修订了氟斑牙患病率检查时间及对象。WS/T 90—1996 为改水 8 年以上的工程与设施检查氟斑牙，改水后出生儿童氟斑牙检出率≤ 30%，修改后为“依据 WS/T 208 进行诊断，符

合 GB 17017 中对饮水型氟中毒病区氟斑牙患病率限值的规定”。修改后的表述更符合目前饮水型氟中毒的防治现状。

（5）分开评价集中式改水降氟和分散式改水降氟的效果，考虑的是现阶段我国农村集中式改水工程和分散式改水设施的病区覆盖范围不同，其建设和管理也不相同，因此对于两类改水降氟的效果分别进行描述。

（6）修订了评价结果的等级划分，WS/T 90—1996 为合格、不合格，修订后分为合格、基本合格、不合格，体现改水降氟防治氟斑牙病情应该是一个过程。

（7）删除了原来的附录 A 改换水源工程检查登记表、附录 B 理化降氟工程检查登记表和附录 C 改水后出生儿童恒牙氟斑牙检查登记表，增加了新的附录 A 健全的管理和监测制度、附录 B 评价指标的抽样方法。与修订后的标准内容更匹配，更具有可操作性。

五、与国际同类标准的异同

国际上未见有同类标准。

六、采用国际其他标准的情况

未采用国际其他标准。

七、标准发布的意义

根据 2014 年度中国疾病预防控制中心地方病控制中心组织的全国饮水型氟中毒病区改水工程进度调查结果，我国饮水型氟中毒病区村改水率近 70%。通过调查与历年监测发现，改水降氟工程与设施的质量、管理存在诸多问题，影响了现有改水降氟效果的发挥。本标准的发布，有利于对现阶段我国改水降氟工程与设施的效果及时、准确地作出评价，通过信息共享、部门合作对评价结果进行充分利用，可以促进现阶段我国改水降氟工作深入开展，有利于对降氟改水工程的精细化管理，使病区改水降氟的效益最大化。根据对改水降氟效果评价的结果，也可以对我国饮水型氟中毒实现控制的进程和目标有一个准确的判断。

八、标准在使用中和宣贯上的想法、意见和应注意的问题

本标准发布后，可以在全国各级地方病防治培训班上，向各级饮水型氟中毒防治管理人员和专业技术人员进行宣贯和讲解。

在宣贯过程中，要重点讲解新旧版标准前后内容的变化之处，强调改水降氟效果评价的评价原则，并按照附录 A 和附录 B 的要求进行评价，以保证全国改水降氟效果评价工作的规范性和统一性。

（赵丽军、孙殿军、高彦辉）

第五节　WS/ T 104—2014《地方性克汀病和地方性亚临床克汀病诊断》解读

一、标准制修订的背景

地方性克汀病（简称：地克病）和地方性亚临床克汀病（简称：亚克汀）是“由碘缺乏所造成的，以精神发育迟滞为主要特征的神经 – 精神综合征”。

地克病是一种严重的碘缺乏病，曾在我国中、重度碘缺乏地区流行。20 世纪 70 年代，全国调查发现地克病患者至少 25 万人。经过防治，到 20 世纪 90 年代，我国统计仍存有典型地克病患者 18.75 万人。

因实施补碘补充剂防治，特别是普及全民食盐加碘防治策略的实施，使得我国绝大多数地区已无地克病新患者出现。然而，2006 年在我国西部地区又发现低年龄段地克病患儿，并在一些省份陆续发现疑似地克病患儿。事实证明，放松防治工作会使地克病死灰复燃。此期间，在全国碘缺乏病高危地区实施重点调查，应用了 WS 104—1999《地方性克汀病和地方性亚临床克汀病诊断》标准，对地克病和亚克汀进行诊断。

多年的临床应用证明了 WS 104—1999 的科学性和应用价值。WS 104—1999 在制定时参考了：1979 年朱宪彝教授主持制定的《地方性克汀病诊断标准（草案）》；1985 年中地办地方性甲状腺肿病专家咨询组制定的《亚克汀病的诊断标准》；1963 年和 1974 年泛美卫生组织修订的地克病的定义和诊断标准；1986 年第五届泛美卫生组织和 WHO 联合举办的地甲肿、克汀病和碘缺乏会议上所重申的地克病的诊断标准。在亚克汀诊断方面，WS 104—1999 的最大特点是纳入了由我国学者提出的亚克汀的概念及诊断；认为亚克汀是以轻度精神发育迟滞为主要表现，同时伴有轻微或不明显的其他的地克病神经 – 精神症状或体征；亚克汀是碘缺乏造成的亚临床损伤谱带的一部分。

然而，随着相关临床医学的发展，WS 104—1999 也面临着吸纳新的诊断方法或概念的必要性，也需要解决如下实际问题：

（1）如何诊断中、重度精神发育迟滞患者。地克病的临床分级以精神发育迟滞（mental retardation, MR）分度为基础，但中度到极重度智力低下的地克病患者或部分亚克汀疑似患者无能力接受智力测验，WS 104—1999 缺乏 MR 分度特征的表述，影响了基层专业人员的应用。

（2）有学者提出：在碘缺乏病病区常有相当数量按 WS 104—1999 尚不能诊断为地方性亚临床克汀病的轻度 MR 患者，希望在修订时对这部分患者应有适当的描述。

二、对标准内容的理解和认识

本标准明确了适用范围限定在我国碘缺乏地区，基本沿用了原来的地克病和亚克汀定义，即“由碘缺乏所造成的，以精神发育迟滞为主要特征的神经 – 精神综合征”。正文中采用了成熟的精神发育迟滞定义，为后文诊断两病的必备条件作了铺垫。缩略语的出现既能精减文字，又为应用提供了规范用语。诊断原则保持了 WS 104—1999 的要素，但亚克汀诊断内容被单独列出进行表述。地克病和亚克汀诊断强调了患者出生和居住在碘缺乏地区是诊断的必备条件，而诊断的辅助条件仍包括“神经系统障碍及甲状腺功能障碍”两类。地克病可分为神经型、黏液水肿型和混合型，程度为轻、中和重度；亚克汀无分型和分度。

我国实行以食盐加碘为主的防治碘缺乏病措施，使典型地克病和亚克汀得到有效预防，在此情况下，诊断更需谨慎。因此，本标准还将 WS 104—1999 中的鉴别诊断纳入正文，以表格的形式详细介绍。

附录 A 中列出了可疑病例、听力障碍、智力低下和社会适应困难的诊断，详细描述了中度、重度和极重度精神发育迟滞的特征，为相关诊断提供了规范，这部分内容吸纳了既往的研究成果。

三、在标准制修订过程中达成的共识和讨论的焦点问题

2011 年 5 月，标准起草组严格按照标准修订委托书的要求，查阅国内外本领域的文献和资料，研究相关领域的进展与成果对现行标准的影响；在新疆阿克苏地区进行了现场调研、临床观察和心理测量工具的应用研究，完成了修订初稿。之后，向有关专家和地方病工作者、其他专家反复征求意见，内容充分设计，先后完成了征求意见稿、预审稿和报审稿。

2011 年 11 月 21 日，标准起草组根据专家意见，逐一认真分析，达成共识后完成了修订稿。

有学者提出：在碘缺乏病区常有相当数量按现行标准尚不能诊断为地方性亚临床克汀病的轻度 MR 的患者，建议在修订标准时，对这部分患者应有适当的描述。即：如何处理不能诊断为亚克汀的碘缺乏性轻度 MR？

在碘缺乏病病区的 MR 有两类：结构性异常和非结构性异常所致的 MR。非结构性异常 MR 是教育、文化、经济落后等因素所致，当这些因素改善后，患者的智力低下状况可能会得到明显改善。结构性异常 MR 的因素包括亚克汀、碘缺乏性轻度 MR 和其他因素（如营养、遗传、创伤、感染等因素）造成的 MR。因此，为诊断碘缺乏性轻度 MR，就必须与其他因素所致的 MR 区别，这需要更复杂的技术和更长的时间。

而地克病和亚克汀的概念清晰，诊断方法成熟，具有可操作性。尽管亚克汀机能损伤轻微，甚至没有明显的地克病表现，其本质上仍属于极轻度的地克病，因此，亚克汀也可借助辅助诊断中的一些检查作出诊断。

由于本标准是针对碘缺乏病防治专业所制定的。起草组成员经过反复研究和讨论，回顾文献，并与建议提出专家多次讨论，最终将修订限制在地克汀和亚克汀范围内，以求标准的一致性和可操作性，没有纳入对碘缺乏性轻度 MR 的诊断。同时，起草组建议可以参考《中国精神障碍分类与诊断标准（CCMD-3）》对碘缺乏性轻度 MR 进行诊断。

四、标准制修订的内容、原因和依据

（1）因地方病领域的诊断标准均为推荐性标准，故本标准改为推荐性标准。

（2）本次修订MR的诊断部分借鉴了1979年版的《地方性克汀病诊断标准（草案）》，以及《中国精神障碍分类与诊断标准（CCMD-3）》的定义和诊断方法。

① 根据碘缺乏病工作领域使用心理测验的经验，在附录A中推荐了心理测验。同时，本次修订没有限制其他标准化心理测验的使用，为未来使用新研制或新修订的测验预留了空间。

在智力测验方面，本次修订所推荐的中国联合型瑞文智力测验具有跨文化、操作简便、对智力低下评估敏感等特点，该测验的常模于2006年进行了第三次修订。该测验在碘缺乏病领域长期使用，被证明是有效的评估测验。对于6周岁及以下儿童的智力水平，可以采用格塞尔发展量表或其他适龄的标准化测验；尽管丹佛发育筛选测验用于诊断儿童精神发育迟滞存在争议，但因其具备易于操作的特点，在新疆维吾尔自治区等地的应用也显示其价值，因此修订时仍推荐使用。

② 为保持与《中国精神障碍分类与诊断标准（CCMD-3）》一致，新增的社会适应困难的诊断中，建议"采用适龄的社会适应行为量表进行判断"。

③ 新增了MR分度判断，分别从生活、劳动、语言、认知、运算五项能力综合判断中度、重度和极重度MR。适用于智力损伤严重、无能力接受智力测验的个体。所增加的不同程度MR特征的描述，在我国地克病和亚克汀现场诊断工作中得到过验证，也凝结了心理学工作者的研究成果，从应用角度讲，其非常易于理解和掌握，增强了碘缺乏病防治工作者诊断中、重和极重度MR的可操作性。

（3）按照GB/T 1.1—2009编写、修改文本，包括：将WS 104—1999"2　引用标准"改为"2　规范性引用文件"；用新发布的GB 16005—2009《碘缺乏病病区划分》，代替了GB 16005—1995；修改了标准适用范围的表述，突出了本标准适用于"我国碘缺乏地区对地方性克汀病和地方性亚临床克汀病的诊断"。

（4）采纳《中国精神障碍分类与诊断标准（CCMD-3）》中MR的定义，即精神发育迟滞是指"一组精神发育不全或受阻的综合征，特征为智力低下和社会适应困难，起病于发育成熟以前（18周岁以前）"，并用"精神发育迟滞"取代"智力障碍"。

（5）参考了国内权威学术组织所用术语，作了如下修改：

① 用"甲状腺功能减退症"（简称：甲减）代替"甲状腺功能低下"（简称：甲低减）。

② 用"亚临床甲状腺功能减退症"和"单纯性低甲状腺素血症"取代"激素性甲状腺功能低下"。因为目前国内学者较少使用"激素性甲状腺功能"，它更多时候是指亚临床甲减，以及单纯性低甲状腺素血症。修改后的用语与国内一致。

③ 用"垂体前叶功能低下"替换目前国内学者较少使用的"垂体性瘫痪"一词。用"唐氏综合征"取代"先天愚型"。

④ 删除了已经在临床上取消的"血浆蛋白结合碘"检查。

（6）新增"听力障碍的诊断"，加入了"推荐采用电测听、听性脑干诱发电位或耳声发射检查技术诊断听力障碍"。听性脑干诱发电位用于诊断中枢听觉通路障碍，耳声发射用于检测耳蜗功能是否有异常，两者结合可以提高听力障碍的检出率。

（7）在不改变内容的前提下，调整了WS 104—1999的行文结构。

① 新增"4　缩略语"一章。这是参考了近期发布的规范性表述方式而修改的，所列缩略

语为标准中涉及的、必要用语的缩略语，包括：地克病、亚克汀、甲减、亚临床甲减和黏肿型；还增加了 IQ、TSH、TT_4、FT_4、TT_3、FT_3 缩略语的中英文解释。

② 在诊断中，将地克病和亚克汀的诊断条目分别列出，并增加了“实验室检查”，描述了甲减、亚临床甲减、单纯性低甲状腺素血症的生化改变，增加了 X 线检查。这部分内容借鉴了《地方性克汀病诊断标准（草案）》和《亚克汀病的诊断标准》。因为 TSH 和 TT_4（FT_4）是诊断甲减或亚甲减的一线指标，修订时，均按此顺序进行了调整。

（8）新增了“鉴别诊断”，主要内容修订自 WS 104—1999。修订后强调了鉴别诊断的意义，也符合地方病诊断标准的规范。

五、与国际同类标准的异同

目前能查阅到的地克病诊断标准有：

（1）1963 年和 1974 年，泛美卫生组织修订的地克病的定义和诊断标准。

（2）1986 年，第五届泛美卫生组织和 WHO 联合举办的“地甲肿、克汀病和碘缺乏”会议上所重申的地克病的诊断标准。

但国际上尚无有关亚克汀的诊断标准，因而无相关内容供参考。

六、采用国际其他标准的情况

本标准没有采用国际标准。

七、标准发布的意义

碘缺乏病是环境因素所致，我国受危害区域广泛，一旦放松防治，包括地克病和亚克汀在内的碘缺乏病都可能复燃。本标准的适时发布，对于诊断碘缺乏地区个体地克病和亚克汀有应用价值，也有利于对防治效果的评价。

八、标准在使用中和宣贯上的想法、意见和应注意的问题

（1）听力障碍的诊断知识来自耳鼻喉专业，诊断时可能需要相关专业的技术支持。

（2）精神发育迟滞是地克病和亚克汀的主要表现和分度依据，诊断需要采用专业心理测验工具。本标准所提供的方法，均在碘缺乏病领域得到过广泛应用，也是临床标准的心理测验方法。而中度、重度和极重度精神发育迟滞可以根据典型特征直接应用标准，并作出诊断。

（3）召开标准宣贯会议，对标准方法进行培训，对重点内容、关键控制点进行讲解，便于防治人员更好地理解、使用本标准。建议在宣贯中要强调本标准对 WS 104—1999 的继承性，并着重介绍和说明新增加的内容，特别是新增加了听力障碍的诊断，以及精神发育迟滞的概念和诊断方法。

（陈祖培、钱明）

第六节　WS/T 107.1—2016《尿中碘的测定　第1部分：砷铈催化分光光度法》解读

一、标准制修订的背景

2011年，卫生部公布了《卫生部关于印发〈2011年卫生标准制（修）订项目计划〉的通知》，其中《尿中碘的砷铈催化分光光度测定方法》标准修订项目列入卫生部2011年卫生标准制（修）订计划，项目编号20111801。项目组根据当前碘缺乏病防治和高碘区域的尿碘检测工作的实际需要，按照国家标准化工作的新要求，在检索、收集和查阅国内外尿中碘测定相关标准检测方法和文献资料的基础上，针对WS/T 107—2006《尿中碘的砷铈催化分光光度测定方法》应用中存在的一些问题，综合考虑我国的实验室费用及技术可行性、标准的先进性和可行性及与国际标准的可比性，提出修订方法，修订方法的试验内容参照GBZ/T 210.5—2008《职业卫生标准制定指南　第5部分：生物材料中化学物质测定方法》中的要求进行。通过5个标准起草单位研究试验，经过有资质的2个省级实验室和1个地市级实验室验证，根据标准起草单位的方法研究测试报告和验证单位的验证报告，起草了标准的征求意见稿和编制说明，再经广泛征求意见后，提交出本标准。

WS/T 107—2006于2006年由卫生部发布，并于2006年12月1日正式实施。该标准规定了尿中碘含量的测定方法，是2006年以来我国实验室定量检测尿碘的唯一标准方法，为我国评价人体碘营养状况的尿碘检测提供了方法依据，在我国碘缺乏病防治监测中发挥了重要作用。该标准方法自2006年发布后，还未进行修订，在应用过程中，发现存在的问题主要有以下两点：

（1）WS/T 107—2006方法利用碘催化砷铈反应测定尿碘，虽然其抗尿样组分干扰、特异性好、灵敏度高、线性范围和准确度好，是检测尿碘的优良方法，但其最大的缺点是需使用剧毒的三氧化二砷配制亚砷酸溶液用于砷铈反应，而砷是危害较大的环境毒物。一方面，检测尿碘后含砷废液的排放潜在污染环境。另一方面，试剂三氧化二砷的购买需经多个剧毒品管理部门审批，手续繁琐不便。

（2）WS/T 107—2006方法检测尿碘标准曲线碘浓度范围为0 μg/L ~ 300 μg/L，如果尿样碘浓度超过标准曲线的300 μg/L碘浓度范围，需作适当稀释后再取样测定。近年来，我国加强了对水源性高碘地区和高碘病区的防治和监测，已报告的高碘地区人群相当大比率的尿样含碘量高于300 μg/L，有相当多尿样要作准确稀释后再取样测定，这样操作工作量大且需增加大量的稀释容器和器材，还增加了样品受污染的机会。

因此，在目前尚未开发出不用砷铈反应可常规准确定量测定尿碘的其他替代方法之前，有必要修订改进现行方法，即本次标准修订的目的为：减少测定中三氧化二砷的使用量，且新改进法仍具良好的尿碘测定精密度和准确度；考虑到对高碘地区监测及高碘尿样检测的需要，进一步扩展现行方法的检测尿碘浓度范围，在标准方法中增加可直接取样测定高浓度范围碘的方法步骤。

二、对标准内容的理解和认识

（一）关于本标准的适用范围

本标准方法是将尿样消化后测定其中总的含碘量，并考虑到尿碘检测的标准方法除了砷铈催化分光光度法，还有电感耦合等离子体质谱（ICP–MS）法，故本标准中对标准适用范围表述为："WS/T 107 的本部分规定了尿中碘的砷铈催化分光光度法测定方法。本部分适用于尿中总碘浓度的测定。"

（二）关于本标准方法的依据原理

本标准的尿碘测定原理与 WS/T 107—2006 中的相同，本质是催化动力学光度分析法，即：采用过硫酸铵溶液在 100 ℃条件下消化尿样，利用碘对砷铈氧化还原反应的催化作用，反应中黄色的 Ce^{4+} 被还原成无色的 Ce^{3+}，碘含量越高，反应速度越快，所剩余的 Ce^{4+} 则越少；控制反应温度和时间，比色测定体系中剩余 Ce^{4+} 的吸光度值，利用碘的质量浓度与相应测得的吸光度值的对数值的线性关系计算出碘含量。但本标准方法对 WS/T 107—2006 方法的 420 nm 测定波长作了修改，图 2–2 为 WS/T 107—2006 方法被测溶液的吸收光谱快速扫描图，图中可见含 Ce^{4+} 的测定体系溶液的吸光度 *A* 值在波长 400 nm 处约为 420 nm 处的 2.3 倍，在波长 380 nm 处为 420 nm 处的 4.5 倍以上。在 WS/T 107—2006 方法的 420 nm 测定波长下褪色至 *A* 值较小的被测溶液，在 400 nm（及 380 nm）波长下仍有较大 *A* 值，据此，本标准方法采用 400 nm 波长测定 0 μg/L～300 μg/L 尿碘及 380 nm 波长测定 300 μg/L ～1200 μg/L 尿碘，可大大减少砷铈试剂用量且得到与 WS/T 107—2006 方法相一致的测定结果。

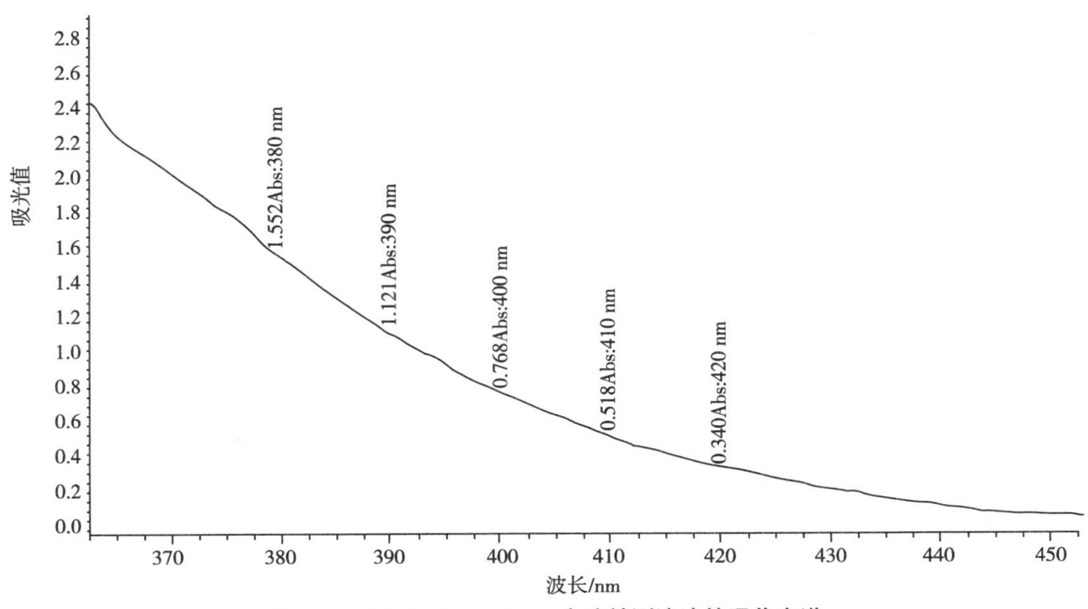

图 2–2　WS/T 107—2006 方法被测溶液的吸收光谱

（三）关于本标准使用的仪器与试剂

本标准中明确要求应使用数显式分光光度计和 15 mm × 150 mm 规格的玻璃试管；其他仪器、试剂种类与规格均同 WS/T 107—2006。

本标准删去了 WS/T 107—2006 10.2 中“宜使用数字直读型的分光光度计，以利于准确读取吸光度值”的推荐性表述，直接在“3　仪器”章下表述所用仪器为“数显式分光光度计”。指针式分光光度计不利于准确读取吸光度值，且实际上，仪器生产厂和销售市场现在已无指针式分光光度计商品。目前，国内一般实验室中所具备的普通的数字直读型可见分光光度计测定波长范围为 330 nm ~ 800（1 000）nm、紫外 – 可见分光光度计测定波长范围为 190 nm ~ 1 000 nm，均能适用于新修订方法。

WS/T 107—2006 中使用玻璃试管为“15 mm × 120 mm 或 15 mm × 150 mm”，本标准中使用玻璃试管为“15 mm × 150 mm”，是由于尿样在 100 ℃消化时，15 mm × 120 mm 规格玻璃试管比较短，消化时热蒸汽逸失可能较多，故删去不用。

为使样液消化过程受热一致，及消化时热蒸汽逸失量一致，避免消化剂过硫酸铵热分解程度差异大和玻璃试管中溶液热蒸汽逸失量差异大对测定尿碘结果的影响，要求消化控温加热装置——恒温消解仪的孔间温差≤ 1 ℃。

本标准中给出对于 0 μg/L ~ 300 μg/L 浓度范围尿碘测定，砷铈反应可在 20 ℃ ~ 35 ℃一个稳定的温度环境下（室温或控温）进行，要求温度波动不超过 ±0.3 ℃；对于 300 μg/L ~ 1 200 μg/L 浓度范围尿碘测定，砷铈反应可在 20 ℃ ~ 30 ℃一个稳定的温度环境下（室温或控温）进行，要求温度波动不超过 ±0.3 ℃。如果室温不稳定而使用控温水浴，需使用控温精度可达 ±0.3 ℃的超级恒温水浴，不能使用加热不均匀的普通电加热水浴。

（四）关于本标准使用的溶液配制

本标准中对过硫酸铵溶液配制的文字表述、亚砷酸溶液和硫酸铈铵溶液的配制浓度进行了修改，增加了碘标准使用系列溶液（300 μg / L ~ 1200 μg / L）的配制步骤。其他溶液配制同 WS/T 107—2006 方法。

试剂过硫酸铵的摩尔质量为 228.2 g，要配制 1.0 mol/L 过硫酸铵溶液应是 114.1 g 过硫酸铵溶于适量水后加水至 500 mL，WS/T 107—2006 方法中的“过硫酸铵溶液 {c [$(NH_4)_2S_2O_8$] =1.0 mol/L}：称取 114.1 g 过硫酸铵，溶于 500 mL 去离子水中，储于棕色瓶”，其中“溶于 500 mL 去离子水中”的表述不准确，现改为“过硫酸铵溶液 {c [$(NH_4)_2S_2O_8$] =1.0 mol/L}：称取 114.1 g 过硫酸铵（4.2）溶解于约 400 mL 纯水后，再加纯水至 500 mL，置冰箱（4 ℃）可保存 1 个月”。

根据本次修订标准的目的，要减少方法中三氧化二砷试剂用量，而 WS/T 107—2006 方法中每份样品测定时，被测液的总体积为 4.05 mL，该体积量对于使用 1 cm 比色杯正适宜，实际操作中可将玻璃试管中被测液无需控制剩余量而全部倾入比色杯的操作是最简便的操作，该体积量全部倾入比色杯既不会溢出也不会液面太低影响光度测量，故新修订方法采用测定中的加液体积与 WS/T 107—2006 方法相同，试验选择了适宜的亚砷酸溶液及硫酸铈铵溶液的配制浓度。与 WS/T 107—2006 比较，本标准中亚砷酸溶液配制浓度由 0.100 mol/L H_3AsO_3（每升含

10.0 g As_2O_3、25 g NaCl）改变为 0.025 mol/L H_3AsO_3（每升含 2.5 g As_2O_3、40 g NaCl），硫酸铈铵溶液配制浓度由 0.076 mol/L（每升含 48.0 g 硫酸铈铵）改变为 0.025 mo/L（每升含 15.8 g 硫酸铈铵），大幅度减少了三氧化二砷及硫酸铈铵试剂用量，而配液中加的硫酸溶液量与 WS/T 107—2006 相同，使尿碘测定体系的酸度维持与 WS/T 107—2006 相同。

（五）关于本标准的尿碘分析步骤和分析结果计算

1. 尿样的消化

过硫酸铵消化方法既能有效消化尿样，又在消化过程几乎无刺激有害气体逸出，且其消化分解物在本标准方法条件下不影响后面的测定，因此，本标准方法的尿样消化仍采用与 WS/T 107—2006 相同的过硫酸铵消化方法。

2. 本标准方法检测尿碘浓度范围的选择

本标准方法修订的标准曲线的范围是在 WS/T 107—2006 方法只有检测尿碘浓度线性范围 0 μg/L ~ 300 μg/L 的基础上，再增加检测尿碘浓度线性范围 300 μg/L ~ 1 200 μg/L 的方法步骤，将尿碘分为 0 μg/L ~ 300 μg/L、300 μg/L ~ 1200 μg/L 两个浓度段检测，而未直接改制定尿碘 0 μg/L ~ 1200 μg/L 同一浓度段线性范围的方法，是考虑到修订标准方法对低浓度尿碘检测的浓度分辨力与准确度要求应不低于 WS/T 107—2006 方法及目前国际组织推荐的方法（其标准曲线的范围为 0 μg/L ~ 300 μg/L）。如果将 0 μg/L ~ 300 μg/L、300 μg/L ~ 1 200 μg/L 两个浓度段检测方法合并成 0 μg/L ~ 1 200 μg/L 同一浓度段检测方法，或将 0 μg/L ~ 300 μg/L 扩展成 0 μg/L ~ 500 μg/L 或 0 μg/L ~ 800 μg/L，将使本标准方法对 100 μg/L、50 μg/L、20 μg/L 浓度左右的尿碘检测灵敏度（浓度分辨力）和准确度下降，而本标准作为 GB 16005—2009《碘缺乏病病区划分》、GB 16006—2008《碘缺乏病消除标准》这两项强制性国家标准的规范性引用标准，应当要适应这两项标准中对 100 μg/L、50 μg/L、20 μg/L 尿碘浓度节点的检测灵敏度和准确度的需求。为此，继续保留低浓度方法范围为 0 μg/L ~ 300 μg/L。同时也使本标准与国际组织推荐的具有相同检测原理的方法的碘标准曲线范围 0 μg/L ~ 300 μg/L 相一致。我国 GB/T 5750—2006《生活饮用水标准检验方法》中，碘化物的砷铈催化分光光度法亦是分两个浓度段（0 μg/L ~ 10 μg/L、10 μg/L ~ 100 μg/L）检测。设定增加检测高碘尿样的尿碘浓度线性范围为 300 μg/L ~ 1 200 μg/L，是考虑到兼顾砷铈反应时间合适及 300 μg/L 碘浓度管吸光度值适宜，如果扩展到更高浓度尿碘的直接测定，由于更高的碘量催化砷铈反应速度太快，在校准曲线最高碘浓度管测定褪色至吸光度很小时，300 μg/L 碘浓度管的吸光度 A 值还高于 2 而不宜测定。新标准方法扩展了检测尿碘浓度范围，这不仅减少了稀释高碘浓度尿样的繁琐操作程序，而且也避免了尿样稀释所带来的稀释误差，使方法适用于测定低碘、适碘和高碘尿样。

3. 测定波长对 A 值的影响和选择

在 420 nm ~ 380 nm 波长范围测定含 Ce^{4+} 的测定体系溶液的 A 值，结果随测定波长减小，A 值显著递升（见图 2-2）。本标准方法在大幅减少亚砷酸和硫酸铈试剂用量后，为兼顾 0 μg/L 与 300 μg/L 碘浓度标准管 A 值的大小，选择以 400 nm 作为尿碘标准曲线范围 0 μg/L ~ 300 μg/L 的测定波长；为兼顾 300 μg/L 与 1200 μg/L 碘浓度标准管 A 值的大小，选择以 380 nm 作为尿碘标准曲线范围 300 μg/L ~ 1200 μg/L 的测定波长。过硫酸铵加热消化后的样品溶液均为无色透明，此消化处理步骤可彻底消除尿样管中消解后溶液在 400 nm 及 380 nm 波长下的吸收干扰，在 400 nm 及 380 nm 测定波长下，新修订方法加硫酸铈铵溶液之前的样品管及标准管被测体系溶液 A 值为零。

4. 本标准方法的试剂用量

0 μg/L ~ 300 μg/L 线性范围尿碘测定方法与 WS/T 107—2006 中的方法相比，本标准分析步骤中亚砷酸溶液用量由 0.100 mol/L、2.5 mL 改变为 0.025 mol/L、2.5 mL；硫酸铈铵溶液用量由 0.076 mol/L、0.30 mL 改变为 0.025 mo/L、0.30 mL，即本标准方法检测每份尿碘的亚砷酸试剂用量、硫酸铈铵试剂用量分别为 WS/T 107—2006 方法的四分之一、三分之一。经试验选择的此试剂用量可使本标准方法测定尿碘的砷铈反应温度与反应时间组合关系、0 μg/L ~ 300 μg/L 检测线性范围、灵敏度、消除干扰能力和分析速度与 WS/T 107—2006 方法相同。本标准方法测定高碘尿样（300 μg/L ~ 1 200 μg/L）使用与测定 0 μg/L ~300 μg/L 浓度范围尿碘相同的亚砷酸溶液与硫酸铈铵溶液，砷用量仍仅为 WS/T 107—2006 方法的 1/4。试验在 20 ℃ ~ 30 ℃条件下检测碘标准液（300 μg/L ~ 1 200 μg/L）获得合适 A 值的硫酸铈铵溶液用量为 0.50 mL。这样使用相同的亚砷酸溶液与硫酸铈铵溶液就可检测 0 μg/L ~ 1 200 μg/L 范围的尿碘（只需配制两组标准系列溶液），避免了对不同质量浓度段尿碘测定时将亚砷溶液、高铈溶液各配制为不同浓度的麻烦及操作时的易混淆。本标准方法不仅较大幅度减少了尿碘检测中三氧化二砷及硫酸铈铵试剂用量，而且大幅减少了检测废液含砷量，还减少了环境污染并节省了试剂及检测成本。

5. 尿碘定量关系式成立的试验条件范围及尿碘结果计算

对本标准方法做系统的化学动力学试验分析，结果证明，大幅降低了亚砷酸和硫酸铈铵用量后的新修订方法的砷铈反应仍为化学一级反应，其测定 0 μg/L ~ 300 μg/L 尿碘方法在 20 ℃ ~ 35 ℃温度范围内，测定 300 μg/L ~ 1 200 μg/L 尿碘方法在 20 ℃ ~ 30 ℃温度范围内，选择任一稳定温度条件及固定的反应时间都有碘质量浓度 c 与测定吸光度 A 的 $c = a + b\lg A$（或 $c = a + b\ln A$）定量关系。在本标准中所给的试验条件下，在 20 ℃ ~ 35 ℃反应温度下测定得到 0 μg/L ~ 300 μg/L 范围碘标准曲线的 $c = a + b\lg A$（或 $c = a + b\ln A$）回归分析均有相关系数 $|r| >$ 0.999 0，在 20 ℃ ~ 30 ℃反应温度下测得 300 μg/L ~ 1 200 μg/L 范围碘标准曲线的 $c = a + b\lg A$（或 $c = a + b\ln A$）回归分析均有相关系数 $|r| >$ 0.999 0。因此，尿碘测定结果可根据 $c = a + b\lg A$（或 $c = a + b\ln A$）回归方程做计算。

6. 关于砷铈反应温度的控制

本标准方法与 WS/T 107—2006 方法对于测定操作中控制砷铈反应温度，都是要求温度波动小于 ± 0.3 ℃。反应温度偏离对测定结果的误差影响的化学动力学分析表明，当温度波动 ± 0.3 ℃，本标准方法的测定结果受此项影响的相对误差小于 3%（碘 0 μg/L ~ 300 μg/L 范围）和小于 2%（碘 300 μg/L ~ 1200 μg/L 范围）；且在尿碘测定的实际操作过程中，当试验的温度

在反应温度 ±0.3 ℃范围内有小的波动时，样品管与标准系列有同时接受此波动的试验时间段，故实际由此引起的测定误差还会小一些。室温合适（20 ℃～35 ℃）稳定时，本方法可以直接在室温条件下进行砷铈反应（不需使用恒温水浴），但建议在进行砷铈反应操作步骤时将各待测管连同试管架置于大体积室温水中（如置于未通电的盛满室温水的水浴箱或大塑料盆中），这样由于水的比热容远大于空气，且水温均匀，可获得较稳定和均匀的试验温度。如果采用超级恒温水浴控温，操作者要确认控温精度达到 ±0.3 ℃，要十分重视电热水温均匀性，如果电热水浴的水搅拌不充分或搅拌水流只呈区域性流动，或试管架阻碍了电热水搅拌流动，使距离电热管不同位置的水温有较大差异而远大于 ±0.3 ℃的偏离，将会引起较大的测定误差。

7. 关于砷铈反应时间的控制

本标准中的附录 A 是资料性附录，给出了 0 μg/L～300 μg/L 范围尿碘测定和 300 μg/L～1 200 μg/L 范围尿碘测定的砷铈反应不同温度对应的反应时间表，供控制砷铈反应时间参考，其数据是经多个试验单位验证的，基本符合实测情况。

（六）关于本标准中的方法特性

与 WS/T 107—2006 方法相比，本标准中反应物亚砷和高铈浓度大幅降低的总效果使砷铈催化反应的单位时间 A 值变化速率显著变慢，两种方法在 0 μg/L～300 μg/L 范围测定过程的 A 值变化速率比较结果，WS/T 107—2006 方法 A 值每分钟变化值是本标准方法的 1.4 倍～3.7 倍。由此，本标准方法不仅大幅度减少了三氧化二砷及硫酸铈铵试剂用量，减少了环境污染和节省了试剂及检测成本，还改善了方法分析性能，提高了催化动力学光度分析方法光度测定的准确度，减少了在测定过程由于温度波动或测定时间操作偏差所引起的测定误差，使尿碘测定的准确度和精密度进一步提高。本标准中，配制亚砷酸溶液中的加氯化钠量由 WS/T 107—2006 方法的 25 g/L 改为 40 g/L，使测定体系有较高浓度的 Cl^-，能进一步掩盖和抑制尿样 Cl^- 及其量的变异（包括样品管尿基体成分氯化物盐量与标准管之间的差异）对测定结果的影响，保障尿碘测定的准确度和精密度。因此，精密度和准确度试验结果都得到较小的相对标准偏差（RSD）和相对误差（RD）。本标准方法具有优良的测定精密度和准确度、重复性好、更易操作、试剂废液对环境污染少的特点。

（七）关于本标准中的质量保证和控制要点

本标准中列出的方法应用中的质量保证和控制要点有 6 项，其中前 3 项要求是 WS/T 107—2006 的“10　说明”中已有的。

（1）基于尿碘检测是 μg/L 级的微量碘分析，应避免试验环境、器皿及试剂的碘污染，否则结果误差大。

（2）由于消化过程无特异终点指示，消化温度、消化试管的实际受热时间可能会发生变异，所以每批样品消化、测定必须同时设置标准系列。

（3）室温不稳定时，会使样品被测液的砷铈反应进程与标准系列被测液的砷铈反应进程不同而致测定结果误差大，故对此应采用控温条件（使用超级恒温水浴）进行测定；如果室温较低时，砷铈反应进程过慢而检测费时，且过长时间内的室温难以控制稳定，故对此也应采用控温条件（使用超级恒温水浴）进行测定。

（4）本标准方法中增加了"测定前应检查比色皿空白吸光度的一致性，样品皿与参比皿盛纯水在测定波长下比较，吸光度值差异不超过 ±0.002"的质控要求，这是由于在 WS/T 107—2006 方法应用中，发现有部分实验室使用的比色皿配套一致性不符合国家计量规程规范 JJG 178—2007《紫外、可见、近红外分光光度计》中对玻璃比色皿配套性的规定要求，由于尿碘定量关系式为半对数式 $c=a+b\lg A$，不是 $c=a+bA$，若样品皿与参比皿的空白吸光度值差异大，不是使标准曲线发生平移，而是会导致标准曲线的 $c=a+b\lg A$ 回归方程斜率改变、线性变差、相关系数变差，造成尿碘测定误差与结果计算误差。因此，本标准方法参照国家计量规程规范中的规定，提出了对比色皿空白吸光度值一致性的要求。

（5）碘标准系列溶液配制不准确，或存在碘污染，或水浴控温不均匀等都可能使标准曲线回归方程的线性变差而使结果产生误差，故增加"标准曲线回归方程 $c=a+b\lg A$（或 $c=a+b\ln A$）的相关系数绝对值应≥ 0.999"的质量控制要求，也是体现了对这些误差因素的控制要求。

（6）没有有证标准物质，要检查一个测试结果的正确度是困难的，有证标准物质的使用是检验测定准确度的最有效方法，故本标准方法在"质量保证和控制要点"中推荐"宜采用尿碘有证标准物质作为准确度控制手段"。

三、在标准制修订过程中达成的共识和讨论的焦点问题

本标准在征求意见阶段向全国碘缺乏病和碘测定有关专家、相关领导及省级疾病预防控制中心（CDC）专业骨干发出征求意见稿，有 17 位专家回复了书面意见，各条意见都是对标准征求意见稿的文字表述、格式规范的修改建议，对于可使标准中文字表述含义更加准确、更适当的意见和更为符合 GB/T 20001.4—2015《标准编写规则　第 4 部分：试验方法标准》、GB/T 1.1—2009《标准化工作导则　第 1 部分：标准的结构和编写》的有关要求的意见，标准起草人都采纳并作了相应的修改；对一些并不符合 GB/T 20001.4—2015、GB/T 1.1—2009 有关要求的意见则未采纳。

四、标准制修订的内容、原因和依据

按 GB/T 1.1—2009 对标准命名的新要求，将 WS/T 107—2006 标准名称"尿中碘的砷铈催化分光光度测定方法"改为"尿中碘的测定　第 1 部分：砷铈催化分光光度法"。英文译名也按 GB/T 1.1—2009 中附录 D 的 D.4 要求作了修改。

本标准保留 WS/T 107—2006 中的"样品收集、运输和保存"内容及以过硫酸铵消化的样品前处理方法步骤不变，并根据我国对标准编写的有关内容和结构要求调整了结构，将 WS/T 107—2006 中的"10　说明"一章改为"9　方法特性""10　质量保证和控制要点"两章，并修改、增加了其中内容，与 WS/T 107-2006 相比，主要技术变化如下：

（1）修改了亚砷酸溶液和硫酸铈铵溶液的浓度，三氧化二砷使用量减少至原方法的四分之一。

（2）增加了直接取样消化测定 300 μg/L ~ 1 200 μg/L 浓度范围尿碘的方法步骤。

（3）修改了 0 μg/L ~ 300 μg/L 浓度范围尿碘测定方法的测定波长。

（4）修改、增加了方法特性、质量保证和控制要点。

（5）增加了附录 A，其中增加了 300 μg/L ~ 1 200 μg/L 范围尿碘测定的不同温度对应的反应时间表。本标准的附录 A 为资料性附录。

五、与国际同类标准的异同

（一）国际国外相关标准的情况

世界卫生组织 / 联合国儿童基金会 / 国际控制碘缺乏病理事会（WHO/UNICEF/ICCIDD）在 2001 年发布的第二版技术文件《消除碘缺乏病监测评估技术指南》（Assessment of iodine deficiency disorders and monitoring their elimination:A guide for programme managers，Second edition, 2001）中向全球碘缺乏病监测实验室推荐的尿碘检测方法为过硫酸铵消化 – 砷铈催化分光光度测定尿碘法，我国的 WS/T 107—2006 标准在亚砷酸、硫酸铈铵等溶液配制浓度及用量和尿样消化与测定步骤等方面与国际组织的该推荐方法相同。国际组织 WHO/UNICEF/ICCIDD 在 2007 年发布的第三版技术文件《消除碘缺乏病监测评估技术指南》中仍继续推荐与 2001 年发布的第二版技术文件中完全相同的尿碘检测方法——过硫酸铵消化 – 砷铈催化分光光度测定尿碘法，此方法中检测尿碘浓度的标准曲线范围为 0 μg/L ~ 300 μg/L。目前还未见有采用砷铈催化分光光度法测定尿碘标准曲线范围高于 300 μg/L 碘浓度的国外标准方法或权威组织机构推荐方法。

美国 CDC 于 2001 年、2009 年、2012 年、2014 年连续推荐的尿碘检测规范方法为电感耦合等离子体质谱（ICP-MS）法，该方法特异性好、灵敏度高、线性范围宽、准确度高，但仪器设备昂贵（人民币百万元以上），人员操作要求高，检测费用高。

（二）国内外相关分析方法概况

目前，国内外公认的准确测定尿碘的方法是砷铈催化分光光度法和 ICP-MS 法，ICP-MS 法因仪器设备昂贵，我国实验室未常规应用。砷铈催化分光光度法是我国实验室普遍采用的尿碘测定方法。

基于利用碘对亚砷酸与高铈氧化还原反应催化作用（Sandell – Kolthoff 反应）的砷铈催化分光光度测定碘方法，由于其特异性好、灵敏度高，是微量碘测定的经典方法。对于砷铈催化分光光度法应用于尿碘测定的方法研究，大多为尿样消化方法的研究，早期有碱灰化法，后来的酸消化法有重铬酸钾 – 硫酸消化法、氯酸消化法等。1998 年 Pino S 等提出了过硫酸铵消化 – 砷铈催化分光光度测定尿碘法，方法为尿样消化后每测定管加使用 10 g/L As_2O_3、25 g/L NaCl 配制的 0.1 mol/L H_3AsO_3 2.5 mL 进行砷铈催化光度法测定，该方法后来成为国际组织 WHO/UNICEF/ICCIDD 的推荐方法而得到广泛应用。2004 年，阎玉芹等以国际组织推荐方法为基础提出了对 WS/T 107—1999 的修订方法，即随后发布为 WS/T 107—2006 的尿中碘的过硫酸铵消化 – 砷铈催化分光光度测定方法。

对于高碘尿样的检测方法，2005 年，刘列钧等报道了碘标准曲线范围在 300 μg/L ~ 1200 μg/L 的检测方法，方法为尿样以过硫酸铵消化后每测定管加以 11 g/L As2O$_3$、20 g/L NaCl 配制的 0.11 mol/L H_3AsO_3 2.5 mL，如要测定 0 μg/L ~ 300 μg/L 范围尿碘，其所用的亚砷酸溶液浓度不同，还需另外配制。

2011 年，张亚平等报道了在我国 WS/T 107—2006 方法基础上建立的显著减少亚砷酸试剂用量的尿中碘低砷量砷铈催化分光光度测定方法，方法为尿样消化后每测定管加以 2.5 g/L As_2O_3、40 g/L NaCl 配制的 0.025 mol/L H_3AsO_3 2.5 mL，每份尿碘检测所用的亚砷酸试剂量仅为 WS/T 107—2006 方法和国际组织推荐方法的四分之一。另外，2011 年，张亚平等还报道了以此尿碘改进方法的同样浓度试剂（亚砷酸溶液、硫酸铈铵溶液）建立的直接取样消化测定 300 μg/L ~ 1 200 μg/L 浓度范围尿碘的方法（每份尿碘检测所用的亚砷酸试剂量仍仅为 WS/T 107—2006 方法的四分之一），这样在检测 0 μg/L ~ 1 200 μg/L 范围尿碘中都使用相同浓度的亚砷酸溶液和硫酸铈铵溶液，无需另外配制，显著减少了实验室三氧化二砷的使用量。

2013 年，张亚平等对本标准方法——尿中碘的过硫酸铵消化 – 低砷量砷铈催化分光光度测定方法做了文献报告，文中系统介绍了此方法的分析特性。2013 年，张亚平等还报告了尿碘测定标准方法的化学动力学研究与应用的结果，文中介绍了对砷铈反应试验条件的系统研究结果，并分析了不同的砷铈反应温度波动与时间偏离情况对尿碘测定结果的影响大小。

六、采用国际其他标准的情况

未采用国际其他标准。

七、标准发布的意义

尿碘是碘缺乏病防治监测和碘营养评价的重要指标，开展尿碘检测是防治碘缺乏病的重要工作内容之一。本标准修改了 WS/T 107—2006 中亚砷酸溶液的使用浓度，三氧化二砷使用量减少至 WS/T 107—2006 方法的四分之一；增加了对 300 μg/L ~ 1 200 μg/L 浓度范围尿碘直接取样消化测定的方法，直接检测碘浓度范围覆盖低碘、适碘和高碘尿样。我国碘缺乏病防治监测区域广阔，开展尿碘检测的实验室很多，并且我国高碘区域多省分布，需开展高碘地区监测及高碘尿样检测的实验室也很多，修订尿中碘砷铈催化分光光度测定方法，较大幅度地减少含砷剧毒试剂的用量，以减少含砷废液对环境的污染，并扩展标准方法检测尿碘的浓度范围，使标准方法能更适合于测定低碘、适碘和高碘尿样，这具有重要的现实意义和社会意义。本标准方法具有检测尿碘特异性好、灵敏度高、线性关系和精密度与准确度好、仪器设备简单、检测费用低、试剂废液对环境污染少的特点，易于施行使用，适于普通实验室常规应用。

八、标准在使用中和宣贯上的想法、意见和应注意的问题

本标准在使用中除了应注意标准中“质量保证和控制要点”的要求外，还要注意对方法中仪器、试剂与溶液配制、尿样测定时的取样和分析步骤等环节的质量控制。

（一）对方法中仪器的质量控制

1. 恒温消解仪及其质量控制

恒温消解仪孔间温差≤ 1 ℃是对恒温消解仪的性能指标要求。如果恒温消解仪控温不均匀且差异大，则表现为使消解后同批次各试管中样液的剩余体积差异大，这显著影响尿碘测定结果的准确度。使用符合控温性能指标要求的恒温消解仪，应使消解后同批次各试管中样液的剩余体积基本相同。

2. 分光光度计及其质量控制

要注意分光光度计光度测定线性性能是否符合仪器厂家标称的技术指标。分光光度计的线性是指试验点吸光度值偏离比尔定律直线部分的程度。如果仪器本身的线性差，就不能得到好的尿碘标准曲线的线性，定量分析结果就有误差。虽然光度计生产厂家给出的仪器性能指标称仪器测吸光度 A 值 0 ~ 2 或 0 ~ 3 范围为线性，但要警惕可能有某些光度计生产厂家出的光度计的线性在吸光度 A 值大于 1 后没有达到其产品使用说明书中所称的线性范围。

光度计仪器线性的测试方法：用 0.5 cm ~ 3 cm 不同厚度的比色皿来测量 60.0 mg/L $K_2Cr_2O_7$ 的酸性溶液在 350 nm 波长处以纯水为参比的吸光度，以此来判断光度计的线性（不改变吸光物质浓度，避免因浓度改变，溶液中吸光物质存在形态变化而影响吸光度线性）。按 JJG 178—2007 中的数据，一般实验室中的国产可见分光光度计（光谱带宽为 6 nm）在 350 nm 波长处，1 cm 比色皿以纯水为参比，测定 60.0 mg/L $K_2Cr_2O_7$ 的酸性溶液（按 JJG 178—2007 中方法配制）吸光度值应等于 0.640。这样以 0.5 cm、1 cm、2 cm、3 cm 比色皿测定的能相应等比例的吸光度值应为：0.320、0.640、1.280、1.920。

线性的偏离不应大于 5%，一般地，在 350 nm 波长处以 0.5 cm、1 cm、2 cm、3 cm 比色皿测定 60.0 mg/L $K_2Cr_2O_7$ 酸性溶液吸光度有符合要求的线性的可见分光光度计，在其他可见区波长测定也会有良好线性。

3. 恒温水浴及其质量控制

使用控温精度可达 ±0.3 ℃的超级恒温水浴，不能使用加热不均匀的普通电加热水浴。本方法砷铈反应要求在稳定的温度环境下（室温或控温）进行，须注意同一标准曲线批次的测定时间段内的温度波动小于 ±0.3 ℃。要十分重视水浴水温的均匀性。由于水的比热容远大于室内空气，室温水的温度波动远滞后于室内气温波动，也可将各待测管连同试管架置于室温水中（如置于未通电控温而盛满室温水的较大水浴箱或大塑料盆中）进行反应，以获得较稳定且均匀的试验温度。

（二）对方法中试剂与溶液配制的质量控制

1. 过硫酸铵试剂和溶液的质量控制

正常的过硫酸铵固体试剂的颗粒应是透明状晶体，如果变成白色粉末状（非晶体）或白色结块状或水湿带液状都不适合使用，因为这样的过硫酸铵可能已分解了较多量，若使用已分解风化或潮解的过硫酸铵固体试剂，可能致使尿样消化效果受较大影响和致使工作曲线碘空白管的吸光值较小、工作曲线斜率小而趋于平坦，尿样的测定结果误差大。

2. 碘标准储备溶液配制的质量控制

由于目前我国还没有碘单元素标准溶液商品，碘标准储备溶液需实验室自己配制，所用碘酸钾要用基准试剂或国家标准物质。碘酸钾称重时，称量纸（或其他称量器皿）不能有带静电。称量纸如果带静电，会干扰称重结果，致使碘标物的称重产生较大误差，造成配制的碘标准储备液浓度有较大误差。判断称量纸（或其他称量器皿）是否带静电的方法：用镊子夹住称量纸在已调归零的电子天平托盘上方 1 cm ~ 2 cm 处晃动，若电子天平的零点显示没有跳动变化，则表明称量纸无静电；如果电子天平的零点显示有正或负的数值变化，则表明该称量纸带静电，会干扰称重结果。

碘酸钾在水中的溶解速度较慢，称取后直接放入 1 000 mL 容量瓶，加入约 600 mL 纯水后放置约 20 min，再摇晃容量瓶（摇晃时容量瓶瓶口向上）使其完全溶解后，再加纯水定容至刻度，摇匀。称取碘酸钾时，若不能刚好称得标准方法中要求的 0.168 6 g，也可以略微超重（记录所称重量的准确值），但要在定容 1 000 mL 后定量补加纯水，并摇匀。例如：称得碘酸钾 0.169 1 g，超出 0.5 mg，则溶解定容至 1 000 mL 后，用可调定量移液器再定量补加纯水的体积为 $1\ 000 \times 0.5 \div 168.6 = 2.96$ mL。

（三）对尿样测定时取样的质量控制

对于尿碘测定前冷冻保存的尿样，在测定前，解冻恢复至室温。由于结过冰的尿液解冻后在试管中浓度不均匀，取样前要摇匀尿液。

（四）对分析步骤的质量控制

（1）测定步骤中砷铈反应温度的均匀稳定和反应时间的一致是保证测定尿碘准确度的重要条件。要注意使同一标准曲线批次的测定时间段内的砷铈反应温度均匀稳定（波动差异小于 ±0.3 ℃），各测定管加入硫酸铈铵溶液后到测定吸光度的反应时间保持一致。

（2）要注意标准中“10　质量保证和控制要点”中“测定前应检查比色皿空白吸光度的一致性，样品皿与参比皿盛纯水在测定波长下比较，吸光度值差异不超过 ±0.002”的质控要求。在每次尿碘光度测定前都应该对比色皿参比杯与样品杯的空白吸光度做检查，确认参比杯与样品杯洁净无沾污，吸光度值差异不超过 ±0.002。

（3）在测定过程中，要注意经常利用读取吸光度的 30 s 间隔时间检查光度计吸光度零点是否漂移，如果吸光度零点漂移则要及时调零。由于碘浓度与吸光度的对数有线性关系，吸光度零点漂移对不同尿碘浓度测定的影响是不同的（对中、高碘浓度结果影响更大），如果测定标准曲线时就发生吸光度零点显著漂移而未及时调零，则对结果影响更大。

（4）要注意标准中“标准曲线回归方程 $c=a+b\lg A$（或 $c=a+b\ln A$）的相关系数绝对值应≥ 0.999”的质控要求，如果标准曲线回归方程相关系数绝对值不符合要求，应检查是否水浴控温不均匀、是否存在碘污染、是否过硫酸铵固体试剂分解、是否碘标准系列溶液配制不准确等，并消除误差原因。

（5）要采用同时测定尿碘有证标准物质作为测定过程的质量控制和结果准确度的控制手段。

（五）培训和应用

由于本标准方法是在充分考虑了我国国情，根据我国试剂、仪器现状以及各省级、地市和县区级普通实验室的条件而规定的，具有广泛的适用性，所以本标准发布后，可以对实验室技术人员进行适当培训，在我国目前省、地市和县区级实验室进行推广应用。

（张亚平）

第七节　WS/T 107.2—2016《尿中碘的测定　第2部分：电感耦合等离子体质谱法》解读

一、标准制修订的背景

碘是维持人体正常生理活动的必需微量元素，它的功能是参与甲状腺素的合成。碘与人体的生长发育、新陈代谢密切相关，特别是对大脑发育有重要的作用。其摄入量不足可对健康造成危害，会发生不同程度的碘缺乏病，但是碘摄入过量也会对健康造成危害，如引起高碘甲状腺肿、碘中毒或碘过敏病等。

人体中的碘主要通过肾，从尿中排出，尿中碘含量可以反映一个人的碘营养水平，一般以人体尿中碘含量来评价人体中碘营养水平。当人尿中碘低于50 μg/L时，会出现地方性甲状腺肿大；低于20 μg/L，会引发克汀病。当尿中碘大于300 μg/L时，可能会引发高碘性甲状腺疾病等。

我国幅员辽阔，大多数地区严重缺碘，需要补充碘以预防碘缺乏病；有的地区地下水中碘含量较高，需要及时检测碘的含量，预防高碘性相关疾病。尿中碘的含量综合反映人群碘的营养状况，为提高民族素质及保障人民健康，尿中碘的检测就显得尤为重要。本标准为WS/T 107的第2部分。

二、对标准内容的理解和认识

（一）方法的原理

样品溶液经四甲基氢氧化铵处理后，通过雾化由载气（氩气）送入电感耦合等离子体炬焰中，经过蒸发、解离、原子化、电离等过程，大部分转化为带正电荷的正离子，经离子采集系统进入质谱仪，质谱仪根据其质荷比进行分离并由检测器进行检测，离子计数率与样品中待测物的含量成正比，通过标准加入法消除基体效应，实现样品中碘含量的定量分析。

（二）试验条件优化及结果讨论

1. 介质选择

为了增加元素的稳定性，进行元素分析时一般选用酸性介质，但试验表明，测定碘元素时采用碱性介质稳定性更好，通过试验考察了氢氧化钠（NaOH）、氢氧化钾（KOH）、氨水、四甲基氢氧化铵（TMAH）等。NaOH 和 KOH 由于含有较多的金属离子，容易沉积在采样锥锥口，形成盐效应，影响测定灵敏度；氨水易挥发，有强烈的刺激性气味；TMAH 是一种中强碱，比较稳定。综合考虑，最终选用 TMAH 为测定碘元素时的介质，与基质匹配，碘标准溶液也采用 TMAH 配制。

2. 干扰及消除

对于电感耦合等离子体质谱（ICP-MS）法而言，干扰一般分为质谱干扰和非质谱干扰。质谱干扰主要有同量异位素、多原子、双电荷离子等，^{127}I 不存在同量异位素，本试验采用最优化仪器条件消除多原子、双电荷离子干扰。采用调谐液调谐仪器参数，当各项指标达到调谐指标要求时，确定各仪器参数。

非质谱干扰主要源于样品基体，克服基体干扰效应最有效的方法是稀释样品法、内标法正、标准加入法和基体消除法等。由于尿液样品基质较复杂，含有大量的氯（Cl）、钠（Na）、钾（K）、钙（Ca）、磷（P）等离子，采用基质匹配、标准加入法与内标法校正干扰。试验表明，对于低含量样品，仅采用内标法也能满足试验要求，但考虑到尿液样品中碘含量范围较大，采用基质匹配，标准加入法结合内标法更适合尿中碘含量测定。试验结果见表 2-10。

表 2-10　不同方法测定冻干人尿参考物质结果对比（n=3）

标准物质名称及碘含量	外标法	内标法	标准加入法 + 内标法
GBW09108i［(72.8 ± 9) μg/L］	49.9 μg/L、51.8 μg/L、49.5 μg/L	78.5 μg/L、71.5 μg/L、76.1 μg/L	76.2 μg/L、69.9 μg/L、79.9 μg/L
GBW09109e［(175 ± 10) μg/L］	121.8 μg/L、118.4 μg/L、119.9 μg/L	188.3 μg/L、186.1 μg/L、189.8 μg/L	172.3 μg/L、175.6 μg/L、175.3 μg/L
GBW09110k［(212 ± 10) μg/L］	162.7 μg/L、152.1 μg/L、139.8 μg/L	229.8 μg/L、222.8 μg/L、223.6 μg/L	205 μg/L、211.2 μg/L、212.2 μg/L

根据内标元素的选择原则，一般选择质核比接近待测元素的元素作内标元素。测定碘时，文献报道选用铟（In）、钇（Y）、锑（Sb）、碲（Te）做内标。碘元素的质核比为 127，铟的质核比为 115，碲的质核比为 128、130，铼的质核比为 185、187。本项目组试验了常用的内标元素，分别选用铟（^{115}In）、碲（^{128}Te、^{130}Te）、铼（^{185}Re、^{187}Re）作为内标元素进行条件试验。结果表明，选用碲作内标时，测定结果稳定、重现性好，因此选择用碲（^{128}Te）作为内标元素。

用内标法校正，可监测和校正信号的短期和长期漂移，基质匹配、标准加入法可校正样品的基体影响，保证测量的准确性，因此采用标准加入法和内标校正法进行尿液中碘元素的测定。

本试验通过优化试验条件、基质匹配、标准加入法和内标校正等方法校准可能存在的干扰，在选定的试验条件下，尿样中存在的其他元素及物质不干扰碘的测定。

3. 标准曲线线性范围

采用碘含量小于 70 μg/L 的基质尿液、1% 四甲基氢氧化铵和 0.02% 曲酮混合溶液配制一系列的碘标准溶液，浓度分别为 0.0 μg/L、1.0 μg/L、5.0 μg/L、10.0 μg/L、20.0 μg/L、60.0 μg/L、100.0 μg/L、200.0 μg/L，以碘元素的质量浓度为横坐标，碘元素与对应内标信号的比值为纵坐标绘制标准加入法校准曲线，线性方程为 $y=ax+b+B\mathrm{Kg}$，相关系数（r）均优于 0.999 0，计算出本底浓度。将碘元素的质量浓度分别加上本底浓度作为横坐标，碘元素与对应内标信号的比值为纵坐标绘制外标法标准曲线或者利用工作站软件将标准加入法曲线转换为外标法标准曲线，方程为: $y=ax-b$，相关系数（r）均优于 0.999 0。根据实际样品溶液中碘的浓度，选择 0.0 μg/L、1.0 μg/L、5.0 μg/L、10.0 μg/L、15.0 μg/L、30.0 μg/L、60.0 μg/L 为方法工作曲线，结果见表 2-11。

表 2-11　方法线性范围及检出限

测定单位	内标	线性范围 μg/L	线性方程	相关系数（r）	本底尿液浓度 μg/L	检出限 μg/L
北京市疾病预防控制中心	^{128}Te	0 ~ 200	y=0.026 47x−0.000 113 4	0.999 9	68.0	0.33
福建省疾病预防控制中心	^{128}Te	0 ~ 60.0	y=0.087 01x+0.000 152 0	0.999 8	60.2	0.24
北京大学医学部	^{128}Te	0 ~ 100	y=0.015 33x+0.000 042 07	1.000	53.9	0.44
山东省疾病预防控制中心	^{128}Te	0 ~ 200	y=138 0x−839 0	0.999 5	69.6	0.017
深圳市疾病预防控制中心	^{185}Re	0.1 ~ 100	y=0.002 7x+0.000 050 37	1.000	—	0.13
北京市石景山区疾病预防控制中心	^{128}Te	0 ~ 200	y=0.026 47x−0.000 006 257	0.999 9	47.7	0.3

4. 方法检出限

选浓度小于 70 μg/L 的未知尿液为空白，重复测定 11 次，其 3 倍的标准偏差（δ）所对应的浓度为检出限，即检出限（μg/L）= 3δ。结果见表 2-11，方法检出限约为 0.4 μg/L，定量下限（3 倍的检出限）为 1.2 μg/L。因此，本方法可定量的浓度范围为 0 μg/L ~ 1 000 μg/L。

5. 方法重现性

以精密度考察方法的重现性，选择不同地区、不同人员的尿样品，进行精密度试验，6 个实验室测定碘含量为 0 μg/L ~ 500 μg/L 的尿样 6 次 ~ 8 次。测定结果表明，对于不同地区、不同人员的尿样品，相对标准偏差 RSD（%）均小于 5.0%。

6. 方法准确性

采用加标回收试验和标准物质测定考察方法的准确性，选择不同地区、不同人员的尿样，

6 个实验室对含碘含量为 25 μg/L ~ 420 μg/L 的尿样进行三个浓度水平的加标回收试验。结果表明，对于不同人员、不同浓度的加标回收率均在 83.3% ~ 116.5%；采用此方法测定国家碘缺乏病参照实验室研制的尿中碘成分分析标准物质，6 个实验室对碘含量为 68.2 μg/L ~ 221 μg/L 的尿中碘成分分析标准物质进行测定，测定值在标准值范围内。

7. 实际样品测定

采用此方法测定不同地区（北京、深圳、山东、福建）人员尿中碘含量，尿中碘含量在 32.6 μg/L ~ 963.5 μg/L。

（三）结论

方法研制单位及验证单位对方法的线性范围、检出限、方法重现性、方法准确性进行试验。试验结果为：方法线性范围 0 μg/L ~ 200 μg/L，相关系数（r）优于 0.999 0，方法检出限 0.4 μg/L，以精密度考察方法重现性，相对标准偏差 RSD（%）均小于 5%。以加标回收和标准参考物质验证方法准确性，加标回收率在 80.0% ~ 120.0%，测定国家碘缺乏病参照实验室研制的尿中碘成分分析标准物质，测定结果在标准值范围内，此方法可以直接测定碘含量为 0 μg/L ~ 1 000 μg/L 的尿样。试验表明，方法操作简便，灵敏度高，线性范围宽，便于推广，适用于尿中碘含量的测定。

三、在标准制修订过程中达成的共识和讨论的焦点问题

征求意见阶段：本标准向全国从事碘缺乏病中碘测定有关专家、相关领导及省级 CDC 专业骨干发出征求意见稿共计 20 份，其中 15 位专家回复了书面意见，共提出修改意见 102 条，其中采纳 86 条，部分采纳 6 条，未采纳 9 条。

预审阶段：地方病标准专业委员会专家审查意见 15 份，共提出修改意见 22 条，采纳 21 条，未采纳 1 条，

会审阶段：收到会审专家审查意见 18 份；共提出修改意见 24 条，采纳 17 条，未采纳 7 条。

在标准方法研制与征求意见过程中，未见重大分歧，具体意见均达成共识，已经改进完善。

四、标准制修订的内容、原因和依据

以往我国尿中碘含量的检测主要采用“尿中碘的砷铈催化分光光度法”测定，此方法检出限为 3 ng/mL，要用到三氧化二砷试剂。三氧化二砷属剧毒管制试剂，一方面管理严格，另一方面对环境、检测人员带来一定的危害，给检测工作及实验室安全带来诸多不便。电感耦合等离子体质谱技术具有快速、灵敏、线性范围宽等优点，是目前测定痕量元素最优的方法，已广泛应用在环境、食品、卫生、地质、半导体等领域。采用电感耦合等离子体质谱法测定尿中碘，检出限可达 0.4 ng/mL，可以提高尿中碘的检测水平，方法简便快捷、避免使用剧毒试剂，为环境保护和职业人员健康提供保障。

五、与国际同类标准的异同

与美国CDC采用的电感耦合等离子体质谱技术［Inductively Coupled Plasma Dynamic Reaction Cell Mass Spectrometry（ICP-DRC-MS），ITU007B］测定尿中碘含量方法原理相同、试剂相似，只是本方法检出限更低，线性范围更宽，试剂用量更少，操作更简便。如美国方法没有给出具体的检出限，碘测定范围为41 μg/L ~ 803 μg/L，检出限估算为4 μg/L；本方法碘测定范围为4 μg/L ~ 1 200 μg/L, 检出限为0.4 μg/L；美国方法稀释剂配制比较复杂，稀释剂为（1% TMAH+0.02% Trixon X-100+25 μg/L Te+ 5% C_2H_5OH+500 μg/L Au+ 0.5 g/L EDTA），本方法稀释剂为（1%TMAH+0.02%Trixon X-100）；美国方法配制碘标准溶液时，需加入氨基磺酸稳定剂，且加入内标元素，内标为离线加入；本方法采用1%TMAH配制碘标准溶液，内标为在线加入，操作简单。美国方法对仪器要求较高，需具备动态反应池，本标准采用一般的ICP-MS即可。

六、采用国际其他标准的情况

未采用国际其他标准。

七、标准发布的意义

以往我国主要采用WS/T 107—2006《尿中碘的砷铈催化分光光度测定方法》测定尿中碘的含量，方法中要使用剧毒试剂三氧化二砷，易污染环境并给检测工作及实验室安全带来诸多不便，而采用电感耦合等离子体质谱技术测定尿中碘含量，灵敏度高、方法简便快捷、避免使用剧毒试剂，为环境保护和职业人员健康提供了保障。

采用电感耦合等离子体质谱法测定尿中碘，可以提高尿中碘的检测水平，与国际上最先进的检测技术接轨，为预防碘缺乏病和高碘性甲状腺等相关疾病提供尿中碘含量快速灵敏的检验方法。

本方法采用国际先进的电感耦合等离子体质谱技术，绿色环保，与国际接轨，为我国监测数据得到国际认可奠定了基础。

八、标准在使用中和宣贯上的想法、意见和应注意的问题

电感耦合等离子体质谱技术具有快速、灵敏、线性范围宽等优点，是目前测定痕量元素最好的方法，同时对技术人员的技术水平有一定的要求，应培训后上岗。

（1）技术人员应参加电感耦合等离子体质谱技术及应用的培训，掌握电感耦合等离子体质谱技术的原理、结构、操作等基本知识。

（2）应学习标准加入法相关知识。一般电感耦合等离子体质谱技术应用多采用外标法，而由于尿中碘含量检测时样品量较大，尿样的基质较复杂，为了节约时间，本标准中尿样品未进行酸消解，采用标准加入法去除基体效应。

（3）电感耦合等离子体质谱法属于灵敏度高的痕量分析方法。 分析中使用的各种试剂耗材（不同种类、不同厂家、不同批次）均需要进行试剂验收，只有验收合格的试剂耗材才能用于试验。

（4）试验前需采用外标法进行粗筛寻找碘含量低于 70 μg/L 的澄清尿样品作为本底尿样进行基体匹配。

（5）在样品测定过程中，需进行质量控制，建议采用平行样和有证标准物质进行质控。

（6）召开标准宣贯会议，对标准方法进行培训，对重点内容、关键控制点进行讲解，便于检测人员更好地理解、使用标准方法。

（7）建议在有条件和能力的实验室推行本标准方法，为检测人员提供准确可靠、绿色环保、简便快捷的标准方法，以便更好地监测尿中碘的含量，为保障人民健康提供技术支持。

（8）本标准是现行行业标准方法《尿中碘的测定　第 1 部分：砷铈催化分光光度法》的重要补充，为不同层次的实验室提供准确可靠、便捷环保的检测技术，有效地监测尿中碘的含量，保障人民健康。

（刘丽萍）

第八节　WS/T 211—2015《地方性砷中毒诊断》解读

一、标准制修订的背景

地方性砷中毒又称地砷病，是一种生物地球化学性疾病。是居住在特定地理环境条件下的居民，长期通过饮水、空气或食物摄入过量的无机砷而引起的以皮肤色素脱失和（或）过度沉着、掌跖角化为主要特征的全身性慢性中毒。地方性砷中毒在全世界广泛流行，已成为世界范围内严重威胁人类健康的一种公害病。我国是地方性砷中毒流行比较严重的国家之一，自 1980 年开始，相继在我国新疆、内蒙古、贵州、山西等省、自治区发现面积较大的病区。据中国疾病预防控制中心的相关资料报道，目前我国暴露在饮用水砷浓度≥ 0.05 mg/L 的人口为 560 万人，暴露在饮用水砷浓度≥ 0.01 mg/L 的人口为 1 466 万人，这还不包括由于燃煤污染造成的燃煤型地方性砷中毒人口。地方性砷中毒疾病不仅对病区居民身体健康造成严重的危害，还对病区经济发展产生不良的影响，致使许多家庭因病致贫、因病返贫。1992 年，卫生部将此病列为重点防治地方病之一，我国学者在多年对地方性砷中毒认识和实践的基础上，于 1993 年形成并制定《地方性砷中毒病区划分和临床诊断暂行规定》，于 2001 年 11 月发布中华人民共和国卫生行业标准 WS/T 211—2001《地方性砷中毒诊断标准》，并于 2002 年 5 月正式实施。

WS/T 211—2001 的发布实施，适应了当时我国地方性砷中毒调查研究和防治工作的实际需要，为弄清我国地方性砷中毒的分布、范围和流行程度以及临床分型等工作提供了切实的依据。但在实际应用过程中，由于各地区诊断水平、经验及环境等因素的差异而存在误诊和分级混淆等问题；同时，随着研究的进展和病区实践的深入，发现掌跖皮肤角化、皮肤色素沉着和脱失等砷性皮肤改变的诊断过程中存在一些实际问题，从而影响了具体诊断工作的更好落实；此外，与砷暴露和砷中毒诊断相关的其他标准已相继制定、发布和实施。鉴于以上问题，

2011 年由卫生部提出，经国家卫生标准委员会地方病标准专业委员会工作会议同意立项，修订 WS/T 211—2001，并委托中国医科大学公共卫生学院孙贵范教授主持，中国疾病预防控制中心地方病控制中心和内蒙古自治区地方病防治研究中心协作完成。

二、对标准内容的理解和认识

本标准编制过程严格按照标准修订委托书的要求，专门成立标准修订小组收集查阅相关资料，并多次深入新疆、内蒙古和山西等地的地方性砷中毒病区进行现场调查、拍照、对比和论证，实地查看了大量砷中毒患者的临床表现。

尤其应当值得注意的问题是，在对多地区的地方性砷中毒监测过程中以及多年的实践工作经验发现，居民长期暴露于无机砷后，砷中毒病人的皮肤三联征（掌跖角化、皮肤色素沉着和皮肤脱色斑点）是地方性砷中毒的典型皮肤表现。但是也应该注意到，并不是每个砷中毒病人中，三者都同时出现，特别是轻度病人，所以要注意仔细观察。

此外，还需注意多种易造成误诊的常见原因，如正常人掌跖部皮肤可有少许米粒大的不典型角化物，不能视为砷中毒病变；只有检查出较多明显丘疹状角化才能确认为砷性角化物；砷中毒中，色素沉着呈弥漫性时较特异，而病程较长者的棕色点状色素沉着易与着色性干皮病、色斑等相混；砷中毒的皮肤色素脱失斑点周边模糊，要与特发性点状白斑周边清晰相区分。除此之外，常见的鸡眼、掌跖角化症、老年性色素沉着/脱失斑、疣、花斑癣以及一些特发性点状脱色斑等常常影响对非典型病例的诊断，实际工作时应仔细辨别。

三、在标准制修订过程中达成的共识和讨论的焦点问题

本标准在制定过程中向各标准使用单位、科研教育单位、行业协会、专家个人以及卫生行政等相关部门广泛征求意见，并最终整理修订。在本标准的整个制修订过程中，各标准起草人及征求意见的专家无重大意见分歧。

四、标准制修订的内容、原因和依据

本标准重新修订了 WS/T 211—2001 的适用范围、地方性砷中毒的定义，尤其明确描述了地方性砷中毒诊断基本指标中的皮肤角化和色素脱失，以及皮肤病变分级标准。本标准删除了原诊断参考指标中关于周围神经损伤的相关描述。此外，本标准还增加了地方性砷中毒的相关鉴别诊断，以增加实践工作的可操作性。

五、与国际同类标准的异同

目前，国际上没有“地方性砷中毒诊断”的标准。

六、采用国际其他标准的情况

未采用国际其他标准。

七、标准发布的意义

本标准的修订结合我国不同砷中毒病区学者的相关研究成果，同时参考国际上很多国家和地区的相关工作实践，完善了我国现有的地方性砷中毒的诊断标准，更适合我国地方性砷中毒调查研究和防治的实际需要，有利于实际工作中减少误诊和分级混淆。此外，本标准还将为准确评估我国地方性砷中毒的发病规模和病情严重程度、评价广大病区居民的身体健康和生活质量，并进一步预测慢性地方性砷中毒可能具有的远期致癌效应及其强度和趋势等提供科学、准确的诊断依据。

八、标准在使用中和宣贯上的想法、意见和应注意的问题

（1）本标准重点是依据高砷暴露者的皮肤改变进行砷中毒诊断。皮肤三联征（掌跖角化、皮肤色素沉着和皮肤脱色斑点）是地方性砷中毒的典型皮肤表现，诊断并不困难，但要注意轻度病人三联征不明显，可能只突出某一种症状，这时，需要和其他类似的皮肤病变进行鉴别，尤其注意和老年性色素沉着及脱色斑相鉴别。

（2）应组织我国地方病防治领域相关专家和各省区多年现场工作人员培训，以减少实际应用过程中由于各地区诊断水平、经验及环境等因素的差异而存在的误诊和分级混淆等问题，从而适应我国地方性砷中毒调查研究和防治的实际需要；使用中应参考和借鉴相关的多媒体影像学资料，如联合国儿童基金会（UNICEF）资助出版的《中国地方性砷中毒临床诊断手册和图谱》（中英文双语版）等。

（孙贵范、李冰）

第九节　WS/T 474—2015《尿中砷的测定　氢化物发生原子荧光法》解读

一、标准制修订的背景

我国是饮水型地方性砷中毒危害严重的国家之一。1992 年，卫生部正式将地方性砷中毒纳入国家地方病防治管理。近年来，我国已把防控地方性砷中毒作为防治地方病工作的重点。尿砷是一种较理想的反映近期砷暴露的生物学标志，在评价砷暴露者中毒程度的指标中，尿砷水平一直受到国内外广大研究者的重视。在实际应用过程中，采用分光光度法测定尿中的砷，灵敏度低、取样量大、操作繁琐；采用氢化物发生－火焰原子吸收光谱法测定尿中的砷，取样量大、操作繁琐；与前两种方法相比，氢化物发生原子荧光法具有更高的灵敏度、重现性和回收率，取样量少、操作简便，更适合尿中痕量砷的测定。针对这种情况，迫切要求及时制定出新标准来为地方性砷中毒防治提供新的、高灵敏度的技术检测规范，为地方性砷中毒防治研究提

供可靠的防治与监测依据，以提高流行病学调查和临床诊断的质量。

鉴于以上问题，2010 年由卫生部提出，经国家卫生标准委员会地方病标准专业委员会工作会议同意立项，制定本标准，并委托中国医科大学公共卫生学院孙贵范教授主持，中国疾病预防控制中心地方病控制中心地氟病防治研究所和内蒙古自治区地方病防治研究中心协作完成。起草小组严格按照标准制定委托书的要求，在标准的制定过程中查阅了大量砷的测定方法和尿样品处理方法的研究文献，比较分析了不同测定方法对测定结果的影响，注重分析了国内应用本标准方法的情况。并经中国疾病预防控制中心地方病控制中心氟砷检测中心、北京吉天仪器有限公司实验室验证，总结提出了标准征求意见稿。

二、对标准内容的理解和认识

在标准的制定过程中，分析了影响氢化物发生原子荧光仪的条件，包括：（1）盐酸浓度、硼氢化钾浓度对砷荧光强度的影响；（2）原子化器高度的影响；（3）光电管负高压的选择；（4）灯电流的选择；（5）载气流量的选择；（6）屏蔽气流量的选择。最终确定仪器工作的最佳状态。

在本标准方法选定的最佳仪器条件下测定砷标准系列，线性范围为 0 μg ~ 0.4 μg，相关系数为 0.999 8，回归方程为：y=4 471.48x+3 519.59；同时测得砷的检出限为 0.50 ng。

按试验方法，在最佳试验条件下，以上述同样方法进行加标回收率试验，分别添加 3 个水平（10.0 ng/L、25.0 ng/L、60.0 ng/L），进行测定，每个水平进行 6 次试验，回收率范围为 95.6% ~ 108.6%，相对标准偏差均小于 5.0%，结果表明，此方法满足定量分析要求。

本检验方法经 2 个单位验证，验证了 3 个不同添加水平（10.0 μg/L、25.0 μg/L、60.0 μg/L）的尿样品加标回收率和精密度值，结果显示，2 个实验室测得砷的回收率范围在 93.8% ~ 111.0% 之间，精密度 RSD 在 2.5% ~ 4.9% 之间。表明本标准确实有利于实际工作的开展，可操作性强。

三、在标准制修订过程中达成的共识和讨论的焦点问题

在本标准的整个制定过程中，各标准制定人及征求意见专家的各项意见基本一致，未有重大意见分歧。

四、标准制修订的内容、原因和依据

（一）砷测定方法概述

1. 试剂盒法

即砷斑法，又称速测法、KIT 法或 Gutzeit 氏法。该法属半定量法，适用于水砷（总砷）的粗略含量测定。对经典银盐法、石墨炉原子吸收法和试剂盒法测水砷的可靠性进行了对比分析。比较了快速试剂盒法和原子荧光法测定地方性砷中毒病区饮水中砷含量的可靠性和应用价值。

2. 分光光度法

主要是银盐法（二乙氨基二硫代甲酸银），简称DDCAg法或AgDDC光度法。将尿液用硫酸、硝酸和高氯酸消化后应用DDCAg法在520 nm测定。虽然银盐法为测定砷的标准方法，但是其灵敏度较低、分析周期长，且所用试剂有毒，故又进行了改进，即新银盐法。新银盐法与DDCAg法相比具有操作简单、安全无毒、取样量少、检出限低等特点。

3. 原子吸收法（AAS或FAAS）

20世纪80年代初，AAS作为检测器与HPLC联机用于砷的检测，但是始终无法克服AAS的低敏感度和很高的背景干扰。因此，氢化物发生（HG）系统被用于与AAS的连接，可以提高检测的敏感度和有效降低干扰。有学者将石墨炉（GF）引入AAS系统，构成HPLC-GF-AAS，以提高砷测定的敏感度。1996年和2001年，美国环境保护署（EPA）提出了四种毒性较高的砷化合物形态分析方法，采用的是氢化物发生-冷阱捕集-原子吸收法。2001年，提出了通过调整反应液的pH值来实现不同价态和形态砷测定的技术，建立了pH值-氢化物发生-冷阱捕集-原子吸收法。此方法适用于水、尿、培养基和细胞裂解液中各种砷化合物的测定。2004年，又对此法进行了改良，并进一步降低了各种砷化合物的检出限。由于样品不需要前处理，且分析时间短，分析的砷化合物种类多，pH值-氢化物发生-冷阱捕食-原子吸收法在大规模的生物样品测定中发挥重要作用。但这种方法因仪器设备昂贵，在国内只有少数实验室装备。

4. 原子荧光法（AFS）

1974年，氢化物发生进样技术与无色散原子荧光光谱分析技术相结合，首次实现了氢化物发生-无色散原子荧光光谱（HG-AFS）分析，并应用于砷的测定。对HG-AAS和HG-AFS作了较全面的比较评价，由于HG-AFS光学系统属于无色散系统，可以同时测量几条荧光谱线，从而降低了检出限；线性测量范围可达到3个数量级，表现出明显的优势。加上仪器设备已国产化，价格较便宜，目前国内使用比较普及。

5. 电感耦合等离子体光谱法（ICP）

自从1983年第一台电感耦合等离子体质谱仪（ICP-MS）问世以来，其相关技术得到迅速发展，目前正被广泛应用于环境、食品、中药、半导体、生物材料等方面痕量元素的检测。其具有检出限低、精密度高、线性范围宽、多元素同时测定等优点，是目前公认的最有效的砷检测方法。采用ICP-MS测定饮用水及水源水中31种元素，其中水砷的检出限为0.08 μg/L。利用ICP-MS和ICP-AES分析贫困山区患有不明原因疾病学生头发中的微量元素，其中砷的检出量为0.379 mg/kg。应用离子交换HPLC在线连接ICP-MS成功检测染砷小鼠体液（血浆、胆汁、尿）中的8种砷化合物。电感耦合等离子体-发射光谱法（ICP-AES）与ICP-MS法一样，均可进行多元素同时分析，具有快速、准确等特点。已利用ICP-AES测定新疆奎屯氟砷中毒患者尿中的14种元素的含量。

6. 其他方法

电化学法也是一类砷化合物分析方法，如示波极谱法、阳极溶出伏安法（ASV）、阴极溶出伏安法（CSV）等。

电喷射 -（串联）质谱法（ES-MS）通常被用于有机砷化合物的测定，可以提供化合物的分子结构信息。还有中子活化法（NAA）测定砷中毒病区环境的水砷。

（二）试验部分

1. 仪器

（1）原子荧光光度计（AFS-820）；
（2）氢化物发生系统；
（3）高性能砷空心阴极灯；
（4）KDM 型可控温电热板；
（5）分析天平 BT 224S。

2. 试剂

除另有规定外，所用试剂均为优级纯，纯水为符合 GB/T 6682—2008《分析实验室用水规格和试验方法》规定的二级水。试验所用器皿包括锥形烧瓶、容量瓶等，均用 15% 硝酸浸泡 24 h，用纯水淋洗干净，晾干备用。

（1）硝酸，ρ_{20}=1.42 g/mL；
（2）硫酸，ρ_{20}=1.84 g/mL；
（3）高氯酸，ρ_{20}=1.75 g/mL；
（4）盐酸，ρ_{20}=1.19 g/mL；
（5）氢氧化钾（KOH）；
（6）硼氢化钾（KBH_4）；
（7）氢氧化钠（NaOH）；
（8）硫脲（CH_4N_2S）；
（9）抗坏血酸（$C_6H_8O_6$）；
（10）三氧化二砷（As_2O_3）。

3. 溶液的配制

（1）标准应用液的配制：称取经 105 ℃干燥 2 h 的三氧化二砷 0.132 0 g，加入 10 mL 氢氧化钠溶液使之溶解，加 5 mL 盐酸，转入 1 000 mL 容量瓶中，用纯水定容至刻度，混匀。此溶液为 100.0 μg/mL 标准储备液，置于冰箱内保存。临用前，用此溶液（或用国家认可的砷标准溶液）逐级稀释成 1.00 μg /mL 砷标准应用液。

注：需特别注意分析方法所用的砷，在溶液转移和处置中要特别小心，整个操作应在良好的通风环境中进行，并严防入口。

（2）混合酸：硝酸 + 硫酸 + 高氯酸 =3+1+1。

（3）预还原剂溶液：称取 12.5 g 硫脲，溶于约 80 mL 纯水中，加热溶解，冷却后加入 12.5 g 抗坏血酸，溶解后，加纯水到 100 mL；贮存于棕色瓶中，可保存一个月。

（4）氢氧化钾溶液：称取 5 g 氢氧化钾溶解后，加纯水至 1 000 mL。

（5）硼氢化钾溶液：称取 15 g 硼氢化钾，溶解于 1 000 mL 上述氢氧化钾溶液中。

（6）盐酸溶液：取 7 mL 盐酸，加纯水至 100 mL。

（7）氢氧化钠溶液：称取 40 g 氢氧化钠溶解后，加纯水至 1 000 mL。

4. 标准曲线的绘制

取 6 个锥形烧瓶，按表 2–12 配制标准管。

表 2–12 尿砷标准管的配制

管号	0	1	2	3	4	5
砷标准应用液 /mL	0	0.05	0.10	0.20	0.30	0.40
正常人混合尿 /mL	5.0	5.0	5.0	5.0	5.0	5.0
砷的含量 /μg	0	0.05	0.10	0.20	0.30	0.40

按“样品处理”步骤处理，然后再按“样品测定”条进行测定。参照仪器操作条件，将原子荧光光度计调节至最佳测定条件，分别测定标准系列，每个浓度重复测定 3 次，以加入标准的砷含量为横坐标，测得的峰高值减去零号管的峰高值后作为纵坐标，绘制标准曲线。

5. 样品处理

将尿样混匀，取 5 mL 于锥形烧瓶中，加入 15 mL 混合酸，置电热板上，在较低温度下加热消化至冒白烟、溶液无色透明为止，不得蒸干。冷却后，用纯水溶解，定量转移至 25 mL 容量瓶中，加纯水到刻度，混匀。取出 10 mL 于另一具塞刻度试管中，加入 2.0 mL 预还原剂溶液，混匀，供测定。若样品溶液待测物的浓度超过测定范围，可用纯水稀释后测定，计算时乘以稀释倍数。

6. 原子荧光仪器条件

原子荧光仪器条件见表 2–13。

表 2–13 原子荧光仪器的工作参数

项目	推荐参数	项目	推荐参数
KBH_4（质量浓度）	1.5%	HCl（体积分数）	7%
原子化器温度 /℃	1 000	原子化器高度 /mm	7
负高压 /V	270	灯电流 /mA	50
载气流量 /（mL/min）	300	屏蔽气流量 /（mL/min）	600

7. 样品测定

用测定标准系列的操作条件测定样品和空白对照溶液。测得的样品荧光强度减去空白对照荧光强度值后，由标准曲线得出砷含量。在测定前后，以及每测定 10 个样品后，测定一次质控样品。

（三）结果与讨论

1. 氢化物发生原子荧光法条件的选择

（1）盐酸浓度对砷荧光强度的影响。

氢化物发生反应要求有适宜的酸度，试验研究了 HCl 浓度在 5% ~ 20%（体积分数）范围内，砷的荧光强度值变化不大，结果见图 2-3。本法选择 7%（体积分数）为测定的盐酸浓度。

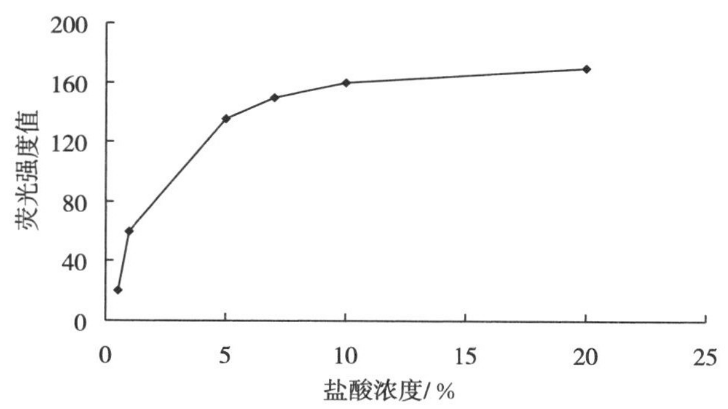

图 2-3　盐酸浓度对砷荧光强度的影响

（2）硼氢化钾浓度对砷荧光强度的影响。

硼氢化钾是体系中氢化物发生的还原剂，对方法的灵敏度、准确度及稳定性有较大的影响。当盐酸浓度为 7%（体积分数）时，分析硼氢化钾浓度对砷荧光强度的影响，结果见图 2-4。由图 2-4 可知，砷在硼氢化钾浓度低于 0.5% 时基本没有荧光信号产生，在硼氢化钾浓度达到 1.0% 时荧光强度值增加较明显；随着硼氢化钾浓度的增加，其荧光强度值也增大，在 1.5% ~ 3% 范围内趋于平稳。因此，本法选择硼氢化钾的浓度为 1.5%（质量浓度）。

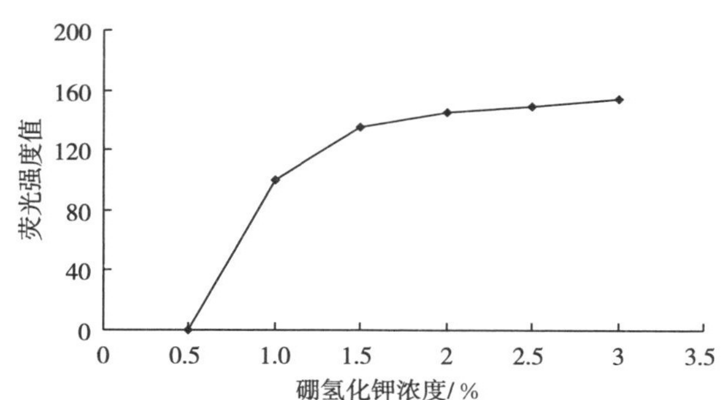

图 2-4　硼氢化钾浓度对砷荧光强度的影响

（3）原子化器高度的影响。

原子化器高度（即火焰观察高度）是原子化器最高端距透镜中心水平面的垂直距离。原子化器的高度与试样的原子化效率有关，从图 2-5 可知，原子化器高度为 7 mm 时，同种溶液砷的荧光强度较强，故选择原子化器高度为 7 mm。

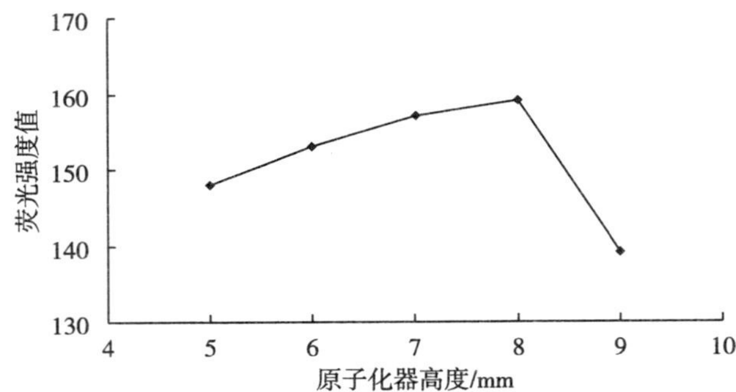

图 2-5　原子化器高度对砷荧光强度的影响

（4）光电管负高压的选择。

使用砷标准应用液在负高压为 230 V ~ 310 V 之间测定荧光值，结果如图 2-6，随着光电管负高压的增大，荧光值显著升高。但当光电管负高压增加时，信号和噪声水平同时增加。因此，当灵敏度满足要求时，应尽可能采用较低的负高压，故本试验选择负高压为 270 V。

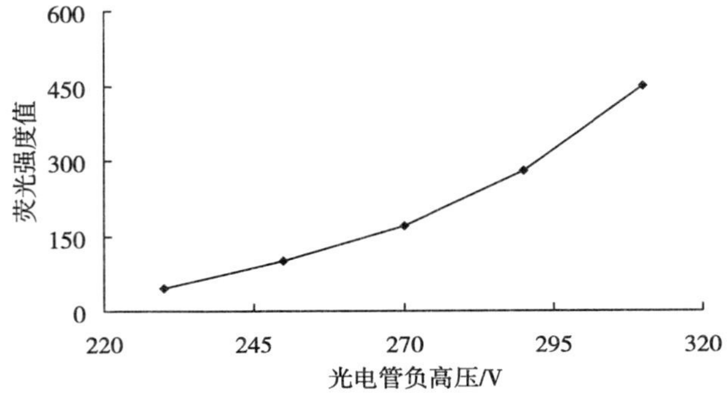

图 2-6　光电倍增管负高压对砷荧光强度的影响

（5）灯电流的选择。

使用砷标准应用液在灯电流为 30 mA ~ 60 mA 测定荧光值，结果如图 2-7，灯电流对砷的荧光强度值有明显的影响，但灯电流过高会影响灯的使用寿命。试验表明，在灯电流为 50 mA 时，灵敏度和重复性均较好。

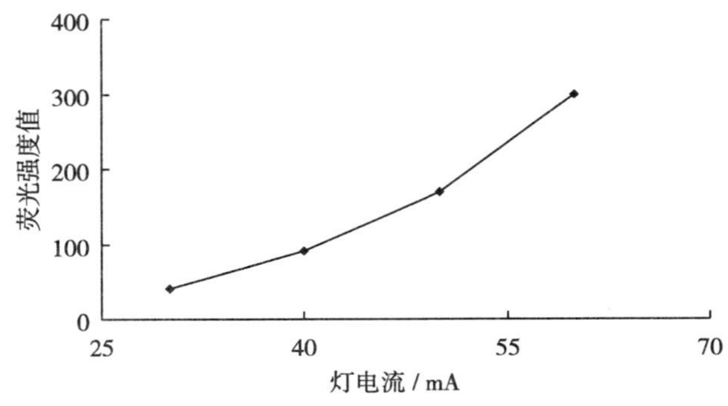

图 2-7　灯电流对砷荧光强度的影响

（6）载气流量的选择。

固定其他条件，载气流量从 200 mL/min ~ 500 mL/min 测定荧光值，结果如图 2-8，载气流量过低难以迅速将砷蒸气带出；载气流量越大，砷对应的气态氢化物被稀释的倍数越大，信号就越低。故本试验选择载气流量为 300 mL/min。

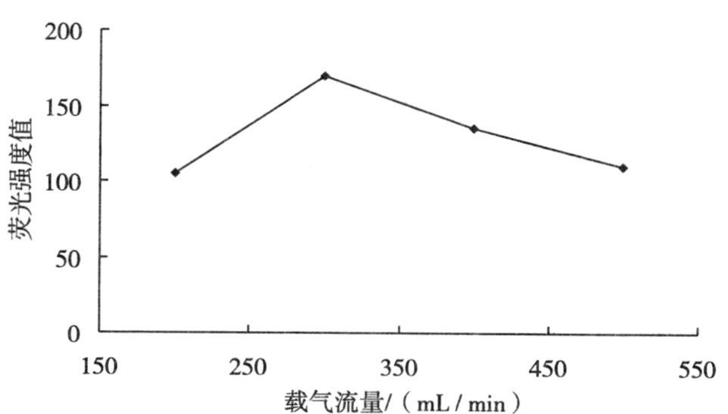

图 2-8 载气流量对砷荧光强度的影响

（7）屏蔽气流量的选择。

适当的屏蔽气可防止周围空气进入，以保证氩氢火焰的稳定。使用砷标准应用液在屏蔽气流量为 300 mL/min ~ 1 000 mL/min 时，测定荧光值，结果如图 2-9，选择屏蔽气流量为 600 mL/min。

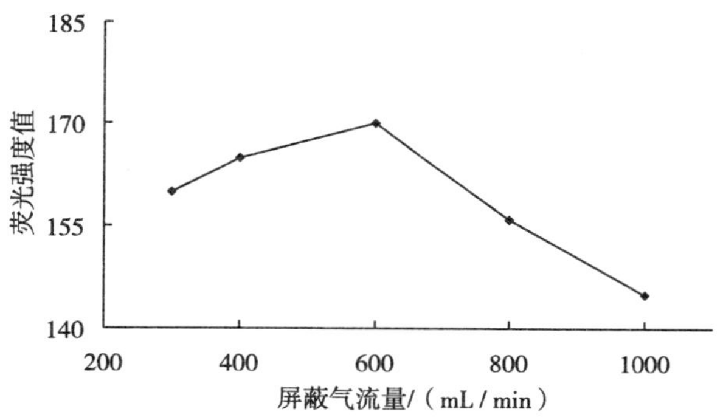

图 2-9 屏蔽气流量对砷荧光强度的影响

2. 标准曲线、线性范围及检出限

在本法选定的最佳仪器条件下测定砷标准系列，线性范围为 0.002 μg/mL ~ 0.016 μg/mL，相关系数为 0.999 8，回归方程为：y=4 471.48x+3 519.59；用仪器连续测量空白溶液 11 次，得到空白值的标准偏差，然后，再对在测量条件中输入的标准系列做工作曲线，根据斜率 $K=If/C$ 和检出限 $D=3\sigma/K$ 公式计算，得出砷的检出限为 0.50 μg/L。

3. 方法加标回收率和精密度

按试验方法，在最佳试验条件下，以上述同样方法进行加标回收率试验，分别添加 3 个水平（10.0 μg/L、25.0 μg/L、60.0 μg/L），进行测定，每个水平进行 6 次试验，回收率试验及精密度试验结果见表 2–14，回收率范围为 95.6% ~ 108.6%，相对标准偏差均小于 5.0%，结果表明，此方法满足定量分析要求。

表 2–14　本底值为 1.96 μg/L 时的加标回收率和精密度试验结果

不同水平	项目	序号						均值 /%	RSD/%
		1	2	3	4	5	6		
加标量为 10.0 μg/L	测定值 / μg/L	11.63	12.82	12.69	11.73	12.36	12.11		4.8
	回收率 /%	96.7	108.6	107.3	97.7	104.0	101.5	102.6	
加标量为 25.0 μg/L	测定值 / μg/L	25.86	28.56	26.94	27.61	28.01	26.16		3.9
	回收率 /%	95.6	106.4	99.9	102.6	104.2	96.8	100.9	
加标量为 60.0 μg/L	测定值 / μg/L	62.38	65.02	60.40	63.76	61.18	59.92		3.2
	回收率 /%	100.7	105.1	97.4	103.0	98.7	96.6	100.3	

4. 实验室间结果验证

本检验方法经 2 个单位验证，验证了 3 个不同添加水平（10.0 μg/L、25.0 μg/L、60.0 μg/L）的尿样品加标回收率和精密度值，结果汇总于表 2–15、表 2–16 和表 2–17。结果显示，2 个实验室检验结果测得砷的回收率范围在 93.8% ~ 111.0%，精密度 RSD 在 2.5% ~ 4.9%。

表 2–15　本底值为 1.90 μg/L 时的加标回收率和精密度试验验证结果

不同水平	项目	序号						均值 /%	RSD/%
		1	2	3	4	5	6		
加标量为 10.0 μg/L	测定值 / μg/L	11.42	12.06	12.82	11.83	12.29	12.90		4.7
	回收率 /%	95.2	101.6	109.2	99.3	103.9	110.0	103.2	
加标量为 25.0 μg/L	测定值 / μg/L	26.10	28.25	26.38	27.80	28.70	26.60		4.0
	回收率 /%	96.8	105.4	97.9	103.6	107.2	98.8	101.6	
加标量为 60.0 μg/L	测定值 / μg/L	61.06	63.76	59.86	63.58	59.92	59.26		3.2
	回收率 /%	98.6	103.1	96.6	102.8	96.7	95.6	98.9	

注：数据来源于中国疾病预防控制中心地方病控制中心氟砷检测中心。

表 2-16　本底值为 1.93 μg/L 时的加标回收率和精密度试验验证结果

不同水平	项目	序号						均值 /%	RSD/%
		1	2	3	4	5	6		
加标量为 10.0 μg/L	测定值 / μg/L	11.55	12.34	11.70	12.18	13.03	11.51		4.9
	回收率 /%	96.2	104.1	97.7	102.5	111.0	95.8	101.2	
加标量为 25.0 μg/L	测定值 / μg/L	25.88	27.28	26.23	27.33	28.48	26.53		3.5
	回收率 /%	95.8	101.4	97.2	101.6	106.2	98.4	100.1	
加标量为 60.0 μg/L	测定值 / μg/L	58.21	62.53	59.71	62.41	60.49	61.03		2.7
	回收率 /%	93.8	101.0	96.3	100.8	97.6	98.5	98.0	
注：数据来源于北京吉天仪器有限公司实验室。									

表 2-17　本底值为 1.94 μg/L 时的加标回收率和精密度试验验证结果

不同水平	项目	序号						均值 /%	RSD/%
		1	2	3	4	5	6		
加标量为 10.0 μg/L	测定值 / μg/L	11.42	11.76	11.95	11.40	11.99	12.05		2.9
	回收率 /%	94.8	98.2	100.1	94.6	100.5	101.1	98.2	
加标量为 25.0 μg/L	测定值 / μg/L	26.64	25.49	27.39	27.49	26.79	27.77		3.1
	回收率 /%	98.8	94.2	101.8	102.2	99.4	103.3	100.0	
加标量为 60.0 μg/L	测定值 / μg/L	60.68	61.82	59.48	62.9	63.44	60.2		2.5
	回收率 /%	97.9	99.8	95.9	101.6	102.5	97.1	99.1	
注：数据来源于内蒙古自治区地方病防治研究中心。									

五、与国际同类标准的异同

目前，国际组织及国外尚无有关“人尿中砷的测定　氢化物发生原子荧光光谱测定方法”的标准。

六、采用国际其他标准的情况

无相关标准供参考。

七、标准发布的意义

根据当前地方性砷中毒防治研究工作的实际需要，按照国家标准化工作的新要求，充分考虑我国各级地方病防治机构实验室的设备设施情况，参考国内外有关文献，经研究、改进和验证后制定本标准。本标准有利于实际工作的开展，可操作性强。

八、标准在使用中和宣贯上的想法、意见和应注意的问题

（1）本标准在使用过程中的重点和难点是：需要将仪器调至最佳工作状态，以保持样品测定过程中有较好的稳定性和灵敏度。即在样品测定之前需要考察盐酸浓度、硼氢化钾浓度、原子化器高度、光电管负高压、灯电流、载气流量以及屏蔽气流量等对砷荧光强度的影响。

（2）本标准在使用时应注意以下几点：① 除另有规定外，所用试剂均为优级纯；② 纯水为符合 GB/T 6682 规定的二级水；③ 试验所用器皿包括锥形烧瓶、容量瓶等均用 15% 硝酸浸泡 24 h 后，用纯水淋洗干净，晾干后使用；④ 分析过程中所用的砷标准溶液在转移和处置中要特别小心，整个操作应在良好的通风环境中进行，并严防入口。

（孙贵范、姜泓）

第十节　WS/T 572—2017《血清中碘的测定　砷铈催化分光光度法》解读

一、标准制修订的背景

随着社会的进步、经济发展，人们对健康的要求越来越高。近年来，甲状腺疾病的发生有上升趋势，人们对于自身碘营养更加关注。目前，碘营养评价从广泛意义上包括甲状腺肿大率、甲状腺功能（T3、T4、TSH、TG 等）、尿碘和血清碘。甲状腺肿大和甲状腺功能异常都属于远期指标，一般在缺碘几周到几个月的时间开始出现；尿碘属于即时指标，随着饮食碘摄入量的变化马上发生改变，但影响因素较多，作为临床上个体碘营养水平评价指标不稳定，目前多作为人群评价指标；血清碘属于近期指标，既能反映近期碘营养情况，又不会随着饮食碘摄入量的变化而立即发生改变，但是目前没有统一的测定方法的标准，仅有在研究工作中应用的方法报道，为了满足个体碘营养评价的需求，急需制定标准的血清碘的测定方法。鉴于以上问题，2015 年，由国家卫生和计划生育委员会提出，经国家卫生标准委员会地方病标准专业委员会工作会议同意立项，制定《血清中碘的测定　砷铈催化分光光度法》标准（项目编号 20150401），并委托中国疾病预防控制中心地方病控制中心申红梅教授主持该标准的制定。

二、对标准内容的理解和认识

（一）标准起草的经过

项目组按照国家标准化工作的要求，充分考虑我国医疗卫生体系实验室的设备设施，在检索、收集和查阅国内外血清中碘测定相关标准检测方法和文献资料的基础上，经研究、改进和验证后制定本标准。本标准研究试验方案的总体内容是依据 GBZ/T 210.5—2008《职业卫生标准制定指南　第 5 部分：生物材料中化学物质测定方法》、GB/T 20001.4—2015《标准编写规

则 第4部分：试验方法标准》中的要求来安排，方法经3个起草单位实验室研究，还经过1个国家级实验室、1个省级实验室和1个市级实验室验证，根据标准起草单位的方法研究测试报告和验证单位的验证报告，编制了标准的征求意见稿和编制说明，再经广泛征求意见后，提交出本标准。

（二）标准的主要技术内容解读

1. 关于适用范围

本标准方法是将血清样消化后，用砷铈催化分光光度法测定其中总的含碘量，故标准中对标准适用范围表述为："本标准规定了血清中碘的砷铈催化分光光度法测定方法。本标准适用于血清中总碘浓度的测定。"

2. 关于方法的依据原理

血清中碘的测定标准的原理与尿中碘的测定标准的原理相同，本质都是属于催化动力学光度分析法，即：采用高氯酸－氯酸钠溶液消化血清样品，利用碘对砷铈氧化还原反应的催化作用：$H_3AsO_3+2Ce^{4+}+H_2O \rightarrow H_3AsO_4+2Ce^{3+}+2H^+$。反应中黄色的$Ce^{4+}$被还原成无色的$Ce^{3+}$，碘含量越高，反应速度越快，所剩余的$Ce^{4+}$则越少；控制反应温度和时间，比色测定体系中剩余$Ce^{4+}$的吸光度值，求出碘含量。其中，前处理部分与尿碘有所不同。

3. 关于使用的仪器

目前，国内一般实验室中所具备的可见分光光度计测定波长范围为330 nm ~ 800（1 000）nm或紫外－可见分光光度计测定波长范围为190 nm ~ 1 000 nm，均能适用于此方法。

标准中使用玻璃试管为"15 mm × 100 mm或15 mm × 120 mm"，是由于血清样在130℃消化时，如玻璃试管长度过长，消解后样品有颜色，影响测定；如玻璃试管长度过短，消化时热蒸汽逸失较多。试管长度对试验结果的影响较大，所以选择长度适宜的试管。

为使样液消化过程受热一致，及消化时热蒸汽逸失量一致，要求恒温消解仪的孔间温差≤ 1℃。

如果室温不稳定而使用控温水浴，需使用控温精度可达 ± 0.3℃的超级恒温水浴，不能使用加热不均匀的普通电加热水浴。

4. 关于使用的试剂

目前，市售硫酸铈铵一般都含有结晶水，使用时注意结晶水含量，避免浓度不同对砷铈催化反应的影响。

5. 关于使用的溶液配制

标准中亚砷酸溶液及硫酸铈铵溶液的配制浓度参考了WS/T 107.1—2016，减少了三氧化二砷及硫酸铈铵试剂的用量。

6. 关于样品的采集和保存

血清样品在现场采集、运输和保存过程中，应注意避免与含碘物品接触，防止样品污染。

7. 关于分析步骤

（1）血清样的消化：采用高氯酸和氯酸钠混合的消化方法，能有效消化血清样品，相对文献中使用的温和酸和氯酸等消化方法更容易操作，环境污染小，消化产物不影响后面的测定。因此，选用高氯酸和氯酸钠混合的消化方法。

（2）方法的试剂用量：分析步骤中亚砷酸溶液的浓度和用量为 0.025 mol/L、3.0 mL；硫酸铈铵溶液的浓度和用量为 0.025 mol /L、0.6 mL，经试验选择的此试剂用量可使反应温度与反应时间有合适的组合关系，也可采用 WS/T 107.1—2016 中亚砷酸溶液与硫酸铈铵溶液的用量，但测试时间较短，不利于大批样品的操作，所以用量可以根据需要自行选择。

（3）关于砷铈反应温度和时间的控制：室温合适（15 ℃ ~ 30 ℃）稳定时，本方法可以直接在室温条件下进行砷铈反应，但建议在进行砷铈反应操作步骤时，将各待测管连同试管架置于未加热的水浴水中，因为水的比热容远大于空气，可获得较稳定的试验温度。如果采用超级恒温水浴控温，操作者要确认控温精度达到 ±0.3 ℃，注意电热水温均匀性。标准中的附录 A 给出了 0 μg/L ~ 300 μg/L 范围血清碘测定不同温度对应的反应时间表，供控制砷铈反应时间参考。

8. 关于分析结果计算

在标准中所给的试验条件下，选择任一稳定温度条件及固定的反应时间都有碘质量浓度 c 与测定吸光度 A 的 $c = a + b\lg A$（或 $\ln A$）定量关系，测定得到 0 μg/L ~ 300μg/L 范围碘标准曲线的 $c = a + b\lg A$（或 $\ln A$）回归分析均有相关系数 $|r| \geq 0.9990$，因此，血清碘测定结果可根据 $c = a + b\lg A$（或 $\ln A$）回归方程做计算。

9. 关于方法特性

本标准中的检出限和测定范围、精密度、准确度和试验中相关干扰等试验经过 3 家起草单位及 3 家验证单位试验证实，该方法具有精密度和准确度好、重复性高、易于操作、试剂废液对环境污染少的特点，有利于进一步推广应用。同时，实验室 1 应用本方法测定 185 份正常成人血清碘含量及实验室 2 应用本方法测定 18 份不同正常人血清样的碘含量显示，该方法可满足正常血清及高碘血清的碘含量测定需求。

三、在标准制修订过程中达成的共识和讨论的焦点问题

根据当前临床上个体碘营养评价的需求，按照国家标准化工作的新要求，充分考虑我国医疗卫生体系实验室的设备设施，参考国内外有关文献，依据我国 GB/T 210.5—2008 的要求，经研究、改进和验证后制定本标准。在标准的制定过程中，起草组比较分析了不同测定方法对测定结果的影响，并且较合理地选择了消解条件及测定条件。同时，本标准向全国碘缺乏病和碘

测定有关专家、相关领导及省级 CDC 专业骨干发出征求意见稿共计 46 份，其中 35 位专家回复了书面意见；预审阶段，地方病标准专业委员会专家又提出审查意见 4 条；会审阶段，地方病标准委员会会议审查意见 22 条。验证单位和专家对标准内容无重大意见分歧，认为本标准统一了血清碘的测定方法，可操作性强，精密度、准确度均达到方法学要求，适合常规检测，除了部分地区 As_2O_3 购置比较困难，专家建议直接购买和使用行业标准方法试剂盒或有资质的厂家生产的试剂盒，其他所用仪器、试剂均为无特殊要求，本标准方法经济、方便，易于在全国各级实验室推广应用。

四、标准制修订的内容、原因和依据

因为血清碘属于近期指标，既能反映近期的碘营养情况，又不会随着饮食碘的摄入量变化而立即发生改变，所以依据 GBZ/T 210.5—2008《职业卫生标准制定指南　第 5 部分：生物材料中化学物质测定方法》制定标准的血清碘的测定方法。

五、与国际同类标准的异同

国际上未见有同类标准。

目前，国内外有部分大医院采用电感耦合等离子体质谱（ICP-MS）法测定血清碘含量，但是 ICP-MS 法所需试验仪器设备较为昂贵，试验操作及数据分析需相关专业技术人员进行，难以在基层推广应用。

六、采用国际其他标准的情况

未采用国际其他标准。

七、标准发布的意义

本标准方法具有检测特异性好、灵敏度高、线性关系好、精密度与准确度好、抗干扰能力强、试剂配制简单、污染小、成本低、便于批量检测、仪器设备简单、检测费用低的特点，适于普通实验室常规应用。通过对实验室技术人员适当培训后，在我国省、地市和县区级实验室现有条件下均可推广应用。同时，本标准方法的建立，满足了临床上个体碘营养评价和疾病预防控制部门血清碘检测的需求，为进一步制定血清碘正常值标准提供检测基础，进而解决碘缺乏病防治的重要问题，逐步实现因地制宜、分类指导、科学补碘的防治策略，并争取实现因人而异、知情选择的补碘方式。同时，本标准方法也可以用于科研工作中动物血清碘含量的检测，为科研工作中有关血清碘方面的研究提供便捷的方法。

八、标准在使用中和宣贯上的想法、意见和应注意的问题

（1）基于血清碘检测是微量碘分析，要避免试验环境、器皿及试剂的碘污染，否则结果误差大。

（2）试管长度及厚度都会对测定结果造成较大的影响，所以试验中选择的试管尽量是同一

批次的薄厚均匀的试管，同时试管的长度必须符合要求，使试验条件保持一致。

（3）由于消化过程无特异终点指示，消化温度、消化试管的实际受热时间可能会发生变异，所以每批样品消化必须设置标准系列。

（4）如果室温较低，砷铈反应进程过慢，需要使用控温装置，或在长时间内室温难控制稳定时，应采用控温装置进行测定。由于温度对该动力学反应影响较大，因此要求恒温水浴的条件一定满足相关要求。

（5）碘标准系列溶液配制不准确，或存在碘污染，或水浴控温不均匀等都可能使标准曲线回归方程的线性变差而使结果出现误差，故要求标准曲线回归方程 $c=a+b\lg A$（或 lnA）的相关系数绝对值应≥ 0.999。

（6）由于在尿碘测定的标准方法应用中，发现有部分实验室使用的比色皿配套一致性不符合国家计量检定规程 JJG 178—2007 对玻璃比色皿配套性的规定要求，而血清碘定量关系式为半对数式 $c=a+b\lg A$ 关系，如果样品皿与参比皿的空白吸光度值差异大，会导致标准曲线的 $c=a+b\lg A$ 回归方程斜率改变、线性变差、相关系数变差，造成血清碘测定误差与结果计算误差。因此，标准方法中参照国家计量检定规程中的规定，提出了对比色皿空白吸光度值一致性的要求。

（7）由于本标准方法的建立充分考虑了我国国情，是根据我国试剂、仪器现状以及各省级、地市级普通实验室的条件而建立的，具有广泛的适用性，所以，本标准发布后，可以对实验室技术人员进行适当培训，在我国省、地市和县区级实验室进行推广应用。

（申红梅、纪晓红）

附录 1

食盐加碘消除碘缺乏危害管理条例

（1994 年 8 月 23 日国务院令第 163 号发布　根据 2017 年 3 月 1 日《国务院关于修改和废止部分行政法规的决定》修订）

第一章　总　则

第一条　为了消除碘缺乏危害，保护公民身体健康，制定本条例。

第二条　碘缺乏危害，是指由于环境缺碘、公民摄碘不足所引起的地方性甲状腺肿、地方性克汀病和对儿童智力发育的潜在性损伤。

第三条　国家对消除碘缺乏危害，采取长期供应加碘食盐（以下简称碘盐）为主的综合防治措施。

第四条　国务院卫生行政部门负责碘缺乏危害防治和碘盐的卫生监督管理工作；国务院授权的盐业主管机构（以下简称国务院盐业主管机构）负责全国碘盐加工、市场供应的监督管理工作。

第五条　各级人民政府应当将食盐加碘消除碘缺乏危害的工作纳入本地区国民经济和社会发展计划，并组织实施。

县级以上人民政府有关部门应当按照职责分工，密切配合，共同做好食盐加碘消除碘缺乏危害工作。

第六条　国家鼓励和支持在食盐加碘消除碘缺乏危害方面的科学研究和先进技术推广工作。

对在食盐加碘消除碘缺乏危害工作中做出显著成绩的单位和个人，给予奖励。

第二章　碘盐的加工、运输和储存

第七条　从事碘盐加工的盐业企业，应当由省、自治区、直辖市人民政府盐业主管机构指定，并取得同级人民政府卫生行政部门卫生许可后，报国务院盐业主管机构批准。

第八条 用于加工碘盐的食盐和碘酸钾必须符合国家卫生标准。

碘盐中碘酸钾的加入量由国务院卫生行政部门确定。

第九条 碘盐出厂前必须经质量检验，未达到规定含量标准的碘盐不得出厂。

第十条 碘盐出厂前必须予以包装。碘盐的包装应当有明显标识，并附有加工企业名称、地址、加碘量、批号、生产日期和保管方法等说明。

第十一条 碘盐为国家重点运输物资。铁路、交通部门必须依照省、自治区、直辖市人民政府盐业主管机构报送的年度、月度运输计划，及时运送。

碘盐的运输工具和装卸工具，必须符合卫生要求，不得与有毒、有害物质同载、混放。

第十二条 经营碘盐批发业务的企业和在交通不方便的地区经营碘盐零售业务的单位和个人，应当按照省、自治区、直辖市人民政府盐业主管机构的规定，保持合理的碘盐库存量。

碘盐和非碘盐在储存场地应当分库或者分垛存放，做到防晒、干燥、安全、卫生。

第十三条 碘剂的购置费用以及盐业企业因加碘而发生的各种费用，按照国家有关规定执行。

第三章 碘盐的供应

第十四条 省、自治区、直辖市人民政府卫生行政部门负责划定碘缺乏地区（以下简称缺碘地区）范围，经本级人民政府批准后，报国务院卫生行政部门、国务院盐业主管机构备案。

第十五条 国家优先保证缺碘地区居民的碘盐供应；除高碘地区外，逐步实施向全民供应碘盐。

对于经济区域和行政区域不一致的缺碘地区，应当按照盐业运销渠道组织碘盐的供应。

在缺碘地区生产、销售的食品和副食品，凡需添加食用盐的，必须使用碘盐。

第十六条 在缺碘地区销售的碘盐必须达到规定的含碘量，禁止非碘盐和不合格碘盐进入缺碘地区食用盐市场。

对暂时不能供应碘盐的缺碘地区，经省、自治区、直辖市人民政府批准，可以暂时供应非碘盐；但是，省、自治区、直辖市人民政府卫生行政部门应当采取其他补碘的防治措施。

对缺碘地区季节性家庭工业、农业、副业、建筑业所需的非碘盐和非食用盐，由县以上人民政府盐业主管机构组织供应。

第十七条 经营碘盐批发业务的企业，由省、自治区、直辖市人民政府盐业主管机构审批。

碘盐批发企业应当从国务院盐业主管机构批准的碘盐加工企业进货。经营碘盐零售业务的单位和个人，应当从碘盐批发企业进货，不得从未经批准的单位和个人购进碘盐。

第十八条 碘盐批发企业在从碘盐加工企业购进碘盐时，应当索取加碘证明，碘盐加工企业应当保证提供。

第十九条 碘盐零售单位销售的碘盐应当为小包装，并应当符合本条例的有关规定。碘盐零售的管理办法由省、自治区、直辖市人民政府根据实际情况制定。

第二十条 为防治疾病，在碘盐中同时添加其他营养强化剂的，应当符合《中华人民共和国食品安全法》的相关规定，并明确销售范围。

因治疗疾病，不宜食用碘盐的，应当持当地县级人民政府卫生行政部门指定的医疗机构出具的证明，到当地人民政府盐业主管机构指定的单位购买非碘盐。

第四章 监督和管理

第二十一条 县级以上地方各级人民政府卫生行政部门负责对本地区食盐加碘消除碘缺乏危害的卫生监督和碘盐的卫生监督以及防治效果评估；县级以上地方各级人民政府盐业主管机构负责对本地区碘盐加工、市场供应的监督管理。

第二十二条 县级以上各级人民政府卫生行政部门有权按照国家规定，向碘酸钾生产企业和碘盐加工、经营单位抽检样品，索取与卫生监测有关的资料，任何单位和个人不得拒绝、隐瞒或者提供虚假资料。

第二十三条 卫生监督人员在实施卫生监督、监测时，应当主动出示卫生行政部门制发的监督证件；盐政人员在执行职务时，应当主动出示盐业主管机构制发的证件。

第五章 罚 则

第二十四条 违反本条例的规定，擅自开办碘盐加工企业或者未经批准从事碘盐批发业务的，由县级以上人民政府盐业主管机构责令停止加工或者批发碘盐，没收全部碘盐和违法所得，可以并处该盐产品价值 3 倍以下的罚款。

第二十五条 碘盐的加工企业、批发企业违反本条例的规定，加工、批发不合格碘盐的，由县级以上人民政府盐业主管机构责令停止出售并责令责任者按照国家规定标准对食盐补碘，没收违法所得，可以并处该盐产品价值 3 倍以下的罚款。情节严重的，对加工企业，由省、自治区、直辖市人民政府盐业主管机构报请国务院盐业主管机构批准后，取消其碘盐加工资格；对批发企业，由省、自治区、直辖市人民政府盐业主管机构取消其碘盐批发资格。

第二十六条 违反本条例的规定，在缺碘地区的食用盐市场销售不合格碘盐或者擅自销售非碘盐的，由县级以上人民政府盐业主管机构没收其经营的全部盐产品和违法所得，可以并处该盐产品价值 3 倍以下的罚款；情节严重，构成犯罪的，依法追究刑事责任。

第二十七条 违反本条例的规定，在碘盐的加工、运输、经营过程中，不符合国家卫生标准的，由县级以上人民政府卫生行政部门责令责任者改正，可以并处该盐产品价值 3 倍以下的罚款。

第二十八条 违反本条例的规定，出厂碘盐未予包装或者包装不符合国家卫生标准的，由县级以上人民政府卫生行政部门责令改正，可以并处该盐产品价值3倍以下的罚款。

第二十九条 违反本条例的规定，在缺碘地区生产、销售的食品和副食品中添加非碘盐的，由县级以上人民政府卫生行政部门责令改正，没收违法所得，可以并处该产品价值1倍以下的罚款。

第六章 附 则

第三十条 畜牧用盐适用本条例。

第三十一条 省、自治区、直辖市人民政府可以根据本条例制定实施办法。

第三十二条 经省、自治区、直辖市人民政府卫生行政部门、盐业主管机构确定为应当供应碘盐的非缺碘地区适用本条例第十五条第二款、第三款和第十六条第一款、第三款的规定。

第三十三条 本条例自1994年10月1日起施行。1979年12月21日国务院批转的《食盐加碘防治地方性甲状腺肿暂行办法》同时废止。

附录 2

地方病标准编写技术指南

地方病标准
通用要求

一、地方病标准的范围

地方病是指在某些特定地区内相对稳定并经常发生的疾病。在我国纳入地方病管理范畴的疾病包括碘缺乏病、地方性氟中毒、地方性砷中毒、大骨节病、克山病、鼠疫、血吸虫病和布氏杆菌病。目前所指的地方病标准包括五种地方病的标准，即：克山病、大骨节病、碘缺乏病、地方性氟中毒和地方性砷中毒。鼠疫、布氏杆菌病标准划归传染病，血吸虫病标准在寄生虫病标准中。地方病标准大概包括 8 个方面：

（1）地方病的基础标准；

（2）地方病的诊断标准；

（3）地方病的病区判定及病区划分；

（4）地方病的治疗原则及疗效判定；

（5）地方病的防治措施效果评价；

（6）地方病的控制消除标准；

（7）地方病相关检验标准；

（8）地方病相关产品含量标准。

二、制定地方病标准的依据

1. 应符合的卫生领域的法律、法规、规章及其他文件

目前我国还没有国家级的地方病防治法，陕西、青海、内蒙古制定了省、自治区的地方病防治法，山西省制定了地方病防治条例。国家级与地方病相关的法规和政府文件有：

（1）卫生部、发改委、财政部“全国重点地方病防治规划（2004—2010 年）”（国务院办公厅）；

（2）中共中央国务院关于进一步加强农村卫生工作的决定；

（3）中国2000年消除碘缺乏病规划纲要（国务院办公厅，国办发〔1994〕88号）；
（4）食盐加碘消除碘缺乏危害管理条例（中华人民共和国国务院令第163号）；
（5）关于进一步加强消除碘缺乏病工作意见（国务院办公厅，国办发〔2001〕29号）；
（6）改水防治地方性氟中毒暂行办法（83卫地字1号）。

2. 制定本领域卫生标准的原则

（1）与国家相关法律法规相配套的原则；
（2）保护、提高病区居民健康水平的原则；
（3）积极采用国际与先进国家卫生标准的原则；
（4）与其他标准方法相匹配的原则；
（5）按标准体系的结构和层次，有计划分步骤逐步完善的原则；
（6）跟踪最新科研、调查成果的原则；
（7）保障社会经济发展与建设和谐社会的原则。

三、制定地方病标准的通用要求

1. 各类标准的适用范围

地方病标准的制定是为了保护病区群众的身体健康，减少疾病发生，促进经济发展，主要用于对病人诊断、地方病病区判定及病区划分、治疗原则及疗效判定、防治措施效果评价、地方病控制消除、相关检验和相关产品含量等方面。考虑到标准的制定需要与科学的发展和社会的进步相适应，在将来还有可能增加新的标准类别。

2. 进行标准分类的依据

（1）强制性国家标准：地方病病区判定及病区划分、地方病控制消除和地方病相关产品含量等应制定为强制性国家标准；

（2）推荐性国家标准：防治措施效果评价等应制定为推荐性国家标准；

（3）推荐性行业标准：病人诊断、治疗原则及疗效判定和相关检验等应制定为推荐性行业标准。

3. 地方病标准制定过程中应考虑的国际或国外权威机构的标准

（1）碘缺乏病。

WHO、UNICEF、ICCIDD三个国际组织合作制定的一系列碘缺乏病标准，反映在以下三个技术文件中：

① Indicators for assessing Iodine Deficiency Disorders and their control through salt iodization（1994）；

② Recommended iodine levels in salt and guidelines for monitoring their adequacy and effectiveness（1996）；

③ Assessment of Iodine Deficiency Disorders and monitoring their elimination, A guide for program managers（Second edition, 2001）。

（2）地方性氟中毒。

饮水含氟量及氟斑牙诊断标准等应参照世界卫生组织（WHO）建议标准。

部分标准的制定应参照ISO相关标准，如ISO/TC106牙科技术委员会、ISO/TC146空气质量技术委员会、ISO/TC147水的质量技术委员会的相关标准。

（3）地方性砷中毒。

可参照世界卫生组织推荐标准。

（4）克山病及大骨节病。

克山病及大骨节病主要在我国流行，国际组织和外国未制定过本病标准。

4. 地方病标准制定过程中应考虑的与国内其他标准的协调性

地方病标准制定过程中，有一些属于水、食品、煤、粮食、盐、茶等介质中的元素限量及测定方法等，制定这些标准时应考虑到与相关国家标准的协调性，已经有总的标准就不再制定专用于地方病的标准。

第一节 编写地方病卫生标准的方法

地方病标准主要分为基础标准、病人诊断、病区判定及病区划分、治疗原则及疗效判定、防治措施效果评价、地方病控制消除、相关检验和相关产品含量标准等8类。为规范地方病卫生标准的编写工作，对编写的主要内容进行说明，以保证标准格式的统一，基本内容也不会出现较大遗漏或过于复杂。

一、各类地方病标准编写的要求

地方病标准文本的基本结构包括必备要素和可选要素，其中必备要素包括：封面、前言、名称、范围和正文等；可选要素包括：目次、引言、规范性引用文件、术语和定义、附录和参考文献等。

（一）地方病诊断标准

1. 标准名称

标准名称由地方病的名称和“诊断标准”组成，如：地方性氟中毒诊断标准。

2. 标准中应包括的技术内容及标题题目

（1）封面。

（2）前言。

（3）范围。

① 本标准规定的内容和诊断对象：所有人群或某些特殊人群；

② 本标准的应用领域：临床医学、疾病预防控制、流行病学调查和监测等。

（4）规范性引用文件。

（5）术语和定义。

在制定地方病诊断标准时，涉及本病或本专业内专用的术语、定义等应列出，并予以简明扼要的解释。

（6）正文。

包括诊断原则、诊断标准、临床分型或临床分度、鉴别诊断和辅助检查。

（7）附录。

包括辅助检查的方法及基准、正确使用本标准的说明等。

（二）地方病病区判定及病区划分

1. 标准名称

标准名称由地方病的名称和“病区判定及病区划分”组成，如：地方性氟中毒病区判定及病区划分。

2. 标准中应包括的技术内容及标题题目

（1）封面。

（2）前言。

（3）范围。

① 本标准规定的内容；

② 本标准使用的地区：某些特殊地区。

（4）规范性引用文件。

（5）术语和定义。

在制定地方病病区判定及病区划分标准时，涉及本病或本专业内专用的术语、定义等应列出，并予以简明扼要的解释。

（6）正文。

包括病区判定标准和病区类型划分标准等。病区判定标准应明确规定致病因子的阈值、典型病人的流行和流行强度、病区的单位；病区类型划分标准可依据病情的程度、病因的来源或典型病人存在的时间进行划定。

（7）附录。

包括抽样方法等。

（三）地方病治疗原则及疗效判定

1. 标准名称

标准名称由地方病的名称和“治疗原则及疗效判定”组成，如：克山病治疗原则及疗效判定。

2. 标准中应包括的技术内容及标题题目

（1）封面。

（2）前言。

（3）范围。

① 本标准规定的内容及对象：某些特殊人群；

② 本标准使用的领域：临床医学和疾病预防控制等。

（4）规范性引用文件。

（5）术语和定义。

在制定地方病治疗原则及疗效判定标准时，涉及本病或本专业内专用的术语、定义等应列出，并予以简明扼要的解释。

（6）正文。

包括各型疾病的治疗原则、并发症处理原则、疗效判定标准。

（7）附录。

包括常用药的用法用量等。

（四）地方病防治措施效果评价

1. 标准名称

标准名称由地方病的名称或防治措施的具体名称和“防治措施效果评价”组成，如：大骨节病防治措施效果评价或改水降氟效果评价。

2. 标准中应包括的技术内容及标题题目

（1）封面。

（2）前言。

（3）范围。

① 本标准规定的内容；

② 本标准使用的领域：疾病预防控制等。

（4）规范性引用文件。

（5）术语和定义。

在制定地方病防治措施效果评价标准时，涉及本病或本专业内专用的术语、定义等应列出，并予以简明扼要的解释。

（6）正文。

包括具体实施的防治方法或措施，以及对其效果的评价指标及标准。

（7）附录。

包括抽样方法、评价对象及时间等。

（五）地方病控制消除标准

1. 标准名称

标准名称由地方病的名称和“控制”或“消除”组成，如：碘缺乏病消除标准。

2. 标准中应包括的技术内容及标题题目

（1）封面。

（2）前言。

（3）范围。

① 本标准规定的内容；

② 本标准使用的领域：疾病预防控制等。

（4）规范性引用文件。

（5）术语和定义。

在制定地方病控制消除标准时，涉及本病或本专业内专用的术语、定义等应列出，并予以简明扼要的解释。

（6）正文。

包括控制消除指标及标准。

（7）附录。

包括抽样方法、考评程序等。

（六）地方病相关检验标准

1. 标准名称

标准名称由样品种类、测定物质和测定方法的名称组成，如：尿碘的砷铈催化分光光度测定方法。

2. 标准中应包括的技术内容及标题题目

（1）封面。

（2）前言。

（3）范围。

① 本标准规定的内容；

② 本标准适用的人群、样品种类和测定物质等。

（4）规范性引用文件。

（5）术语和定义。

在制定地方病相关检验标准时，涉及本病或本专业内专用的术语、定义等应列出，并予以简明扼要的解释。

（6）正文。

包括原理、试剂、仪器、样品采集与保存、分析步骤、结果计算和说明等。

（七）地方病相关产品含量标准

1. 标准名称

标准名称为由地方病相关产品的名称和“含量标准”组成，如：砖茶氟含量标准。

2. 标准中应包括的技术内容及标题题目

（1）封面。

（2）前言。

（3）范围。

① 本标准规定的内容；

② 本标准使用的领域：疾病预防控制、地方病相关产品生产、销售、技术监督和工商部门等。

（4）规范性引用文件。

（5）术语和定义。

在制定地方病相关产品含量标准时，涉及本病或本专业内专用的术语、定义等应列出，并予以简明扼要的解释。

（6）正文。

包括指标及含量标准等。

（7）附录。

包括指标的采样方法、检验方法和质量控制等。

二、制定地方病标准的技术依据或研究方法

地方病标准是开展地方病防治、落实防治措施、评估防治情况、提高病区群众健康水平的重要技术依据。制定地方病标准除了要考虑到与国家相关法律法规相配套，保护、提高病区居民健康水平外，要积极采用国际与先进国家的卫生标准，采用国际标准的原则参照GB/T 20000.2—2009《标准化工作指南　第2部分：采用国际标准》。由于我国是地方病比较严重的国家，地方病控制及研究的许多领域处于国际先进水平，而且部分地方病是我国所特有的，如克山病、大骨节病、燃煤污染型地方性氟中毒等，因此大部分地方病标准需要我们自行制定。制定标准时需考虑如下方面。

1. 确定标准项目及制标单位

根据地方病防治工作的需要，提出需要制定的标准项目，依据突出重点、统筹规划、分步实施的原则制定标准制修订计划；标准的制修订工作提倡由不同单位组成协作组来共同完成。

2. 查阅文献及历史资料

制定标准时首先要考虑与现行的国家法律法规相配套，要查找相应的地方病方面的法律、法规、条例、文件等；其次要了解我国科学家做的有重要历史意义的调查、科研和防治工作的

资料，这些研究成果对制定标准具有重要的参考价值；第三是要查找国内外相关的最新研究资料，充分考虑科技发展的因素，把最新的科研成果引入到标准中；第四是要合理的应用全国地方病信息统计年报资料及重点地方病监测资料，这些资料可以提供我国地方病病情及防治方面的比较全面的信息。

例如，1993 年制定的大骨节病诊断标准的研制过程中就参照了我国一系列重要的研究成果和标准，包括 1956 年卫生部大骨节病调查研究工作队的总结报告，东北三省大骨节病防研协作组的标准（1972），中地办研制的《大骨节病诊断标准》（1983），永寿大骨节病考查组关于临床诊断标准的研究和《X 线诊断标准》（1984）以及卫生部地病司组织编写的《大骨节病防治手册》（1989）等。

3. 开展必要的流行病学现场调查及科学研究

许多标准在制修订过程中，除了参考现有的文献及资料外，还需要有针对性地开展流行病学现场调查及科学研究。例如，在制定砖茶含氟量标准时，制标单位不仅查阅了国内外近 20 年来有关饮茶型氟中毒方面的资料，还组织相关单位和地方病专家对四川和内蒙古的典型饮茶型氟中毒病区进行了现况流行病学调查，进一步掌握了饮茶型氟中毒的病情严重程度、流行特征、影响因素，以及摄氟量与氟中毒病情剂量反应关系，为制定标准提供了第一手资料。

4. 总结临床实践经验以及观察足够数量的病例

在制定地方病病人诊断、治疗原则及疗效判定等标准时，涉及临床实践内容，这时需要进行回顾性研究，总结以往的临床实践经验，如有可能，可以采用循证医学方法；同时，还要继续观察足够数量的病例，为标准的制定提供充分的依据。

5. 进行实验室研究及验证

在制定地方病相关检验标准时，考虑选择的测定方法必须是本专业内部或相关专业比较成熟且较为先进的方法，标准制定单位必须经过严格的实验室研究，并经过 3 家以上相关单位的验证，才能够提出测定方法标准。

6. 广泛征求各有关方面意见

标准初稿完成后，要广泛征求卫生行政主管部门、疾病预防控制机构、地方病专业技术单位、相关的监督执法部门、专业团体、使用单位及相关专家等的意见，充分听取、认真分析他们的意见，完善制定的标准。

三、地方病标准编写的注意事项

（1）同一类别的标准在基本结构上应保持一致，避免随意扩大或改变标准的适用范围；

（2）本专业标准制定过程中应考虑与国内其他标准的内容相协调，已经有总的标准且适合本专业应用的，不再制定本专业内部小范围使用的标准；

（3）标准中的技术要求、试验方法等的确定要严谨、可靠，数据要准确，各种内容的确定一定要有准确的依据；

（4）制定标准时，要避免将一些尚不成熟的科研成果或没有充分验证的试验结果运用到标准中；在一定范围内行之有效的经验在没有充分验证前不能在全国范围内执行；要充分考虑一些新出现的问题对标准内容的影响；

（5）征求意见的范围要足够广泛，代表性要强，不能排斥不同意见的代表。

四、地方病标准中常用术语及含义

1. 大骨节病　kashin beck disease

本病为儿童发生的地方性变形性骨关节病。其原发病变主要是发育期关节软骨的多发对称性变性、坏死，以及广泛的继发退行性骨关节病；临床上表现为四肢关节疼痛、增粗、变形，肌肉萎缩，严重者出现短指、短肢甚至矮小畸形。

2. 碘缺乏病　iodine deficiency disorders

因碘摄入量不足所导致机体以智力发育障碍为主要危害的一系列障碍，主要包括地方性甲状腺肿、地方性克汀病、亚临床克汀病、智力障碍、生殖功能障碍等。

3. 地方性砷中毒　endemic arsenism

居民长期暴露于因地球化学性原因致饮用水含砷量过高或燃用含砷过高的煤造成室内空气污染或/和食物污染的环境，导致以皮肤病变为特征的慢性砷中毒。有严格地区性。

4. 地方性克汀病和地方性亚临床克汀病　endemic cretinism and endemic subclinical cretinism

由碘缺乏造成的，以智力障碍为主要特征的神经－精神综合征。当该地区碘缺乏被充分纠正后，地方性克汀病或地方性亚临床克汀病可被防止。

5. 高碘地区　iodine excess area

在特定的自然环境中，人们长期通过饮水摄入明显超过人体生理需要量的碘，但不足以引起高碘性甲状腺肿流行的地区。

6. 地方性高碘性甲状腺肿病区　endemia of iodine excess goiter

在特定的自然环境中，人们长期通过饮水摄入过量的碘，而引起甲状腺肿大，并形成高碘性甲状腺肿流行的地区。

7. 氟斑牙　dental fluorosis

在牙齿发育形成期间由于机体摄氟过多而引起的牙齿釉质矿化不全或松网样改变，临床上肉眼可见牙釉质表面失去正常光泽，出现白垩、着色、缺损样表现。

附 录 3

（截至 2017 年 12 月 31 日）

ICS 11.020
C 61

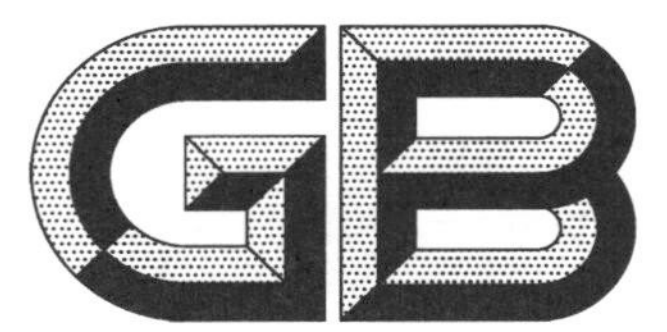

中华人民共和国国家标准

GB 16005—2009
代替 GB 16005—1995

碘缺乏病病区划分

Delimitation for the endemic areas of iodine deficiency disorders(IDD)

2009-10-15 发布　　2009-11-01 实施

中华人民共和国国家质量监督检验检疫总局
中国国家标准化管理委员会　发布

前　　言

本标准第 4 章为推荐性，其余的为强制性。

本标准代替 GB 16005—1995《碘缺乏病(IDD)病区划分标准》。

本标准与 GB 16005—1995 相比主要变化如下：

——增加了规范性引用文件；

——增加了抽样及调查方法；

——甲状腺肿大率和尿碘的两种检查人群只保留 8～10 岁儿童，去除了 7～14 岁儿童甲状腺肿大率指标；

——碘缺乏病病区划分标准表的内容有个别调整，增加了尿碘频数分布内容。

本标准由卫生部提出并归口。

本标准由中华人民共和国卫生部负责解释。

本标准起草单位：中国疾病预防控制中心地方病控制中心、吉林省地方病第二防治研究所、海南省疾病预防控制中心。

本标准主要起草人：申红梅、苏晓辉、葛旭光、魏海春、齐全。

本标准所代替标准的历次版本发布情况为：

——GB 16005—1995。

碘缺乏病病区划分

1 范围

本标准规定了我国碘缺乏病病区判定和碘缺乏病病区类型划分的标准。

本标准适用于碘缺乏病病区的判定和划分。

2 规范性引用文件

下列文件中的条款通过本标准的引用而成为本标准的条款。凡是注明日期的引用文件，随后所有的修改单(不包括勘误的内容)或修订版均不适用于本标准，然而，鼓励根据本标准达成协议的各方研究是否可使用这些文件的最新版本。凡是未注明日期的引用文件，其最新版本适用于本标准。

GB/T 5750(所有部分) 生活饮用水标准检验方法

WS 104 地方性克汀病和地方性亚临床克汀病诊断

WS/T 107 尿中碘的砷铈催化分光光度测定方法

WS 276 地方性甲状腺肿诊断标准

3 术语和定义

下列术语和定义适用于本标准。

3.1

碘缺乏病 iodine deficiency disorders, IDD

由于自然环境碘缺乏，导致碘摄入不足而造成机体碘营养不良所表现的一组疾病的总称。

4 碘缺乏病病区判定

以乡镇为单位，同时具备以下三项指标即可判定为碘缺乏病病区：

a) 水碘：饮用水中碘化物含量中位数小于 10 μg/L；

b) 尿碘：8～10 岁儿童尿碘中位数小于 100 μg/L，且小于 50 μg/L 的样品数占 20%以上；

c) 甲状腺肿大率：8～10 岁儿童甲状腺肿大率大于 5%。

在采取了碘盐或其他防治措施的地区，符合 a)和 c)两项指标即可判定为碘缺乏病病区。

5 碘缺乏病病区类型划分

碘缺乏病病区类型划分标准见表 1。

表 1 碘缺乏病病区类型划分标准

病区类型	8～10 岁儿童尿碘		8～10 岁儿童甲状腺肿大率(TGR) %	地方性克汀病
	中位数(MUI) μg/L	<50 μg/L 的百分数 %		
轻病区	50≤MUI<100	≥20	5<TGR<20	无
中等病区	20≤MUI<50	—	20≤TGR<30	有或无
重病区	MUI <20	—	≥30	有
注：当 3 项指标不一致时，以 8～10 岁儿童甲状腺肿大率为主。				

6 抽样调查及检测方法

6.1 水碘

6.1.1 抽样调查方法

以乡镇为单位，在东、西、南、北、中5个方位各随机抽取1个行政村，每个行政村按照东、西、南、北、中各随机抽取1个饮用水水源，采集水样，遇集中供水时，采集末梢水水样2份。

6.1.2 检测方法

按照GB/T 5750规定的方法，检测饮用水中碘化物含量。

以饮用水中碘化物含量中位数表示调查乡镇饮用水水碘水平。

6.2 尿碘

6.2.1 抽样调查方法

以乡镇为单位，在东、西、南、北、中5个方位各随机抽取1个行政村，在抽中村的村级或乡级小学，随机选取40名8～10岁儿童(人数不足时，从邻近村补足)，采集随意一次尿样。

6.2.2 检测方法

按照WS/T 107规定的方法，检测尿碘含量。

以尿碘中位数和频数分布评价调查乡镇8～10岁儿童尿碘水平。

6.3 甲状腺肿大率

对上述儿童，按照WS 276规定的方法，采用甲状腺B超法或触诊法，检测甲状腺容积或大小，计算甲状腺肿大率。

6.4 地方性克汀病病人诊断

以乡镇为单位，按照WS 104规定的方法，确诊地方性克汀病病人。

ICS 11.020
C 61

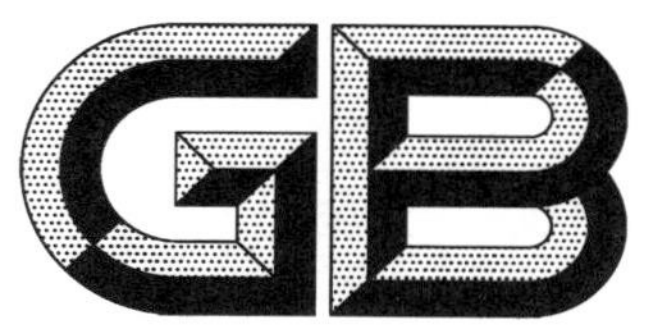

中华人民共和国国家标准

GB 16006—2008
代替 GB 16006—1995

碘缺乏病消除标准

Criteria for elimination of iodine deficiency disorders

2008-06-11 发布　　2008-12-01 实施

中华人民共和国卫生部
中国国家标准化管理委员会　发布

前　言

本标准的全部技术内容为强制性。

本标准以世界卫生组织(WHO)、联合国儿童基金会(UNICEF)和国际控制碘缺乏病理事会(ICCIDD)三个国际组织于1994年推荐的“将碘缺乏病(IDD)作为公共卫生问题予以消除的标准”(参见附录B)和2001年推荐的“将碘缺乏病作为公共卫生问题可持续消除的标准”(参见附录C)为基础，结合我国国情修改。

本标准代替GB 16006—1995《碘缺乏病消除标准》。

自本标准实施之日起，GB 16006—1995《碘缺乏病消除标准》同时废止。

本标准与GB 16006—1995相比主要修改如下：

——修改了碘缺乏病消除指标；

——增加了保障措施部分。

本标准的附录A为规范性附录，附录B和附录C为资料性附录。

本标准由中华人民共和国卫生部提出并归口。

本标准由中华人民共和国卫生部负责解释。

本标准负责起草单位：甘肃省疾病预防控制中心。

本标准参加起草单位：天津医科大学、河南省疾病预防控制中心、辽宁省疾病预防控制中心、新疆维吾尔自治区疾病预防控制中心。

本标准主要起草人：张育新、陈祖培、格鹏飞、郑合明、王健辉、王锋锐。

本标准于1996年首次发布，本次为第一次修订。

碘缺乏病消除标准

1 范围

本标准规定了碘缺乏病的消除标准。

本标准适用于碘缺乏病消除的评估、监测及其防制效果评价。

2 规范性引用文件

下列文件中的条款通过本标准的引用而成为本标准的条款。凡是注日期的引用文件，其随后所有的修改单(不包括勘误的内容)或修订版均不适用于本标准，然而，鼓励根据本标准达成协议的各方研究是否可使用这些文件的最新版本。凡是不注日期的引用文件，其最新版本适用于本标准。

GB 16004 地方性甲状腺肿的诊断及分度标准

GB 16398 儿童少年甲状腺容积的正常值

WS/T 107 尿中碘的砷铈催化分光光度测定方法

3 碘缺乏病消除指标

3.1 碘盐

碘盐覆盖率≥95%。

居民户合格碘盐食用率>90%。

3.2 甲状腺肿

8岁～10岁儿童触诊或超声诊断甲状腺肿大率<5%。

3.3 尿碘

8岁～10岁儿童：

100 μg/L以下的比率<50%。

50 μg/L以下的比率<20%。

4 诊断和检测方法

4.1 甲状腺肿大诊断标准见GB 16004和GB 16398。

4.2 尿碘检测方法按WS/T 107操作。

5 保障措施

按照附录A执行。

附 录 A
（规范性附录）
实现2010年消除碘缺乏病目标行动方案

我国是世界上碘缺乏病流行最严重的国家之一，党和政府历来高度重视碘缺乏病的防治工作。我国政府于1991年做出到2000年实现消除碘缺乏病目标的承诺，并相继颁布了《食盐加碘消除碘缺乏危害管理条例》、《食盐专营办法》，制订了一系列卫生标准和技术方案，从1996年起，在全国范围实施了全民食盐加碘为主的综合防治措施；到2000年，全国总体上达到消除碘缺乏病指标，消除碘缺乏病工作进入了持续和稳步发展阶段。

2004年，国务院办公厅转发卫生部等部门《全国重点地方病防治规划(2004—2010年)》(以下简称《规划》)，提出到2010年全国各省(自治区、直辖市)及95%以上的县(市)实现消除碘缺乏病的目标。目前，全国尚有7个省(自治区、直辖市)未实现消除碘缺乏病目标，还有7个省(自治区)处于基本实现消除碘缺乏病目标阶段。这些省(自治区、直辖市)主要分布在我国中西部地区，防治工作难度较大。特别是一些原盐产区、少数民族地区和边远贫困山区，由于受自然环境、经济、文化及生活习俗等因素影响，碘盐覆盖率长期处于较低水平，人们仍然遭受缺碘危害，局部地区已出现了地方性克汀病病例。与此同时，近年来，一些已经实现或基本实现消除碘缺乏病目标地区，由于重视不够、疏于防范、淡化管理，防治工作出现滑坡，非碘盐冲销日趋严重，出现碘缺乏病病情反弹趋势。加之自然环境缺碘是难以改变的客观现实，长期坚持补碘措施是持续改善人群碘营养状况的唯一有效途径。因此，我国防治碘缺乏病的形势依然严峻，实现2010年消除碘缺乏病目标依然十分艰巨，亟待进一步加强和完善可持续消除碘缺乏病工作机制。根据《国务院办公厅关于进一步加强消除碘缺乏病工作的意见》和《规划》精神，制定本行动方案。

一、强化政府职责，确保目标实现

消除碘缺乏病是关系到提高全民族人口素质，实现民族昌盛，建设社会主义新农村和构建社会主义和谐社会的重要内容，是党和政府关心群众疾苦，坚持以人为本的最直接、最现实体现，各地、各部门要以“三个代表”重要思想为指导，认真落实科学发展观，提高对消除碘缺乏病工作的重要性、艰巨性和长期性认识；进一步强化政府责任，将消除碘缺乏病工作纳入政府的重要议事日程，落实目标责任制和责任追究制；始终坚持“政府领导、齐抓共管、预防为主、科学防治、突出重点、因地制宜、统筹规划、分步实施”的工作原则，建立健全防治工作的领导和协调机制。

已经实现消除碘缺乏病目标的省(自治区、直辖市)，要进一步巩固防治成果，加强和完善持续消除碘缺乏病工作的长效机制。尚未实现或基本实现消除碘缺乏病目标的省(自治区、直辖市)，要加大工作力度，将年度任务指标逐级分解落实到各级政府及有关部门，确保2010年实现消除碘缺乏病的目标。

二、坚持依法防治，完善法律法规

各地、各部门要认真贯彻执行《食盐加碘消除碘缺乏危害管理条例》、《食盐专营办法》等相关法律法规和标准，依法防治碘缺乏病。对于现行相关法律法规及标准与当前防治工作不相适应的，要及时予以修订和完善，依法保证食盐加碘为主的综合防治措施，得到有效落实。

三、政府分级投入，安排防治经费

碘缺乏病是“十一五”期间我国重点防治的地方病之一。地方各级政府要按照财政分级负担的原则，将碘缺乏病防治经费列入财政预算。中央财政通过转移支付，对贫困地区给予适当补助。

四、履行部门职责，落实食盐加碘

食盐加碘是我国消除碘缺乏病长期坚持的主导措施。依照《规划》要求，各部门要各司其职，通力协作，有效落实食盐加碘为主的综合防治措施。

发展改革委、盐业主管部门负责加强碘盐生产、流通环节的管理，保证合格碘盐稳定供应；进一步理顺盐业管理体制，加快食盐流通现代化建设，建立健全碘盐销售网络。确保碘盐配送到乡村销售网点，保证西部边远贫困地区的碘盐供应。

发展改革委、价格主管部门要继续加强碘盐价格调控，合理确定碘盐价格水平，推广使用适于西部边远贫困地区消费水平的碘盐品种，利用价格政策，抑制普通碘盐过度包装。要完善区域内统一定价政策，“抽肥补瘦”，进一步减轻边远贫困地区消费者的经济负担，以保证有效提高居民户碘盐覆盖率。

盐业主管部门要合理布设无碘食盐专卖点，保证对不宜食用碘盐的特殊疾病人群，供应无碘食盐。在已明确取消碘盐供应的高碘地区，有序组织无碘食盐供应，并确保无碘食盐不销往缺碘地区。

各级政府要按照制盐行业发展规划，积极推动产业结构调整，做好规模以下小盐田（场、厂）的关停并转工作，领导有关部门依法取缔非定点小盐田（场、厂），查禁私挖滥采。

工商部门和盐业主管部门要加大市场监管，严厉打击非碘盐、不合格碘盐、假冒碘盐冲销市场的违法行为，决不允许工业盐等非碘盐流入食盐市场，维护食盐市场的经营秩序。

质检部门要加大对碘盐生产环节的质量监督、日常监管和执法打假，严把产品质量关，不合格碘盐一律不准出厂销售。

卫生部门要做好餐饮业和集体食堂碘盐的卫生监督，确保餐饮业及集体食堂食用合格碘盐。

五、完善监测体系，突出防治重点

卫生部门负责组织开展碘缺乏病的监测工作，提高监测灵敏度和覆盖率，加强监测管理与质量控制，强化监测与防治干预措施的有机结合，尤其要因地制宜地加强对重点地区、重点人群的监测和防治干预，不断完善监测评估体系，为可持续消除碘缺乏病提供科学依据。

卫生部门要及时将监测信息通报各有关部门，提高信息利用的时效性和有效性。发展改革委、工商、质检和盐业主管等部门要根据各自的监管职能及时调整工作重点，逐步建立监测有序、响应及时、措施有力的长效监测机制。

卫生部门要组织制订应急预案，增强对突发事件的应急处置能力，适时在原盐产区、碘盐覆盖率及合格碘盐食用率较低的地区开展专项调查，发现有病情严重回升的地区，应及时报告当地政府和上级卫生行政部门，采取应急补碘措施，并及时通报国家盐业主管机构，实施应急碘盐供应。

在缺碘严重且普及碘盐暂时有困难的地区，卫生等部门要对严重缺碘的育龄妇女尤其是孕妇、哺乳期妇女等特需人群，因地制宜地采取安全、有效、价格低廉的强化补碘措施，预防智力残疾的发生。

卫生、民政及残联等部门应采取积极措施，对不同类型的地方性克汀病患者进行必要的药物治疗和提供适当的康复服务。

六、强化健康教育，密切部门合作

通过多部门开展多种形式的健康教育活动，使碘缺乏病防治知识家喻户晓，人人皆知，积极营造全社会共同参与防治工作的社会氛围，为建立防治碘缺乏病长效机制奠定基础。要重点面向西部边远、贫困、盐产地及周边等地区人群，提高健康教育的针对性、可及性和有效性。

卫生、发展改革委、广电、教育、妇女儿童、工商、质检、人口和计划生育、妇联、残联、关心下一代工作委员会及盐业等部门、单位要认真组织开展好每年一次的“防治碘缺乏病日”活动，并结合部门职责开展经常性的宣传活动。

报刊、广播、电视、网络等新闻媒体要积极开展多种形式的碘缺乏病防治知识的公益性宣传活动。

教育行政部门要指导、督促中小学校对学生开展经常性健康教育，使学生了解碘缺乏病防治知识。

卫生部门要组织社区卫生服务中心、乡村医疗卫生机构，通过健康咨询、健康教育处方、健康教育宣传栏等形式开展健康教育活动。

人口计生委、残联要重点做好新婚育龄妇女和孕妇等特需人群补碘宣传教育工作，预防智力残疾发生。

盐业销售企业在销售加碘盐时，要在碘盐包装袋上印制碘缺乏病防治知识，在销售网点开展张贴宣传资料、刷写墙体标语等宣传活动。

七、加强科学研究，提高防治水平

卫生部门和盐业主管部门要针对我国持续消除碘缺乏病所面临的科技难点，组织科技攻关，增强科技储备。当前，要重点研究适于我国人群碘营养水平的食盐加碘浓度；探索在西部边远、贫困和少数民族地区切实可行的综合防治措施；研究和完善我国碘缺乏病监测体系和技术方案；开展特需人群碘营养监测技术的应用研究。通过科技攻关，为实现可持续消除碘缺乏病目标，提供技术保障。

各地要依据本行动方案，制定落实具体任务和工作目标的行动计划，全面部署，认真实施，确保成效。

卫生部会同发展改革委、财政部等有关部门和单位，按照《规划》的要求，制定2007年中期考核评估方案和2011年终期考核评估方案，全面考核评估消除碘缺乏病目标的实施情况。

——《卫生部、国家发展改革委、教育部、财政部、国家人口计生委、国家工商总局、国家质检总局、国家广电总局、全国妇联、中国残联、国务院妇儿工委办公室、中国关心下一代工作委员会、中国盐业总公司文件(卫疾控发[2006]443号)》

附 录 B
（资料性附录）
将碘缺乏病作为公共卫生问题予以消除的标准

世界卫生组织、联合国儿童基金会、国际控制碘缺乏病理事会 1994 年推荐的“将碘缺乏病作为公共卫生问题予以消除的标准”，列表如下：

表 B.1 将碘缺乏病作为公共卫生问题予以消除的标准（1994 年）

指 标	标 准
碘盐：	
食用合格碘盐的家庭比率	＞90％
尿碘：	
6 岁～12 岁在校学生	
低于 100 μg/L 的比率	＜50％
低于 50 μg/L 的比率	＜20％
甲状腺大小：	
6 岁～12 岁在校学生	
触诊或超声诊断：甲状腺肿大率	＜5％
新生儿 TSH：	
全血 TSH 水平＞5 mU/L 的比率	＜3％

附 录 C
（资料性附录）
将碘缺乏病作为公共卫生问题可持续消除的标准

世界卫生组织、联合国儿童基金会、国际控制碘缺乏病理事会2001年推荐的“将碘缺乏病作为公共卫生问题可持续消除的标准”，列表如下：

表 C.1 将碘缺乏病作为公共卫生问题可持续消除的标准(2001年)

指 标	标 准
碘盐：	
食用合格碘盐的家庭比率	>90%
尿碘：	
6岁～12岁在校学生	
低于100 μg/L的比率	<50%
低于50 μg/L的比率	<20%
管理指标[a]	10项中至少达到8项

a 以下为10项管理指标：

1) 有一个运转有效的、由多部门参与的国家级实体(或委员会)负责政府的国家消除碘缺乏病计划(委员会应当由多部门组成，包括营养、医学、教育、盐业、媒体和消费者，其主席由卫生部任命)；
2) 有对全民食盐加碘和消除碘缺乏病的政治承诺；
3) 有负责国家消除碘缺乏病计划工作的执行官员；
4) 有全民食盐加碘的法律或法规；理想的法律和法规应涵盖人和农业(牲畜)都食用碘盐，如果后者不能被涵盖，则不能排除一个国家被认定为消除碘缺乏病；
5) 承诺对消除碘缺乏病的进展进行评估和再评估，使实验室应有能力提供盐碘和尿碘的准确资料；
6) 有对公众开展碘缺乏病和食用碘盐重要性的健康教育以及进行社会动员的计划；
7) 有碘盐在生产、销售和居民户水平的定期监测资料；
8) 有学龄儿童尿碘定期监测的实验室资料，还应有来自高危地区的适当抽样数据；
9) 有盐业保障碘盐质量的合作；
10) 有盐碘、尿碘、TSH(如果可能)的监测结果，即定期监测的数据库，并向公众发布。

参 考 文 献

[1] 食盐加碘消除碘缺乏危害管理条例. 中华人民共和国国务院. 1994-10-1.

[2] 中华人民共和国母婴保健法. 全国人大常委会 中华人民共和国主席令. 1995-6-1.

[3] 实现2010年消除碘缺乏病目标行动方案. 卫生部,国家发展改革委,教育部,财政部,国家人口计生委,国家工商总局,国家质检总局,国家广电总局,全国妇联,中国残联,国务院妇儿工委办公室,中国关心下一代工作委员会,中国盐业总公司. 2006-11-15.

[4] 全国重点地方病防治规划(2004～2010年). 国务院办公厅. 2004-10-14.

[5] 中国2000年消除碘缺乏病规划纲要. 国务院办公厅. 1994-9-21.

[6] GB 16006—1995 碘缺乏病消除标准.

[7] 实现消除碘缺乏病阶段目标评估方案. 卫生部,国家轻工业局,教育部,国家工商行政管理局,国家质量技术监督局. 1999-2-5.

[8] 食盐专营管理办法. 中华人民共和国国务院. 1996-5-27.

[9] WHO/UNCEF/ICC 碘缺乏病: Indicators for assessing Iodine Deficiency Disorders and their control through salt iodization. WHO/NUT,1994. 6;p36.

[10] Assessment of Iodine Deficiency Disorders and Monitoring their Elimination—A guide for programme managers. WHO/NHD,2001. 1;p61.

ICS 11.020
C 61

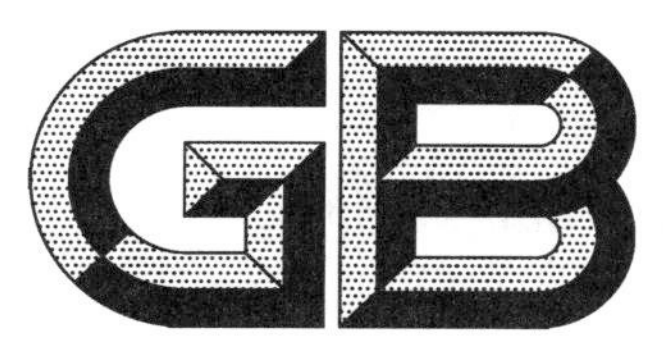

中华人民共和国国家标准

GB 16007—2011
代替 GB 16007—1995

大骨节病病区控制

Control of Kaschin-Beck disease areas

自2017年3月23日起,本标准转为推荐性标准,编号改为GB/T 16007—2011。

2011-12-30 发布　　2012-02-01 实施

中华人民共和国卫生部
中国国家标准化管理委员会　发布

前 言

本标准的所有技术内容为强制性。

本标准按照 GB/T 1.1—2009 给出的规则起草。

本标准代替 GB 16007—1995《大骨节病病区控制及考核验收办法》。

本标准与 GB 16007—1995《大骨节病病区控制及考核验收办法》相比主要变化如下：

——将原标准名称修订为大骨节病病区控制标准；

——删除了原标准 3.1 中“近 5 年内两次以上(含两次)病情检查结果无显著差别”的限定；

——X 线阳性率控制水平由 X 线阳性率≤10.0％修改为≤5.0％；

——临床检查对象由“7 岁～16 岁”修改为“7 周岁～12 周岁”；

——删除了原标准中“4 考核验收办法”；

——删除了原标准中“附录 A 大骨节病病区控制考核表”和“附录 B 抽样调查选取样本的规定”。

本标准由中华人民共和国卫生部提出并归口。

本标准由中华人民共和国卫生部负责解释。

本标准起草单位：中国疾病预防控制中心地方病控制中心、内蒙古自治区呼伦贝尔盟地方病防治研究所、四川省疾病预防控制中心、吉林省地方病第二防治研究所。

本标准主要起草人：刘运起、刘辉、刘学慧、李富忠、张雪英、周令望、高本。

本标准所代替标准的历次版本发布情况为：

——GB 16007—1995。

根据中华人民共和国国家标准公告(2017 年第 7 号)和强制性标准整合精简结论，本标准自 2017 年 3 月 23 日起，转为推荐性标准，不再强制执行。

大骨节病病区控制

1 范围

本标准规定了大骨节病病区控制指标。

本标准适用于对大骨节病病区控制状况的评价以及病区控制的考核验收。

2 规范性引用文件

下列文件对于本文件的应用是必不可少的。凡是注日期的引用文件，仅注日期的版本适用于本文件。凡是不注日期的引用文件，其最新版本(包括所有的修改单)适用于本文件。

WS/T 207 大骨节病诊断

3 控制指标

3.1 病区村(自然村或行政村)控制指标

病区村的病情具备下列两项指标之一，可判定病区村得到控制：

a) 临床检查7周岁～12周岁儿童，检查率>95%，按照WS/T 207诊断，无Ⅰ度及以上病例；

b) X线检查7周岁～12周岁儿童，检查率>95%，按照WS/T 207诊断，X线阳性率≤5.0%，其中，骨端阳性率≤3.0%，且无指骨干骺端"++"病变及"三联征"病例。

3.2 病区乡(镇)控制指标

乡(镇)所辖95%以上的病区村(自然村或行政村)达到病区村控制指标，可判定病区乡得到控制。

3.3 病区县(市、旗)控制指标

县(市、旗)所辖全部病区乡(镇)达到病区乡控制指标，可判定病区县得到控制。

3.4 病区省(区、市)控制指标

省(区、市)所辖全部病区县(市、旗)达到病区县控制指标，可判定病区省得到控制。

3.5 全国控制指标

全国各病区省(区、市)均达到病区省控制指标，可判定全国病区得到控制。

ICS 11.020
C 61

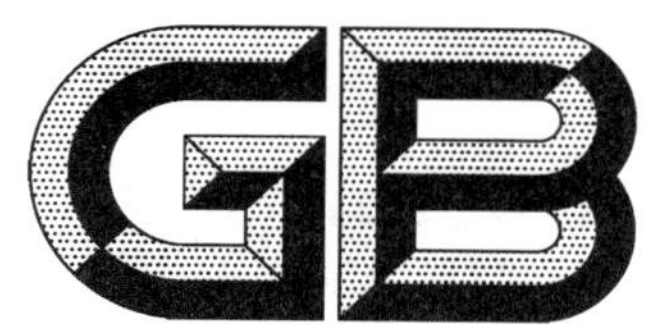

中华人民共和国国家标准

GB 16395—2011
代替 GB 16395—1996

大骨节病病区判定和划分标准

Criteria for delimitation and classification of Kashin-Beck disease endemic area

自2017年3月23日起,本标准转为推荐性标准,编号改为GB/T 16395—2011。

2011-12-30 发布　　2012-02-01 实施

中华人民共和国卫生部
中国国家标准化管理委员会　发布

前　言

本标准的全部技术内容为强制性。

本标准代替 GB 16395—1996《大骨节病病区判定和划分标准》。

本标准与 GB 16395—1996《大骨节病病区判定和划分标准》相比主要变化如下：

——调整了 X 线受检儿童的年龄范围和不同类型病区划分的 X 线检出率水平。

——在划分病区类型时，若临床普查与儿童 X 线检查结果不一致，规定以儿童 X 线的检查结果为准。

——强调了以病区人群中典型病例的年龄分布划分新病区和历史病区。

本标准的附录 A 为规范性附录。

本标准由中华人民共和国卫生部提出并归口。

本标准起草单位：山西省地方病防治研究所。

本标准主要起草人：王三祥、王正辉、李军、贾清珍、张向东、韩凌凌。

本标准所代替标准的历次版本发布情况为：

——GB 16395—1996。

根据中华人民共和国国家标准公告（2017 年第 7 号）和强制性标准整合精简结论，本标准自 2017 年 3 月 23 日起，转为推荐性标准，不再强制执行。

大骨节病病区判定和划分标准

1 范围

本标准规定了大骨节病病区判定和病区类型划分的基本要求。

本标准适用于对大骨节病病区进行判定和病区类型划分。

2 规范性引用文件

下列标准中的条款通过本标准的引用而成为本标准的条款。凡是注日期的引用文件，其随后所有的修改单(不包括勘误的内容)或修订版均不适用于本标准，然而，鼓励根据本标准达成协议的各方研究是否可使用这些文件的最新版本。凡是不注日期的引用文件，其最新版本适用于本标准。

WS/T 207　大骨节病诊断

3 病区判定

病区判定要以有当地发病的典型病例(WS/T 207)为依据，以自然村(屯)为单位。具备下列两条者，判定为病区：

a) 构成流行，当地居民临床Ⅰ度及其以上患病率＞5％。

b) 7～12岁儿童手部X线片有多发性、对称性骨端改变的病例。

4 病区类型划分

4.1 按病区病情严重程度划分

4.1.1 轻病区

当地居民临床Ⅰ度及其以上患病率或7～12岁儿童X线检出率≤10％。

4.1.2 中病区

当地居民临床Ⅰ度及其以上患病率或7～12岁儿童X线检出率＞10％且≤20％。

4.1.3 重病区

当地居民临床Ⅰ度及其以上患病率或7～12岁儿童X线检出率＞20％。

临床与儿童X线检查人数见附录A；当临床普查与儿童X线检查结果一致性差时，以儿童X线检查结果为准。

4.2 按典型病例的年龄分布划分

4.2.1 新病区

当地人群历史上无典型病例发生。现患Ⅰ度及其以上病例全部在20岁以下人群中，经流行病学调查、临床普查和7～12岁儿童X线检查，符合本病流行特征，具备本标准中判定病区条件者，可以判定为新病区。

4.2.2 历史病区

当地曾发生过典型病例并被确定为病区。经临床普查，20岁以下人群中无Ⅰ度及其以上病例；7～12岁儿童X线检出率＜5％，骨端检出率＜3％，且无干骺端(＋＋)改变的病例，也无干骺早闭及三联征的病例。

附　录　A
（规范性附录）
正确使用标准的说明

A.1　本标准中所述的“典型病例”系指在当地居住 6 个月以上的常住人群中发生的临床Ⅰ度及其以上的病例，或儿童手部 X 线片有多发性、对称性骨端改变的病例。

A.2　本病的病区判定和病区类型划分，均以自然村（屯）为单位。

A.3　临床检查不低于 100 人，自然村（屯）居住人口低于 100 人者，应与邻近自然村（屯）合并；7～12 岁儿童 X 线拍片人数，不少于 50 人（若一个自然村、屯，7～12 岁儿童不足 50 人，应从邻近村、屯同龄儿童补足），50 人以上者分层随机抽样，每一年龄拍片人数不少于 9 人。

A.4　中、重病区经过若干年演变，可以变为历史病区、轻病区。在历史病区或有些轻病区中本病可停止流行，故 7～12 岁儿童临床检查无Ⅰ度及其以上的病例，X 线检出率亦＜5%（或者检不出）。

ICS 11.020
C 61

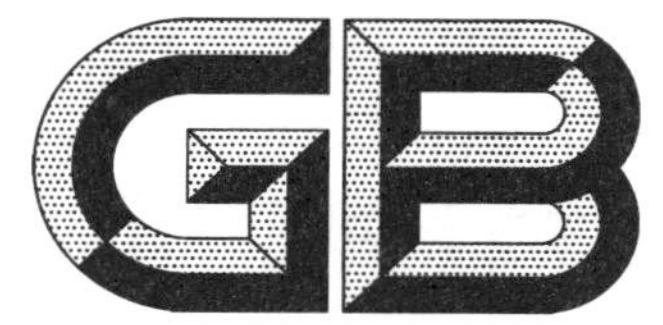

中华人民共和国国家标准

GB 16397—2011
代替 GB 16397—1996

大骨节病预防控制措施效果判定

Effect judging for preventive measures of Kaschin-Beck disease

2011-12-30 发布 2012-02-01 实施

中华人民共和国卫生部
中国国家标准化管理委员会 发布

前　言

本标准的所有技术内容为强制性。

本标准按照 GB/T 1.1—2009 给出的规则起草。

本标准代替 GB 16397—1996《大骨节病防制效果判定》。

本标准与 GB 16397—1996 比较，主要变化如下：

——增加术语和定义；

——将防制效果改为预防控制措施效果；

——删除了原标准"无效"判定标准中的"早期"；

——在有效判定标准中增加无Ⅱ°及以上病例发生和无骨骺早期闭合及三联征病例；

——将观察期限改为 3 年；

——增加附录 A。

本标准由中华人民共和国卫生部提出并归口。

本标准由中华人民共和国卫生部负责解释。

本标准起草单位：四川省疾病预防控制中心地方病预防控制所、中国疾病预防控制中心地方病控制中心、西安交通大学医学院、吉林省地方病第二防治研究所。

本标准主要起草人：邓佳云、李富忠、刘运起、郭雄、张雪英、黄慧。

本标准所代替标准的历次版本发布情况为：

——GB 16397—1996。

大骨节病预防控制措施效果判定

1 范围

本标准规定了大骨节病预防控制措施效果判定指标。

本标准适用于大骨节病病区各种预防控制措施的效果判定。

2 规范性引用文件

下列文件对于本文件的应用是必不可少的。凡是注日期的引用文件，仅注日期的版本适用于本文件。凡是不注日期的引用文件，其最新版本(包括所有的修改单)适用于本文件。

GB 16395 大骨节病病区判定和划分标准

WS/T 207 大骨节病诊断

3 术语和定义

下列术语和定义适用于本文件。

3.1

大骨节病预防措施 prevention measures of Kaschin-Beck disease

根据大骨节病病因研究最新成果，针对病因链某个环节或多个环节的阻断措施。

3.2

三联征 triad

X线右手正位拍片检查，干骺端、骨端、骨骺、腕骨四个部位中，三个部位有大骨节病的X线征象。

4 效果判定标准

4.1 显效

按照附录A的要求，在病区实施预防措施3年后，应同时具备以下两条，可判断为有显著效果(简称显效)：

a) 原观察人群无临床Ⅰ度及以上新发病例；

b) 原观察人群无大骨节病X线阳性病例。

4.2 有效

按照附录A的要求，在病区实施预防措施3年后，应同时具备以下两条，可判断为有效：

a) 原观察人群临床Ⅰ度发病率≤2%，且无Ⅱ度及以上病例发生；

b) 原观察人群X线阳性率≤10%和骨端阳性率≤3%，且无骨骺早期闭合和三联征病例。

4.3 无效

按照附录A的要求，在病区实施预防措施3年后，具备以下一条者，可判断为无效：

a) 原观察人群临床Ⅰ度及以上发病率＞2%；

b) 原观察人群X线阳性率＞10%或骨端阳性率＞3%。

附 录 A
（规范性附录）
大骨节病预防措施效果判定条件要求

A.1 观察病区选择

按照 GB 16395 判定的病区，选择病情活跃程度指数＞50 的病区村 1 个或数个。如病情活跃程度指数无＞50 的病区村，可选择病情活跃程度指数在 12～50 之间的病区村 1 个或数个，病情活跃程度指数计算公式见式（A.1）。

$$\text{病情活跃程度指数}=\left(\frac{\text{干骺端病变检出人数}}{\text{受检人数}}+\frac{\text{干骺端病变“++”、“+++”总检出人数}}{\text{干骺端病变总检出人数}}\right)\times 100 \quad\cdots\cdots\cdots\cdots(\text{A.1})$$

A.2 观察人群条件及数量

在病区连续居住 6 个月以上，且饮用本地水和食用本地粮食的 7 周岁～9 周岁儿童，人数不低于 100 人，观察期末失访率不超过 10％。

A.3 观察人群健康状况

观察初始阶段，X 线右手正位片检查均无大骨节病改变。

A.4 观察期限

每年 3 月～4 月进行一次临床及 X 线拍片观察，连续观察 3 年。

A.5 X 线拍片部位

右手正位片（包括腕关节）。

A.6 X 线病例诊断

具体诊断方法见 WS/T 207。

A.7 设立合理的对照

在同一病区，选择性别、年龄、数量一致的人群作为对照组观察。

ICS 11.020
C 61

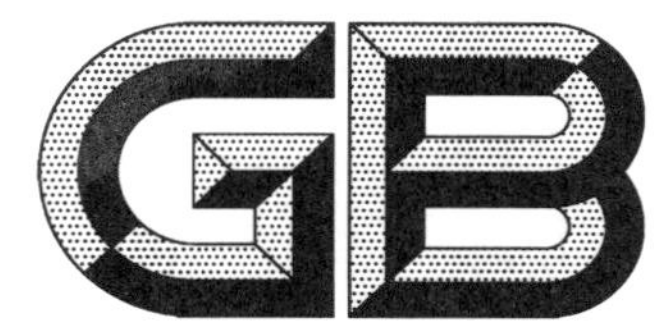

中华人民共和国国家标准

GB 17017—2010
代替 GB 17017—1997

地方性氟中毒病区控制标准

Control criteria for endemic fluorosis areas

自 2017 年 3 月 23 日起，本标准转为推荐性标准，编号改为 GB/T 17017—2010。

2011-01-14 发布　　2011-06-01 实施

中华人民共和国卫生部
中国国家标准化管理委员会　发布

前言

本标准的全部技术内容为强制性。

本标准代替GB 17017—1997《地方性氟中毒病区控制标准》。

本标准与GB 17017—1997相比主要变化如下：

——增加了饮茶型地方性氟中毒病区控制的评价指标。

——增加了饮水含氟量、砖茶含氟量两项技术指标。

——删掉了人群总摄氟量指标。

——增加了附录A评价指标抽样方法。

本标准附录A为规范性附录。

本标准由中华人民共和国卫生部提出并归口。

本标准起草单位：中国疾病预防控制中心地方病控制中心、贵州省疾病预防控制中心、四川省疾病预防控制中心、山东省地方病防治研究所、山西省地方病防治研究所。

本标准主要起草人：孙殿军、安冬、王三祥、孙玉富、于光前、赵丽军、边建朝、杨小静。

本标准所代替标准的历次版本发布情况为：

——GB 17017—1997。

根据中华人民共和国国家标准公告(2017年第7号)和强制性标准整合精简结论，本标准自2017年3月23日起，转为推荐性标准，不再强制执行。

地方性氟中毒病区控制标准

1 范围

本标准规定了地方性氟中毒病区控制标准、判定标准指标的检验方法及评价指标的抽样方法。

本标准适用于以行政村或自然村为单位的饮水型、燃煤污染型、饮茶型及其混合氟源引起的地方性氟中毒病区。

2 规范性引用文件

下列文件中的条款通过本标准的引用而构成为本标准的条款。凡是注日期的引用文件，其随后所有的修改单(不包括勘误的内容)或修订版均不适用于本标准，然而，鼓励根据本标准达成协议的各方研究是否可使用这些文件的最新版本。凡不注日期的引用文件，其最新版本适用于本标准。

GB 19965 砖茶含氟量

WS/T 106 地方性氟中毒病区饮水氟化物的测定方法

WS 192 地方性氟骨症诊断标准

WS/T 208 氟斑牙诊断

3 术语和定义

下列术语和定义适用于本标准。

3.1

地方性氟中毒 endemic fluorosis

人们长期生活在高氟环境中或由于生活习惯，通过饮水、空气、食物及茶叶等介质摄入过量的氟而导致慢性蓄积性中毒。

3.2

氟斑牙 dental fluorosis

在牙齿发育形成期间由于机体摄氟过多而引起牙釉质矿化不全或松网样改变，临床上肉眼可见牙釉质表面失去正常光泽，出现白垩、着色、缺损样表现。

3.3

地方性氟骨症 endemic skeletal fluorosis

地方性氟中毒病区的居民，因摄入过量氟化物而引起以颈、腰和四肢大关节疼痛、肢体运动功能障碍以及骨和关节X线征象异常为主要表现的慢性代谢性骨病。

3.4

生活饮用水 drinking water

供人生活的饮水和生活用水。

[GB 5749—2006，3.1]

3.5

集中式供水 central water supply

自水源集中取水，通过输配水管网送到服务用户或者公共取水点的供水方式，包括自建设施供水。为用户提供日常饮用水的供水站和为公共场所、居民社区提供的分质供水也属于集中式供水。

[GB 5749—2006，3.2.1]

在农村分大型集中式供水和小型集中式供水。

3.5.1

农村大型集中式供水 large central water supply for rural areas

日供水量≥1 000 m^3(或供水人口≥1 万人)的农村集中式供水。

3.5.2

农村小型集中式供水 small central water supply for rural areas

日供水量<1 000 m^3(或供水人口<1 万人)的农村集中式供水。

[GB 5749—2006,3.2.3]

3.6

改良炉灶 improved stove and kitchen

采取将煤烟排放到室外的措施(包括改炉、改灶、改烟囱),改变室内敞炉灶燃煤的方式,或配置专用炉具,使用沼气、液化气、电等清洁能源替代原煤,有效避免室内燃煤污染。

3.7

砖茶 brick tea

包括黑砖茶、茯砖茶、花砖茶、青砖茶、康砖茶、紧茶、金尖茶、米砖茶、沱茶等。又称紧压茶或边销茶。

4 控制指标

4.1 基本要求

按照附录 A 规定的抽样方法评价病区控制指标,饮水型病区应满足 4.2.1 和 4.2.2 的要求,燃煤污染型病区应满足 4.3.1 和 4.3.2 的要求,饮茶型病区应满足 4.4.1、4.4.2 和 4.4.3 的要求,可判定病区达到控制标准。

4.2 饮水型病区

4.2.1 饮水含氟量:农村大型集中式供水≤1.0 mg/L;农村小型集中式供水≤1.2 mg/L。

4.2.2 当地出生居住的 8～12 周岁儿童氟斑牙患病率≤30%。

4.3 燃煤污染型病区

4.3.1 合格改良炉灶率(包括使用清洁能源,如电能、液化气、沼气等)和炉灶正确使用率均在 90% 以上。

4.3.2 当地出生居住的 8～12 周岁儿童氟斑牙患病率≤30%。

4.4 饮茶型病区

4.4.1 砖茶含氟量≤300 mg/kg。

4.4.2 连续 3 年,30～60 周岁当地居民临床氟骨症患病率降低,经 X 线检查证实无新发中度及以上氟骨症病人。

4.4.3 当地出生居住的 8～12 周岁儿童氟斑牙患病率≤30%。

5 判定标准指标的检验方法

5.1 氟斑牙的诊断分度,按 WS/T 208 要求执行。

5.2 饮水含氟量测定,按 WS/T 106 要求执行。

5.3 砖茶含氟量测定,按 GB 19965 要求执行。

5.4 地方性氟骨症诊断标准,按 WS 192 要求执行。

附 录 A
（规范性附录）
评价指标抽样方法

A.1 饮水含氟量

采出厂水样1份，末梢水样2份，计算算术平均值。

A.2 砖茶含氟量

在评价的行政村或自然村，随机采集30户砖茶样品测定含氟量，计算算术平均值。

A.3 合格改良炉灶率

合格改良炉灶指燃煤炉（灶）坚固耐用严密，烟道通畅，燃烧充分，能保证炊事、供暖等热量需要，对于使用沼气、液化气、电等清洁能源的炉（灶），保证无空气污染并符合国家质量技术标准。在评价的行政村或自然村，检查所有居民户的炉灶，计算合格改良炉灶率（%）[见式（A.1）]，如果一个家庭仅使用炉或灶，则单独改良炉或灶；如果同时使用炉和灶，则应同时改良。

$$\text{合格改良炉灶率}=\frac{\text{合格改良炉灶户数}}{\text{全村居民户数}}\times 100\% \qquad \text{(A.1)}$$

A.4 合格改良炉灶正确使用率

炉（灶）使用期间，正确使用为勤除烟灰，保持烟道通畅，炉（灶）燃烧时必须加盖，避免煤烟逸漏室内；炉（灶）长期闲置时，清除炉渣、烟道灰，将铁部件上油，并放置于干燥处保存。在评价的行政村或自然村，检查所有居民户的合格改良炉灶正确使用情况，计算正确使用率（%）[见式（A.2）]。

$$\text{合格改良炉灶正确使用率}=\frac{\text{正确使用炉灶户数}}{\text{合格炉灶户数}}\times 100\% \qquad \text{(A.2)}$$

A.5 儿童氟斑牙患病率

在评价的行政村或自然村，检查所有当地出生居住的8～12周岁儿童牙齿，计算氟斑牙患病率。

A.6 临床氟骨症患病率

在评价的行政村或自然村，检查所有当地30～60周岁居民颈、腰和四肢大关节的临床症状与体征，计算临床氟骨症患病率。

A.7 X线检查氟骨症

在评价的行政村或自然村，对检出的临床中度以上氟骨症患者拍摄骨盆、右前臂加肘关节和右小腿加膝关节X线片，观察骨X线改变。

ICS 11.020
C 61

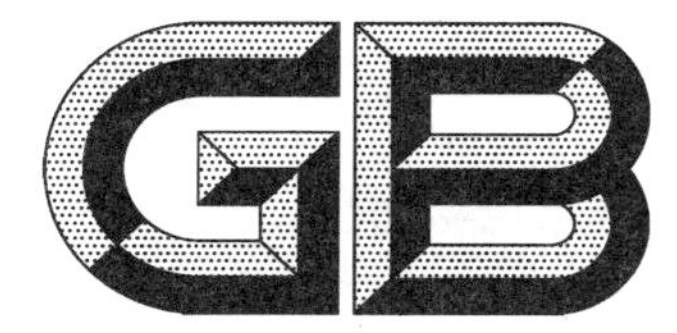

中华人民共和国国家标准

GB 17018—2011
代替 GB 17018—1997

地方性氟中毒病区划分

Division of endemic fluorosis areas

自 2017 年 3 月 23 日起，本标准转为推荐性标准，编号改为 GB/T 17018—2011。

2011-12-30 发布　　2012-02-01 实施

中华人民共和国卫生部
中国国家标准化管理委员会　发布

前　言

本标准的所有技术内容为强制性的。

本标准按照GB/T 1.1—2009给出的规则起草。

本标准代替GB 17018—1997《地方性氟中毒病区划分标准》。

本标准与GB 17018—1997相比主要变化如下：

——将原标准中饮水型氟中毒病区判定指标修改为水氟和病情同时符合的情况下才能判定为病区；

——删掉了原标准中燃煤污染型氟中毒病区划分的人群总摄氟量指标；

——增加了饮茶型地方性氟中毒病区划分的评价指标；

——增加了附录A评价指标确定方法。

本标准由中华人民共和国卫生部提出并归口。

本标准由中华人民共和国卫生部负责解释。

本标准起草单位：中国疾病预防控制中心地方病控制中心、贵州省疾病预防控制中心、四川省疾病预防控制中心、山东省地方病防治研究所、陕西省地方病防治研究所、山西省地方病防治研究所、内蒙古地方病防治研究中心。

本标准主要起草人：高彦辉、孙殿军、赵丽军、安冬、邓佳云、杨小静、边建朝、白广禄、王三祥、夏雅娟。

本标准所代替标准的历次版本发布情况为：

——GB 17018—1997。

根据中华人民共和国国家标准公告（2017年第7号）和强制性标准整合精简结论，本标准自2017年3月23日起，转为推荐性标准，不再强制执行。

地方性氟中毒病区划分

1 范围

本标准规定了地方性氟中毒病区判定与划分的指标。

本标准适用于以行政村或自然村为单位的饮水型、燃煤污染型和饮茶型地方性氟中毒病区的划分。

2 规范性引用文件

下列文件对于本文件的应用是必不可少的。凡是注日期的引用文件，仅注日期的版本适用于本文件。凡是不注日期的引用文件，其最新版本(包括所有的修改单)适用于本文件。

GB 5749 生活饮用水卫生标准

GB/T 5750.2 生活饮用水标准检验方法 水样的采集与保存

GB/T 5750.5 生活饮用水标准检验方法 无机非金属指标

WS 192 地方性氟骨症诊断标准

WS/T 208 氟斑牙诊断

3 术语和定义

下列术语和定义适用于本文件。

3.1

饮水型地方性氟中毒 drinking water type endemic fluorosis

由于人们长期生活在水氟含量较高的环境中，通过饮水摄入过量的氟而导致的以骨组织和牙齿受累为主的慢性蓄积性中毒。

3.2

燃煤污染型地方性氟中毒 burning coal pollution type endemic fluorosis

由于人们长期以敞炉敞灶燃烧高氟煤炭用于取暖、炊事或烘烤粮食、辣椒等，致使含氟烟尘污染空气以及食物，使人体摄入过量的氟而导致的以骨组织和牙齿受累为主的慢性蓄积性中毒。

3.3

饮茶型地方性氟中毒 drinking tea type endemic fluorosis

由于人们长期饮用含氟量较高的茶水，致使人体摄入过量的氟而导致的以骨组织和牙齿受累为主的慢性蓄积性中毒。

4 病区判定与划分指标

4.1 病区判定

4.1.1 饮水型地方性氟中毒病区

生活饮用水含氟量＞1.2 mg/L，且当地出生居住的8周岁～12周岁儿童氟斑牙患病率＞30％。

4.1.2 燃煤污染型地方性氟中毒病区

居民有敞炉敞灶燃煤习惯，且当地出生居住的 8 周岁～12 周岁童氟斑牙患病率＞30%。

4.1.3 饮茶型地方性氟中毒病区

16 周岁以上人口日均茶氟摄入量＞3.5 mg，且经 X 线检查证实有氟骨症患者。

4.2 病区程度划分

4.2.1 饮水型和燃煤污染型地方性氟中毒病区

4.2.1.1 轻度病区

当地出生居住的 8 周岁～12 周岁儿童中度及以上氟斑牙患病率≤20%，或经 X 线检查证实有轻度氟骨症患者但没有中度以上氟骨症患者。

4.2.1.2 中度病区

当地出生居住的 8 周岁～12 周岁儿童中度及以上氟斑牙患病率＞20%且≤40%，或经 X 线检查证实有中度以上氟骨症患者，但重度氟骨症患病率≤2%。

4.2.1.3 重度病区

当地出生居住的 8 周岁～12 周岁儿童中度及以上氟斑牙患病率＞40%，或经 X 线检查证实重度氟骨症患病率＞2%。

4.2.2 饮茶型地方性氟中毒病区

4.2.2.1 轻度病区

经 X 线检查，36 周岁～45 周岁人群没有中度及以上氟骨症发生。

4.2.2.2 中度病区

经 X 线检查，36 周岁～45 周岁人群中度及以上氟骨症患病率≤10%。

4.2.2.3 重度病区

经 X 线检查，36 周岁～45 周岁人群中度及以上氟骨症患病率＞10%。

5 方法

5.1 氟斑牙的诊断分度方法，按 WS/T 208 要求执行。

5.2 水氟和茶水样品的采集和保存，按 GB/T 5750.2 要求执行。

5.3 水氟和茶水氟含量测定，按 GB/T 5750.5 要求执行。

5.4 地方性氟骨症诊断，按 WS 192 要求执行。

5.5 评价指标的确定方法，见附录 A。

附 录 A
（规范性附录）
评价指标确定方法

A.1 人日均茶氟摄入量

在拟判定的病区村，随机采集10户家庭的茶水样品和水样，分别测定茶水含氟量和水氟含量，并调查该户所有16岁以上常住人口每日平均饮茶水量，分别计算人日均茶氟摄入量，以10户的全部常住人口的日均茶氟摄入量计算算术平均值。计算公式见式（A.1）：

$$\text{人日均茶氟摄入量(mg)} = [\text{茶水含氟浓度(mg/L)} - \text{水氟浓度(mg/L)}] \times \text{人日均饮茶水量(L)} \quad \cdots\cdots\cdots\cdots(\text{A.1})$$

A.2 儿童氟斑牙患病率

在拟判定的病区村，检查所有当地出生居住的8周岁～12周岁儿童牙齿，计算氟斑牙患病率。计算公式见式（A.2）：

$$\text{儿童氟斑牙患病率} = \frac{\text{极轻人数} + \text{轻度人数} + \text{中度人数} + \text{重度人数}}{\text{受检人数}} \times 100\% \quad \cdots\cdots(\text{A.2})$$

A.3 X线氟骨症患病率

在拟判定的病区村，对全部目标人群拍摄骨盆、右前臂加肘关节和右小腿加膝关节等部位的X线片，观察骨X线改变，计算X线氟骨症患病率见式（A.3）。

$$\text{X线氟骨症患病率} = \frac{\text{X线检查确认的氟骨症人数}}{\text{受检人数}} \times 100\% \quad \cdots\cdots\cdots\cdots\cdots(\text{A.3})$$

ICS 11.020
C 61

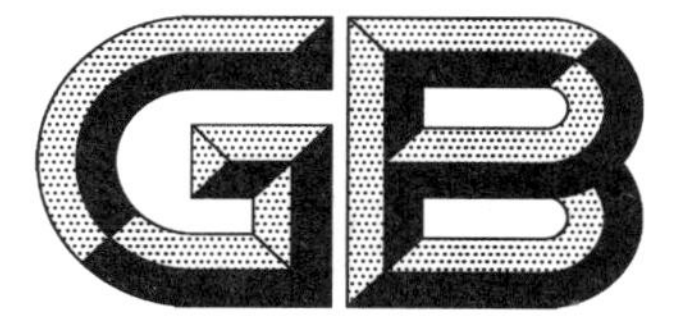

中华人民共和国国家标准

GB 17019—2010
代替 GB 17019—1997

克山病病区控制标准

Control criteria for Keshan disease areas

自2017年3月23日起，本标准转为推荐性标准，编号改为GB/T 17019—2010。

2011-01-14 发布　　2011-06-01 实施

中华人民共和国卫生部
中国国家标准化管理委员会　发布

前　言

本标准的全部技术内容为强制性。

本标准代替GB 17019—1997《克山病基本控制标准》。

本标准与GB 17019—1997《克山病基本控制标准》相比主要变化如下：

——删除了对基本控制克山病病区(县)的定义；

——病情控制指标中的发病率改为患病率；

——附录中增加了病例上报程序。

本标准的附录A、附录B为规范性附录。

本标准由中华人民共和国卫生部提出并归口。

本标准起草单位：中国疾病预防控制中心地方病控制中心克山病研究所。

本标准主要起草人：王铜、侯杰、冯红旗、裴俊瑞、李奇。

本标准所代替标准的历次版本发布情况为：

——GB 17019—1997。

根据中华人民共和国国家标准公告(2017年第7号)和强制性标准整合精简结论，本标准自2017年3月23日起，转为推荐性标准，不再强制执行。

克山病病区控制标准

1 范围

本标准规定了克山病病区控制标准、病例上报及病区控制考核验收程序。

本标准适用于克山病病区病情控制的考核验收，描述克山病病情、开展克山病流行病学研究、监测和防治效果的考核评估。

2 规范性引用文件

下列文件中的条款通过本标准的引用而成为本标准的条款。凡是注日期的引用文件，随后所有的修改单(不包括勘误的内容)或修订版均不适用于本标准，然而，鼓励根据本标准达成协议的各方研究是否可使用这些文件的最新版本。凡是不注日期的引用文件，其最新版本适用于本标准。

GB 17020 克山病病区判定和类型划分

GB 17021 克山病诊断标准

3 术语和定义

下列术语和定义适用于本标准。

3.1

克山病 Keshan disease，KD

一种原因不明的地方性心肌病；病理学主要改变是心肌实质的变性、坏死和瘢痕形成，心脏呈肌原性扩张，心腔扩大、室壁趋向变薄；主要临床特征是心功能不全和心律失常。

3.2

患病率 prevalence rate

某地人口中某种疾病现患的频率。

4 病情控制

按病例上报程序(见附录 A)和克山病病区控制的考核验收程序(见附录 B)，依据 GB 17020、GB 17021，以乡为单位，对克山病病区进行规范的病情调查，克山病发病、患病水平达到下述三个条件时，可判定克山病病区的病情得到控制：

a) 连续 5 年以上(不含 5 年)全乡无急型、亚急型克山病发病。

b) 慢型克山病患病率小于 0.2%。

c) 潜在型克山病患病率小于 3.0%。

附　录　A
（规范性附录）
病例上报程序

A.1　县级疾病预防控制中心应定期通过问卷调查或线索调查，收集新发现的急型、亚急型、慢型克山病病例信息，核实后上报市级疾病预防控制中心。

A.2　市级疾病预防控制中心、省地方病所或省级疾病预防控制中心、中国疾病预防控制中心地方病控制中心，对病例情况逐级核实后上报。

A.3　上报病例由中国疾病预防控制中心地方病控制中心备案。

附　录　B
（规范性附录）
克山病病区控制考核验收程序

B.1　克山病病区控制的达标考核验收以乡为单位。县级卫生行政部门对病区县所辖病区乡组织开展达标评估，经评估所有病区乡均达到控制标准后，由县级卫生行政部门逐级报送至省级卫生行政部门，省级卫生行政部门组织对申报县进行考核验收。

B.2　经省级卫生行政部门考核验收，所有病区县均达到病区控制标准后，由省级卫生行政部门向卫生部报送全省病区的考核验收报告。

ICS 11.020
C 61

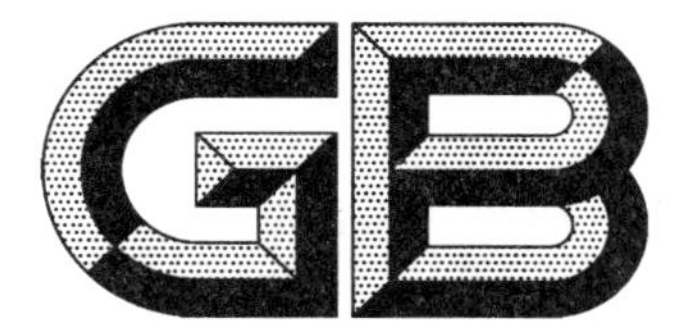

中华人民共和国国家标准

GB 17020—2010
代替 GB 17020—1997

克山病病区判定和类型划分

Delimitation and classification of Keshan disease areas

自2017年3月23日起，本标准转为推荐性标准，编号改为GB/T 17020—2010。

2011-01-14 发布 2011-06-01 实施

中华人民共和国卫生部
中国国家标准化管理委员会 发布

前　言

本标准的全部技术内容为强制性。

本标准代替 GB 17020—1997《克山病病区划定和类型划分》。

本标准与 GB 17020—1997 相比主要变化如下：

——增加了对历史病区的界定；

——强调了克山病病例的当地原发性；

——病区类型的划分主要依据慢型克山病的患病率和是否有急型、亚急型克山病病例的发生；

——病区类型划分中用慢型克山病的患病率指标替代原来的发病率指标；

——确定了病区判定和类型划分标准的适用年限。

本标准的附录 A 为资料性附录。

本标准由中华人民共和国卫生部提出并归口。

本标准起草单位：中国疾病预防控制中心地方病控制中心克山病研究所。

本标准主要起草人：王铜、冯红旗、侯杰、裴俊瑞、李奇。

本标准所代替标准的历次版本发布情况为：

——GB 17020—1997。

根据中华人民共和国国家标准公告(2017 年第 7 号)和强制性标准整合精简结论，本标准自 2017 年 3 月 23 日起，转为推荐性标准，不再强制执行。

克山病病区判定和类型划分

1 范围

本标准规定了克山病病区判定和类型划分的依据。

本标准适用于克山病病区的判定和类型划分,描述克山病病情、开展克山病流行病学研究、监测和防治效果的考核评估。

2 规范性引用文件

下列文件中的条款通过本标准的引用而成为本标准的条款。凡是注日期的引用文件,随后所有的修改单(不包括勘误的内容)或修订版均不适用于本标准,然而,鼓励根据本标准达成协议的各方研究是否可使用这些文件的最新版本。凡是不注日期的引用文件,其最新版本适用于本标准。

GB 17021 克山病诊断标准

3 术语和定义

下列术语和定义适用于本标准。

3.1

克山病 Keshan disease KD

一种原因不明的地方性心肌病;病理学主要改变是心肌实质的变性、坏死和瘢痕形成,心脏呈肌原性扩张,心腔扩大、室壁趋向变薄;主要临床特征是心功能不全和心律失常。

3.2

患病率 prevalence rate

某地人口中某种疾病现患的频率。

4 病区判定

病区判定以乡为单位。根据克山病地区分布特点(参见附录A),对病区进行判定。既往或现在有急型或亚急型克山病发生或有慢型克山病病例存在的乡,即可判定为病区乡,克山病病例是指在病区村居住不少于6个月新发克山病患者,不是外来病例。

5 病区类型划分

克山病病区分为以下几种类型,各病例诊断见GB 17021:

a) 重病区

近5年内有急型或亚急型克山病发生或慢型克山病患病率高于0.9%。

b) 中病区

近5年内无急型或亚急型克山病发生,慢型克山病患病率介于0.3%~0.9%。

c) 轻病区

近5年内无急型或亚急型克山病发生,慢型克山病患病率低于0.3%。

d) 历史病区

既往有急型或亚急型或慢型克山病发生,但近5年内已无克山病病例存在的地区。

附 录 A
（资料性附录）
克山病地区分布特点

A.1 本病呈明显的地区性发病，且病区范围相对稳定。在一个省(区)范围内，只有部分县，在一个县范围内，只有部分乡是病区，而另一些县、乡为非病区。

A.2 病区分布于农村。

A.3 病区外环境低硒。

ICS 11.020
C 61

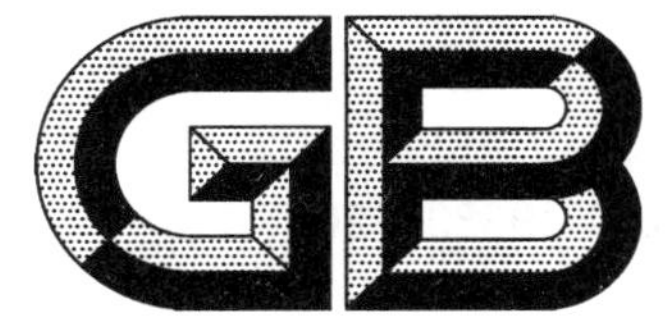

中华人民共和国国家标准

GB/T 19380—2016
代替 GB/T 19380—2003

水源性高碘地区和高碘病区的划定

Definition and demarcation of water-borne iodine-excess areas and iodine-excess endemial areas

2016-12-30 发布　　2017-07-01 实施

中华人民共和国国家卫生和计划生育委员会
中国国家标准化管理委员会　发布

前　言

本标准按照 GB/T 1.1—2009 给出的规则起草。

本标准代替 GB/T 19380—2003《水源性高碘地区和地方性高碘甲状腺肿病区的划定》。

本标准与 GB/T 19380—2003 相比，主要技术变化如下：

——修改了标准的名称；

——删除了规范性引用文件 GB/T 5750《生活饮用水标准检验法》，增加了规范性引用文件WS 276《地方性甲状腺肿诊断标准》；

——修改了高碘地区和高碘病区的定义；

——修改了高碘地区和高碘病区划定的技术指标；

——对原标准附录 A 抽样方法进行了适当补充。

本标准由中华人民共和国国家卫生和计划生育委员会提出并归口。

本标准负责起草单位：山西省地方病防治研究所。

本标准参加起草单位：中国疾病预防控制中心地方病控制中心、山东省地方病防治研究所、江苏省疾病预防控制中心、河南省疾病预防控制中心、中国疾病预防控制中心传染病预防控制所、天津医科大学内分泌研究所、河北省疾病预防控制中心。

本标准主要起草人：贾清珍、张向东、申红梅、郭晓尉、边建朝、王培桦、郑合明、李素梅、陈祖培、马景。

本标准所代替标准的历次版本发布情况为：

——GB/T 19380—2003。

水源性高碘地区和高碘病区的划定

1 范围

本标准规定了水源性高碘地区和高碘病区的划定指标与方法。

本标准适用于水源性高碘地区和高碘病区的划定。

2 规范性引用文件

下列文件对于本文件的应用是必不可少的。凡是注日期的引用文件,仅注日期的版本适用于本文件。凡是不注日期的引用文件,其最新版本(包括所有的修改单)适用于本文件。

WS/T 107 尿中碘的砷铈催化分光光度测定方法

WS 276 地方性甲状腺肿诊断标准

3 术语和定义

下列术语和定义适用于本文件。

3.1

高碘甲状腺肿 iodine excess goiter

人体长期摄入过量碘而导致的甲状腺肿大。

3.2

水源性高碘地区 water-borne iodine-excess areas

在特定的自然环境中,人们长期通过饮水摄入过量碘,但还不足以引起高碘甲状腺肿等疾病流行的地区。

3.3

水源性高碘病区 water-borne iodine-excess endemial areas

在特定的自然环境中,人们长期通过饮水摄入过量碘,引起高碘甲状腺肿等疾病流行的地区。

4 水源性高碘地区划定

以行政村为单位,按照附录A规定的抽样方法抽取样本,参照国家碘参照实验室推荐的生活饮用水中碘化物的砷铈催化分光光度检测法,进行水碘含量检测,居民饮用水碘中位数>100 μg/L的地区。

5 水源性高碘病区划定

水源性高碘地区中,按照附录A规定的抽样方法抽取样本,按照WS 276进行地方性甲状腺肿诊断,按照WS/T 107进行尿碘含量检测,具备以下两项指标的地区:

a) 8周岁~10周岁儿童甲状腺肿大率>5%;

b) 8周岁~10周岁儿童尿碘中位数>300 μg/L。

注:两项指标不一致时以8周岁~10周岁儿童甲状腺肿大率为主。

附　录　A
（规范性附录）
抽样方法

A.1　居民饮用水碘调查采用10%抽样法，将每个村分成东、南、西、北、中5个方位，在多于50口水井的村，从每个方位中各随机抽10%的井（某方位不足10口井时则抽取饮用人口最多的一口）；少于50口井的村，每个方位各随机抽1口井；少于5口井的村全部测定；如遇集中式供水，则仅采2份末梢饮用水。

A.2　8周岁～10周岁儿童甲状腺肿大率调查采用随机抽样方法，被调查儿童要求男女各半，并且抽样总数需在100例以上，人数不足时则在6周岁～12周岁儿童中补齐或对6周岁～12周岁儿童开展普查。

A.3　8周岁～10周岁儿童尿碘含量调查采用随机抽样方法，被调查儿童要求男女各半，并且抽样总数需在50例以上，人数不足时则在6周岁～12周岁儿童中补齐或对6周岁～12周岁儿童开展普查。

ICS 11
C 53

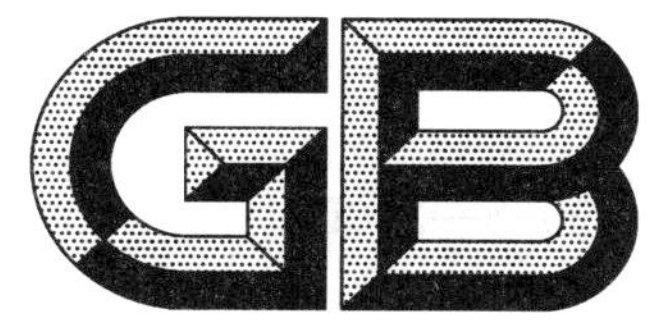

中华人民共和国国家标准

GB 19965—2005

砖 茶 含 氟 量

Fluoride content of brick tea

2005-10-18 发布 2006-05-01 实施

中华人民共和国卫生部
中国国家标准化管理委员会 发布

前　　言

本标准的附录A是规范性附录。

本标准由卫生部疾病控制局提出。

本标准由中国疾病预防控制中心地方病控制中心负责起草，四川省地方病防治研究所、中国疾病预防控制中心环境与健康相关产品安全所、内蒙古自治区呼伦贝尔市地方病防治研究所参加起草。

本标准主要起草人：孙殿军、于光前、赵新华、孙玉富、白学信、梁超轲、王丽华、沈雁峰、石玉霞、王克健。

砖 茶 含 氟 量

1 范围

本标准规定了砖茶允许含氟量及含氟量检测方法。

本标准适用于砖茶生产和销售领域的砖茶含氟量的监测及监督。

本标准也适用于卫生部门对饮茶型氟中毒病区的监测及防治措施落实的评价。

2 规范性引用文件

下列文件中的条款通过本标准的引用而成为本标准的条款。凡是注日期的引用文件，其随后所有的修改单(不包括勘误的内容)或修订版均不适用于本标准，然而，鼓励根据本标准达成协议的各方研究是否可使用这些文件的最新版本。凡是不注日期的引用文件，其最新版本适用于本标准。

GB/T 8302—2002 茶 取样

3 术语和定义

下列术语和定义适用于本标准。

3.1

砖茶 brick tea

包括黑砖茶、茯砖茶、花砖茶、青砖茶、康砖茶、紧茶、金尖茶、米砖茶、沱茶等。又称紧压茶或边销茶。

3.2

砖茶含氟量 fluoride content of brick tea

每 1 kg 砖茶含水溶性无机氟的总量。

4 砖茶含氟量

每 1 kg 砖茶允许含氟量≤300 mg。

5 砖茶含氟量检测方法

采用氟离子选择电极法测氟含量，详见附录 A(规范性附录)。

附　录　A
（规范性附录）
电极法测定砖茶含氟量

A.1　仪器

A.1.1　离子计或精密酸度计。

A.1.2　氟离子选择电极、饱和甘汞电极。

A.1.3　电磁力搅拌器。

A.2　试剂

A.2.1　氟化钠标准贮备液　将氟化钠(分析纯)于120℃烘干2 h,准确称取0.221 0 g,加水溶解,定容至100 mL,摇匀,转移至塑料瓶中,置于冰箱中保存。此液含氟离子1.0 mg/mL。

A.2.2　氟化钠标准应用液Ⅰ　准确吸取10.0 mL氟化钠标准贮备液于100 mL容量瓶中。加水定容,摇匀,贮于聚乙烯瓶中。此液含氟离子100.0 μg/mL。

A.2.3　氟化钠标准应用液Ⅱ　准确吸取氟化钠标准应用液Ⅰ 10.0 mL于100 mL容量瓶中。加水定容,摇匀,贮于聚乙烯瓶中。此液含氟离子10.0 μg/mL。

A.2.4　总离子强度调节缓冲液(TISAB)称取58 g氯化钠,120 g柠檬酸钠($Na_3C_6H_5O_7 \cdot 2H_2O$),量取57 mL冰乙酸,溶于700 mL水中,用10 mol/L氢氧化钠溶液调节pH值为5.0～5.5,定容至1 000 mL。

A.2.5　所用试剂均为分析纯,所用水均为去离子水。

A.3　分析步骤

A.3.1　样品的制备　按GB/T 8302—2002取砖茶样品,取样量不低于20 g,粉碎、过40目筛,于80℃烘干至恒定质量,贮于干燥器中。

A.3.2　标准曲线绘制　在一系列50 mL容量瓶中分别加入氟化钠标准应用液Ⅱ2.5,5.0,10.0 mL和氟化钠标准应用液Ⅰ2.5,4.0,5.0 mL,加水定容。此标准系列含氟离子含量为0.5,1.0,2.0,5.0,8.0,10.0 mg/L。量取此标准系列溶液各10.0 mL于50 mL塑料烧杯中,分别加入10.0 mL TISAB,置于电磁力搅拌器上,插入氟电极和饱和甘汞电极,按氟浓度由低到高测定平衡电位(mV)。以平衡电位为算术坐标,氟浓度为对数坐标,绘制标准曲线,或计算回归方程。

A.3.3　砖茶含氟量测定　准确称取0.2 g(精确至0.1 mg)制备好的砖茶样品,置于50 mL具塞磨口三角烧瓶中,准确加入40.0 mL水。置沸水浴15 min,取出后,冷却至室温。准确吸取10.0 mL样液于50 mL塑料烧杯中,准确加入10.0 mL TISAB,测定平衡电位(mV)。

A.4　结果计算

$$c_F = \frac{c_0 \cdot V}{m} \qquad \cdots\cdots (A.1)$$

式中:

c_F——砖茶样品含氟量,单位为毫克每千克(mg/kg);

V——样品溶液的总体积,40.0 mL;

c_0——样品溶液氟浓度,单位为毫克每升(mg/L);

m——样品称取质量，单位为克(g)。

A.5 说明

A.5.1 以电极电位变化小于0.5 mV/min，判定电极的平衡电位。

A.5.2 平行测定2份样品，计算其平均值为该批砖茶氟含量。

ICS 11.020
C 61

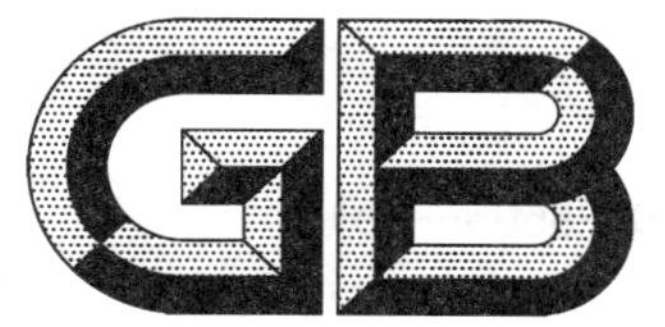

中华人民共和国国家标准

GB 28595—2012

地方性砷中毒病区消除

Elimination of the endemic arsenism areas

自2017年3月23日起，本标准转为推荐性标准，编号改为GB/T 28595—2012。

2012-06-29 发布　　2012-11-01 实施

中华人民共和国国家质量监督检验检疫总局
中国国家标准化管理委员会　发布

前　　言

本标准的全部技术内容为强制性。

本标准由中华人民共和国卫生部提出并归口。

本标准起草单位：内蒙古自治区地方病防治研究中心、贵州省疾病预防控制中心、山西省地方病防治研究所、陕西省地方病防治研究所。

本标准主要起草人：夏雅娟、安冬、王三祥、武克恭、白广禄。

根据中华人民共和国国家标准公告(2017 年第 7 号)和强制性标准整合精简结论，本标准自 2017 年 3 月 23 日起，转为推荐性标准，不再强制执行。

地方性砷中毒病区消除

1 范围

本标准规定了地方性砷中毒病区消除的指标。

本标准适用于以行政村或自然村为单位的地方性砷中毒病区消除的判定。

2 规范性引用文件

下列文件对于本文件的应用是必不可少的。凡是注日期的引用文件，仅注日期的版本适用于本文件。凡是不注日期的引用文件，其最新版本(包括所有的修改单)适用于本文件。

GB 2762 食品中污染物限量

GB/T 3058 煤中砷的测定方法

GB/T 5009.11 食品中总砷及无机砷的测定

GB 5749 生活饮用水卫生标准

GB/T 5750.6 生活饮用水标准检验方法 金属指标

WS/T 211 地方性砷中毒诊断标准

WS 277 地方性砷中毒病区判定和划分标准

3 术语和定义

下列术语和定义适用于本文件。

3.1

地方性砷中毒新发病例 new case of endemic arsenism

落实防控措施后，在已判定的病区村居民中新发生的地方性砷中毒病例。

4 消除指标

根据附录A基本技术要求，同时具备以下两项者，可判定为病区达到消除水平：

a) 环境指标 饮水型地方性砷中毒病区村饮水砷含量符合GB 5749的规定。

燃煤污染型地方性砷中毒病区家庭不再燃用砷含量＞40 mg/kg的煤，或烘烤食物(如辣椒、玉米等)含砷量符合GB 2762的规定，或全部有效落实了改良炉灶措施。

b) 病情指标 除与砷相关的癌症患者外，无地方性砷中毒新发病例。

附 录 A
（规范性附录）
基本技术要求

A.1 在落实防控措施3年及以上的地方性砷中毒病区，开展病区消除的考核评估工作，病区判定按WS 277执行。

A.2 在被考核的病区村，对95%以上的既往高砷暴露人群进行病情检查，病人诊断按WS/T 211执行。

A.3 在被考核的饮水型地方性砷中毒病区村，对集中式供水的地区，采集末梢水5户，进行水砷含量测定，水砷含量测定方法按GB/T 5750.6执行。

A.4 在被考核的燃煤污染型地方性砷中毒病区村，采集不同来源的煤样，每种煤样采集5户，进行煤砷含量测定，或采集5户的烘烤辣椒、玉米样品，进行食品中砷含量测定，同时检查所有居民户的炉灶质量及使用情况。煤砷含量测定按GB/T 3058执行，食品中砷含量测定按GB/T 5009.11执行。

ICS 11.020
C 61

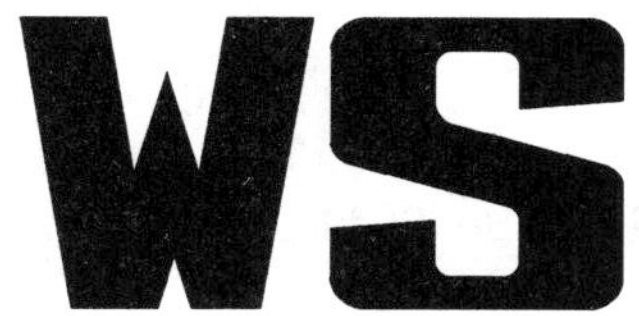

中华人民共和国卫生行业标准

WS/T 79—2011
代替 WS/T 79—1996

大骨节病治疗效果判定

Assessment for therapeutic efficacy on Kashin-Beck disease

2011-11-22 发布 2012-05-01 实施

中华人民共和国卫生部 发布

前　言

本标准按照 GB/T 1.1—2009 给出的规则起草。

本标准代替 WS/T 79—1996《大骨节病治疗效果判定》。自本标准实施之日起，WS/T 79—1996 废止。

本标准与 WS/T 79—1996《大骨节病治疗效果判定》相比主要变化如下：

——增加了“术语和定义”；

——增加了“判定原则”；

——删除了原标准依据“自觉症状，畸形，关节功能，判定治愈、好转和无效”的辅助相关条目；

——删除了“对综合判定治疗效果者，如临床效果与 X 线效果不相一致，以 X 线效果为主”的判定原则；

——增加了“关节功能障碍指数评分”及评分方法。

本标准的附录 A 为规范性附录。

本标准由卫生部地方病标准专业委员会提出。

本标准由中华人民共和国卫生部批准。

本标准起草单位：西安交通大学医学院公共卫生系地方病研究所、四川省疾病预防控制中心、陕西省地方病防治研究所。

本标准主要起草人：郭雄、王治伦、邓佳云、徐刚要、夏传涛。

本标准所代替标准的历次版本发布情况为：

——WS/T 79—1996。

大骨节病治疗效果判定

1 范围

本标准规定了大骨节病临床治疗效果的判定原则和判定方法。

本标准适用于大骨节病患者临床治疗的效果判定。

2 规范性引用文件

下列文件对于本文件的应用是必不可少的。凡是注日期的引用文件，仅所注日期的版本适用于本文件。凡是不注日期的引用文件，其最新版本(包括所有的修改单)适用于本文件。

WS/T 207 大骨节病诊断

3 术语和定义

下列术语和定义适用于本文件。

3.1

干骺端 metaphysis

骺板软骨下的临时钙化带及临时钙化带形成的软骨内成骨区。

3.2

骨端 distal end of phalanx

干骺、骨骺闭合前掌指(跖、趾)骨无骨骺端骨性关节面关节软骨下缘。

3.3

关节休息痛 arthralgia during nocturnal rest

晚间卧床休息时一个或多个关节间歇性或持续性疼痛。

3.4

关节运动痛 arthralgia on walking

步行或上下楼、上下坡时一个或多个关节间歇性或持续性疼痛。

3.5

晨僵 morning stiffness

在早晨睡醒之后，受损害的关节及周围肌肉出现发紧、僵硬、肌肉酸痛、活动不灵或活动受限。

3.6

最大步行距离 maximum distance walked

在因关节疼痛而停止步行之前的最长距离。

3.7

下肢活动能力 activities of lower limb

下肢主要关节(髋关节、膝关节、踝关节)的屈伸活动能力。

4 判定原则

根据 WS/T 207 诊断的大骨节病患者经治疗后，其中，骨骺与干骺闭合前患者根据治疗前后掌指骨

X线征像的变化判定治疗效果;骨骺与干骺闭合后临床Ⅰ度及以上患者,根据治疗前后关节功能障碍指数评分判定治疗效果。

5 判定

5.1 掌指骨X线征像

5.1.1 治愈

具备下列a)和b)项者,判定为治愈:

a) 干骺端原凹陷、硬化增宽的征像消失,仅留有部分生长障碍线,且有新的平整的先期钙化带出现;

b) 骨端原病变X线征像消失,骨性关节面变为光滑平整。

5.1.2 有效

具备下列a)或b)项者,判定为有效:

a) 干骺端凹陷变浅,或硬化增宽变窄,密度减低;

b) 骨端原模糊不整处出现硬化;或骨端原凹陷变小、变浅、密度减低;或骨端原缺损处出现致密阴影;或骨端原囊样变缩小或囊的大小不变而周围明显硬化,囊中出现致密阴影。

5.1.3 无效

具备下列a)、b)和c)项之一者,可判定为无效:

a) 干骺端原凹陷加深加宽,或原硬化增宽,密度增高,治疗1年后持续存在;

b) 原正常骨端在治疗2年后出现凹陷、硬化不整,或骨端原凹陷、硬化不整在治疗2年后继续加深加宽;

c) 干骺端改变治疗1年后及(或)骨端改变治疗2年后仍无变化。

5.2 关节功能障碍指数评分

5.2.1 显效

根据附录A进行评分,关节功能障碍指数综合评分改善率≥70%,判定为显效。

5.2.2 有效

根据附录A进行评分,关节功能障碍指数综合评分改善率≥30%且<70%,判定为有效。

5.2.3 无效

根据附录A进行评分,关节功能障碍指数综合评分改善率<30%,判定为无效。

附 录 A
（规范性附录）
关节功能障碍指数评分方法

A.1 关节功能障碍指数评分标准

关节功能障碍指数评分标准见表 A.1。

表 A.1 关节功能障碍指数评分标准

指标	标 准	分值
关节休息痛	无	0
	有疼痛但不影响睡眠	1
	疼痛难忍影响睡眠需服止痛药	2
关节运动痛	无	0
	上下坡（楼梯）或行走 15 min 以上路程有疼痛	1
	上下坡（楼梯）或少于 15 min 路程疼痛明显不能坚持	2
晨僵	无	0
	晨起四肢关节屈伸僵硬时间少于 15 min	1
	晨起四肢关节屈伸僵硬时间 15 min 以上	2
最大步行距离	步行 1 000 m 以上无限制	0
	仅能步行 500 m～1 000 m	1
	步行小于 500 m 或只能在居室与自家院内行走	2
下肢活动能力	下蹲自如	0
	下蹲困难或膝关节屈曲 90°以下	1
	不能下蹲或膝关节屈曲大于 90°	2

A.2 关节功能障碍指数综合评分之和计算方法

可根据公式（A.1）计算关节功能障碍指数综合评分之和。

$$\text{关节功能障碍指数综合评分之和}=\text{关节休息痛得分}+\text{关节运动痛得分}+\text{晨僵得分}+\text{最大步行距离得分}+\text{下肢活动能力得分} \quad \cdots\cdots\cdots\cdots(\text{A.1})$$

A.3 改善率计算方法

于治疗前和治疗后分别对患者进行关节功能障碍指数综合评分，按照公式（A.2）计算改善率。

$$\text{改善率}=\frac{\text{治疗前关节功能障碍指数综合评分之和}-\text{治疗后关节功能障碍指数综合评分之和}}{\text{治疗前关节功能障碍指数综合评分之和}}\times 100\% \quad \cdots\cdots\cdots\cdots(\text{A.2})$$

ICS 11.020
C 61

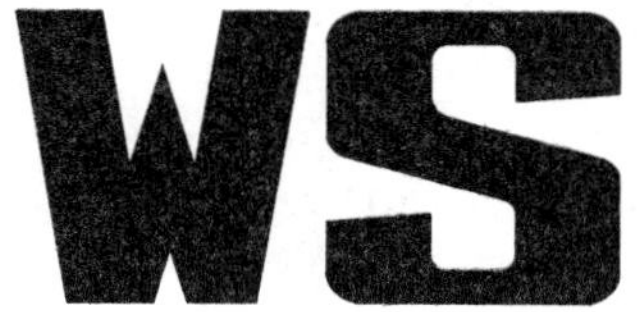

中华人民共和国卫生行业标准

WS/T 87—2016
代替 WS/T 87—1996

人 群 总 摄 氟 量

Total fluoride intake for inhabitants

2016-06-02 发布 2016-11-15 实施

中华人民共和国国家卫生和计划生育委员会 发 布

前　言

本标准按照 GB/T 1.1—2009 给出的规则起草。

本标准代替 WS/T 87—1996《人群总摄氟量卫生标准》。

本标准与 WS/T 87—1996 相比主要变化如下：

——删除了对不同病区的限制；

——增加了 GB/T 5009.18、GB 5750.5 和 HJ 480 为规范性引用文件；

——删除了规范性引用文件 GB 5750—85；

——修改了标准限值的适应范围；

——对附录进行了修订。

本标准起草单位：中国疾病预防控制中心地方病控制中心、贵州省疾病预防控制中心、四川省疾病预防控制中心。

本标准主要起草人：高彦辉、孙殿军、安冬、杨小静、赵丽军、王骋。

本标准首次发布于 1996 年 1 月。

人 群 总 摄 氟 量

1 范围

本标准规定了8周岁以上人群总摄氟量限值要求。

本标准适用于地方性氟中毒病区的划分和防控效果的综合评价。

2 规范性引用文件

下列文件对于本文件的应用是必不可少的。凡是注日期的引用文件，仅注日期的版本适用于本文件。凡是不注日期的引用文件，其最新版本(包括所有的修改单)适用于本文件。

GB/T 5009.18 食品中氟的测定

GB/T 5750.5 生活饮用水标准检验方法 无机非金属指标

HJ 480 环境空气 氟化物的测定 滤膜采样氟离子选择电极法

3 术语和定义

下列术语和定义适用于本文件。

3.1

总摄氟量 total fluoride intake

每人每天经饮水、食物和空气摄入氟离子(F^-)的总量。

4 总摄氟量限值要求

8周岁～16周岁(包括16周岁)人群，每人每日总氟摄入量≤2.4 mg；

16周岁(不包括16周岁)以上的人群，每人每日总氟摄入量≤3.5 mg。

5 总摄氟量调查与计算方法

见附录A。

附 录 A
(规范性附录)
总摄氟量调查方法

A.1 食物氟摄入量测定

调查称重当日每人每餐各种饭菜的摄入量。同时采集食物样品,按照 GB/T 5009.18 测定氟含量,计算每人当日食物氟摄入量。

A.2 饮水氟摄入量测定

调查当日每人的饮水量。采集水样,按照 GB/T 5750.5 测定氟含量,计算每人当日饮水氟摄入量。本方法也适用于饮茶型氟中毒病区茶水氟摄入量的测定。

A.3 空气氟摄入量测定

调查每人室内外活动时间,根据时间比例计算吸入室内外空气量。8 周岁～16 周岁每天按 9 m^3 计算,16 周岁(不包括 16 周岁)以上每天按 12 m^3 计算。按照 HJ 480 采集室内外空气样本并测定氟含量,计算每人当日空气氟摄入量。

A.4 总摄氟量

总摄氟量的计算见式(A.1):

$$总摄氟量(mg)=食物氟摄入量(mg)+饮水氟摄入量(mg)+空气氟摄入量(mg) \quad\cdots\cdots(A.1)$$

A.5 人群总摄氟量

人群总摄氟量的计算见式(A.2):

$$人群总摄氟量(mg)=\frac{\sum 总摄氟量(mg)}{被调查人数} \quad\cdots\cdots(A.2)$$

A.6 样本量要求

针对某一地方性氟中毒病区人群总摄氟量的测定,最低样本量为 30 人。

ICS 11.020
C 61

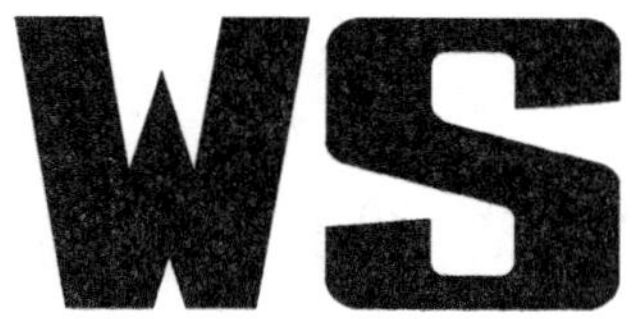

中华人民共和国卫生行业标准

WS/T 88—2012
代替 WS/T 88—1996

煤及土壤中总氟测定方法 高温热水解-离子选择电极法

Method for determination of total fluoride in coal and soil—Pyrohydrolysis-ion selective electrode method

2012-11-28 发布　　　　2013-05-01 实施

中华人民共和国卫生部　　发布

前　言

本标准按照 GB/T 1.1—2009 给出的规则起草。

本标准代替 WS/T 88—1996《煤及土壤中总氟测定方法　燃烧水解-离子选择电极法》。

本标准与 WS/T 88—1996 相比主要变化如下：

——将原标准名称中的“燃烧水解”改为“高温热水解”；

——将煤样热水解温度由 1 000 ℃改为 1 100 ℃；

——明确了每日实验前热水解系统的石英燃烧管和冷凝管系统的清洗条件；

——用石英砂替代原标准的二氧化硅粉；

——对原标准的书写格式、某些符号及单位的表达方式按照国家标准的要求进行了修改。

本标准由卫生部地方病标准专业委员会提出。

本标准起草单位：中国疾病预防控制中心地方病控制中心、贵州省疾病预防控制中心、南昌大学。

本标准主要起草人：于光前、安冬、吴代赦、张念恒、王伟。

煤及土壤中总氟测定方法
高温热水解-离子选择电极法

1 范围

本标准规定了以高温热水解法处理样品，采用离子选择性电极测定煤炭样品或土壤样品中总氟含量的方法。

本标准适用于各类煤炭和土壤样品中总氟含量的测定。

2 规范性引用文件

下列文件对于本文件的应用是必不可少的。凡是注日期的引用文件，仅注日期的版本适用于本文件。凡是不注日期的引用文件，其最新版本(包括所有的修改单)适用于本文件。

GB 475 商品煤样人工采取方法

GB/T 19494.1 煤炭机械化采样 第1部分：采样方法

NY/T 1121.1 土壤检测 第1部分：土壤样品的采集、处理和贮存

3 原理

煤炭或土壤样品与石英砂混合，于1 100 ℃在氧气-水蒸气流中燃烧、水解。样品中氟被转化成氟化氢或其他含氟的挥发性化合物，冷凝后被氢氧化钠溶液吸收，以离子选择性电极测定吸收液的氟含量。

4 试剂与材料

4.1 试剂使用要求

本标准使用的化学试剂除氟化钠需用优级纯(G.R.)外，其他试剂均用分析纯(A.R.)，所用水为去离子水，25 ℃时电导率不大于0.10 mS/m。

4.2 氟化钠标准溶液

4.2.1 氟化钠标准贮备液

准确称取预先于120 ℃烘干2 h的氟化钠0.221 0 g于烧杯中，加水溶解，用水将氟化钠溶液全部洗入100 mL容量瓶中，加水定容，摇匀，转移至聚乙烯塑料瓶中，置于冰箱内冷藏。此贮备液每毫升含氟1.000 mg。

4.2.2 氟化钠标准工作液

准确吸取1.0 mL氟化钠标准贮备液于100 mL容量瓶中。加水定容，摇匀，贮于聚乙烯塑料瓶中。此溶液每毫升含氟10.0 μg。

4.3 总离子强度调节缓冲液

称取 58 g 氯化钠,2.94 g 柠檬酸钠($Na_3C_6H_5O_7 \cdot 2H_2O$),量取 57 mL 冰醋酸,溶于 700 mL 水中,用 10 mol/L 氢氧化钠溶液调节 pH 至 5.0～5.5,加水定容至 1 000 mL。

4.4 0.2 mol/L 氢氧化钠溶液

称取 8 g 氢氧化钠,溶于水,稀释至 1 000 mL。

4.5 10 mol/L 氢氧化钠溶液

称取 40 g 氢氧化钠,溶于水,稀释至 100 mL。

4.6 2 mol/L 硝酸溶液

浓硝酸与水的体积比为 1∶6.25 混合而成。

4.7 0.5%酚酞指示剂溶液

称取 0.5 g 酚酞,溶解于 100 mL90%乙醇溶液中。

4.8 石英砂

分析纯,粒度 0.5 mm～1 mm,含氟量≤10 mg/kg。

4.9 瓷舟

长度 75 mm 或 95 mm。

4.10 氧气

纯度 99%以上。

5 仪器

5.1 高温热水解装置

5.1.1 管式高温炉:有 80 mm 长的恒温区(1 100 ℃±10 ℃)。用自动温度控制器调节温度。
5.1.2 燃烧管:透明石英管,耐温 1 300 ℃。
5.1.3 电热套:可调温。
5.1.4 示意图:见图 1。

5.2 分析仪器

5.2.1 离子计或精密酸度计:精度 0.1 mV。
5.2.2 氟离子选择性电极。
5.2.3 饱和甘汞电极。
5.2.4 磁力搅拌器。

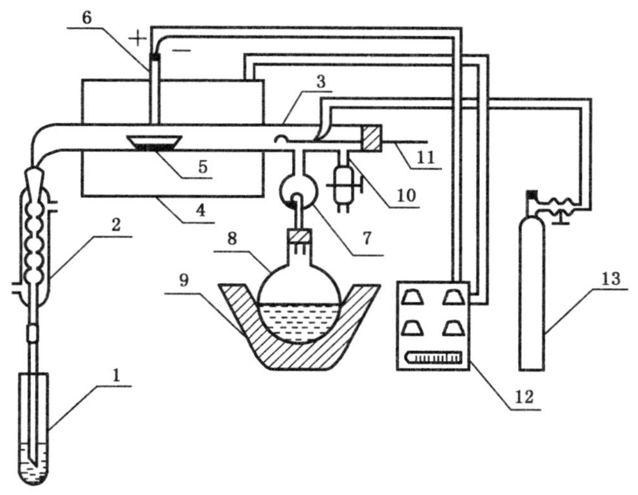

1——吸收管；
2——冷凝管；
3——石英管；
4——管式高温炉；
5——瓷舟(石英舟)；
6——热电偶；
7——防溅球；
8——烧瓶；
9——电热套；
10——放水口；
11——进样推棒；
12——温度控制器；
13——氧气钢瓶。

图 1 高温热水解装置示意图

6 样品处理

6.1 准备工作

按图 1 所示，将高温热水解装置装配妥当，连接好气路、水路，检查气密性，冷凝管通入冷却水，将石英管加热到 950 ℃，通入水蒸气及氧气(290 mL/min)，塞紧进样口橡皮塞，逐渐升温至 1 100 ℃后空烧 15 min，使冲洗出的冷凝液达到 70 mL～80 mL。

6.2 高温热水解

称取 0.2 g(准确到 0.000 2 g)经粉碎研磨过 0.074 mm 孔径筛的样品，与 0.1 g 石英砂于瓷舟中混合，再取少量石英砂铺盖于样品上，以基本覆盖样品表面为宜。用事先装有 15.0 mL 浓度为 0.2 mol/L 氢氧化钠溶液的吸收管接收冷凝液。把瓷舟放入石英燃烧管中，插入进样推棒，通入水蒸气和氧气(290 mL/min)，在 5 min 内分两步，逐渐将瓷舟从低温区(600 ℃～700 ℃)推到高温区(1 100 ℃)，并将瓷舟在 1 100 ℃恒温区继续保持 10 min，取出进样推棒以免熔化。在整个过程中，调节电热套温度，控制烧瓶内的水蒸气流量，使收集的冷凝液体积总量控制在 45 mL 以内。高温水解完成后，将冷凝液全部转移到 50 mL 容量瓶中，加一滴酚酞指示剂，用 2 mol/L 硝酸溶液中和至红色消失，加水至刻度，摇匀待测。

7 测定步骤

7.1 工作曲线的制备

取 5 个 25 mL 小烧杯分别加入 0.10 mL、0.50 mL、1.00 mL、2.50 mL、5.00 mL 氟化钠标准工作液和 5.0 mL 总离子强度缓冲液，再各加去离子水至总体积 10.0 mL，此标准系列溶液含氟量分别为 1.0 μg、5.0 μg、10.0 μg、25.0 μg、50.0 μg。放入磁芯搅拌棒，置于电磁力搅拌器上，插入氟电极和甘汞电极，搅拌，当电位值变化≤0.1 mV/min 时读取平衡电位。由低浓度到高浓度依次测定各溶液的电位值。用计算器或计算机求得回归方程 $E=a+b\log C$ 的截距(a)和斜率(b)，得到标准溶液的工作曲线，同时计算相关系数(r)，要求相关系数大于 0.999。方程式中 E 为测得的电极电位值(mV)，c 为溶液含氟量(μg)。

7.2 样品测定

取 5 mL 样品溶液于 25 mL 小烧杯中，加入 5.0 mL 总离子强度缓冲液，按 7.1 步骤测得平衡电位值。用工作曲线求得样品溶液氟含量。每测定一个样品时，都要将电极洗到要求的空白电位值后，进行测定。

7.3 空白值测定

在高温热水解装置中不加入样品，按样品处理的操作步骤，对瓷舟和石英砂进行高温热水解处理，用电极法测定氟含量，求得空白值。若空白值过高，在结果计算时应扣除，并检查空白值过高原因，加以消除。

8 结果计算

结果计算见式(1)。

$$c=\frac{m_x \cdot V_0}{V_1 \cdot m} \quad \cdots\cdots\cdots (1)$$

式中：

c ——煤或土壤中总氟含量，单位为毫克每千克(mg/kg)；

m_x——样品溶液中含氟量(由工作曲线求得)，单位为微克(μg)；

V_0——吸收液总体积，单位为毫升(mL)；

V_1——测定时吸取被测液体积，单位为毫升(mL)；

m ——称取样品重量，单位为克(g)。

本法中 $V_0=50$ mL，$V_1=5$ mL，则

$$c=\frac{m_x \cdot 50}{5 \cdot m} \text{ 或 } c=\frac{m_x}{m}\times 10$$

9 说明

9.1 准确度与精密度

同一实验室对含氟煤标样(标准物质产品编号：GBW11121，含氟 248 mg/kg±12 mg/kg)13 次测

定的平均值为 246.15 mg/kg,相对标准偏差为 1.6%。

同一实验室对含氟土壤标样(标准物质产品编号:GBW07405,含氟 603 mg/kg±28 mg/kg)13 次测定的平均值为 607.8 mg/kg,相对标准偏差为 3.6%。

9.2 检测下限

样品溶液的检测下限为 0.5 μg,当取样量为 0.200 0 g,吸收液定容到 50 mL 时,样品检测下限为 25.0 mg/kg。

9.3 样品采集方法

煤炭样品采集可参考 GB 475 和 GB/T 19494.1。

土壤样品采集可参考 NY/T 1121.1。

ICS 11.020
C 61

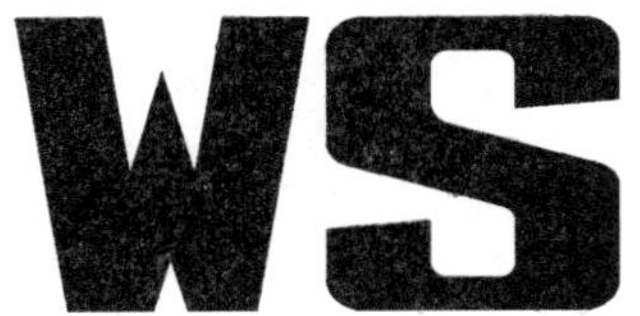

中华人民共和国卫生行业标准

WS/T 89—2015
代替 WS/T 89—1996

尿中氟化物测定　离子选择电极法

Determination of fluoride in urine—Ion selective electrode method

2015-05-07 发布　　2015-11-01 实施

中华人民共和国国家卫生和计划生育委员会　发布

前　　言

本标准按照 GB/T 1.1—2009 给出的规则起草。

本标准代替 WS/T 89—1996《尿中氟化物的测定　离子选择电极法》。

本标准与 WS/T 89—1996 相比，主要技术变化如下：

——修改了方法所用去离子水质量符合 GB/T 6682 中二级水规格；

——删除了原标准中含氟总离子强度调节缓冲液；

——修改了原标准中使用假尿溶液制作标准曲线的方法，采用总离子强度调节缓冲液直接制作标准曲线，测定尿氟含量；

——修改了尿样测定取样量，减少了总离子强度缓冲液使用体积量；

——删除了原标准的标准加入法。

本标准起草单位：中国疾病预防控制中心地方病控制中心、山东省地方病防治研究所、山西省地方病防治研究所、四川省疾病预防控制中心。

本标准主要起草人：于光前、边建朝、王伟、程晓天、朱岚、杨小静、纪晓红。

本标准所代替标准历次版本发布情况为：

——WS/T 89—1996。

尿中氟化物测定　离子选择电极法

1　范围

本标准规定了用离子选择电极测定尿中无机氟化物含量的方法。

本标准适用于测定人或动物尿样中无机氟化物含量。

2　原理

氟化镧单晶对氟离子有选择性，在氟电极的氟化镧单晶膜两侧的不同浓度氟化物溶液之间存在电位差，通常称为膜电位。膜电位的大小与溶液中氟离子活度有关，在一定活度范围内，氟电极与甘汞电极组成的一对电化学电池的电动势与氟离子活度的对数呈线性关系，可测定尿中氟离子浓度。

3　试剂

3.1　试剂使用要求

本标准使用的化学试剂除氟化钠需用优级纯外，其他试剂均用分析纯，所用水为去离子水（符合GB/T 6682 中二级水规格）。

3.2　冰乙酸（冰醋酸）

ρ_{20}＝1.06 g/mL。

3.3　氢氧化钠溶液（10 mol/L）

称取 40 g 氢氧化钠（NaOH），溶于水中，稀释至 100 mL。

3.4　总离子强度调节缓冲液

称取 58 g 氯化钠，2.94 g 柠檬酸钠（$Na_3C_6H_5O_7 \cdot 2H_2O$），溶于 600 mL 水中，加入 57 mL 冰乙酸（冰醋酸），用氢氧化钠溶液（3.3）调节 pH 至 5.0～5.5，加水定容至 1 000 mL。

3.5　氟化物标准溶液制备

3.5.1　氟化物标准储备液[ρ_{F^-}＝1.00 mg/mL]

准确称取烘至恒重（105 ℃～120 ℃烘干 2 h）的氟化钠 0.221 0 g 于烧杯中，加水溶解，用水将氟化钠溶液全部洗入 100 mL 容量瓶中，定容，摇匀，转移至聚乙烯塑料瓶中，置于冰箱内冷藏。

3.5.2　氟化物标准使用溶液 A[ρ_{F^-}＝100 μg/mL]

吸取 10.00 mL 氟化物标准储备液（3.5.1）于 100 mL 容量瓶中，用水稀释、定容至刻度，摇匀，转贮于聚乙烯塑料瓶中，置于冰箱内冷藏。亦可使用国家标准样品，制得氟化物标准使用溶液 A。

3.5.3　氟化物标准使用溶液 B[ρ_{F^-}＝10 μg/mL]

吸取 10.00 mL 氟化物标准使用溶液 A（3.5.2）于 100 mL 容量瓶中，用水稀释、定容至刻度，摇匀，贮于聚乙烯塑料瓶中，置于冰箱内冷藏。

4 仪器

4.1 离子计或精密酸度计：分辨率 0.1 mV。
4.2 氟离子选择电极。
4.3 饱和甘汞电极。
4.4 电磁力搅拌器。

5 采样

采集晨尿或随机一次尿样 20 mL～30 mL 于清洁干燥的聚乙烯瓶中，若不能及时分析，冷藏保存于冰箱中，两周内完成测定。

6 分析步骤

6.1 标准曲线制备

6.1.1 配制标准系列

分别准确量取氟化物标准使用溶液 B(3.5.3)0.25 mL、0.50 mL、1.25 mL、2.50 mL 及氟化物标准使用溶液 A(3.5.2)0.50 mL、1.25 mL、2.50 mL 于 25 mL 容量瓶内，加水定容。此标准系列的氟化物浓度分别为 0.1 mg/L、0.2 mg/L、0.5 mg/L、1.0 mg/L、2.0 mg/L、5.0 mg/L、10.0 mg/L。

6.1.2 测定平衡电位值

分别取 6.1.1 配制的氟化物标准系列溶液 5.0 mL 于 25 mL 烧杯中，分别加入 5.0 mL 总离子强度调节缓冲液，放入磁芯搅拌棒，置于电磁力搅拌器上，插入氟电极和饱和甘汞电极，搅拌。当电位值变化≤0.5 mV/min 时，在搅拌下读取平衡电位。由低浓度到高浓度依次测定各溶液的平衡电位值。

6.1.3 计算标准曲线回归方程

用计算器或计算机求得电位值 E(mV)与标准系列浓度 c(mg/L)，按照式(1)计算回归方程，得到标准曲线。同时计算回归方程的相关系数(r)，要求相关系数大于 0.999。

$$E = a + b \times \lg c \qquad (1)$$

式中：

E ——电位值，单位为毫伏(mV)；
a ——标准曲线回归方程的截距；
b ——标准曲线回归方程的斜率；
c ——标准溶液中氟化物的质量浓度(F^-)，单位为毫克每升(mg/L)。

6.2 样品测定

取 5.0 mL 摇匀后的尿样于 25 mL 烧杯中，加 5.0 mL 总离子强度调节缓冲液。按 6.1.2 步骤，测得平衡电位值，由标准曲线求得样品氟含量。测定样品时，要将电极洗到要求的空白电位值，再进行测定。

7 结果计算

7.1 用标准曲线计算样品测定溶液中氟化物浓度

用标准曲线计算样品测定溶液中氟化物浓度，按照式(2)进行计算：

$$c = 10^{\frac{E-a}{b}} \qquad \cdots\cdots\cdots(2)$$

式中：

E ——电位值，单位为毫伏(mV)；

a ——标准曲线回归方程的截距；

b ——标准曲线回归方程的斜率；

c ——用标准曲线计算得到的样品溶液中的氟化物质量浓度(F^-)，单位为毫克每升(mg/L)。

7.2 计算尿中氟化物的浓度

尿中氟化物的浓度，按照式(3)进行计算：

$$c_x = n \times c \qquad \cdots\cdots\cdots(3)$$

式中：

c_x ——尿中氟化物(以 F^- 计)质量浓度，单位为毫克每升(mg/L)；

n ——尿样稀释倍数；

c ——用标准曲线计算得到的样品溶液中的氟化物质量浓度(F^-)，单位为毫克每升(mg/L)。

8 说明

8.1 精密度

17 个实验室，每个实验室 6 次平行测定含氟量为 0.36 mg/L 的尿样，实验室内相对标准偏差在 0.6%～5.9% 之间，实验室间相对标准偏差为 6.4%；测定含氟量为 3.81 mg/L 的尿样，实验室内相对标准偏差在 0.4%～4.1%之间，实验室间相对标准偏差为 5.4%。

8.2 准确度

同一实验室对含氟 0.36 mg/L 尿样进行加标回收实验，4 次平行测定的回收率平均值为 97.3%，范围为 96.5%～98.0%；含氟 3.81 mg/L 尿样加标回收实验，4 次平行测定的回收率平均值为 99.7%，范围为 98.9%～100.5%。

8.3 检测下限

定量检测下限为 0.1 mg/L。

ICS 11.020
C 61

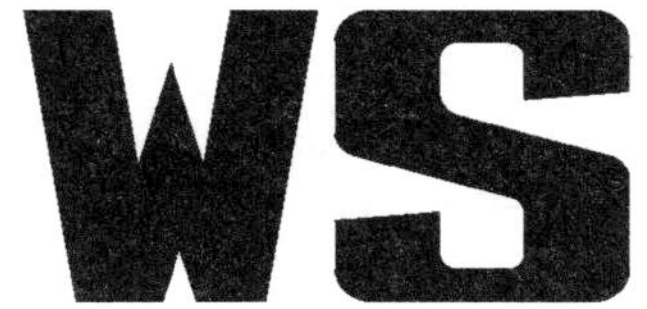

中华人民共和国卫生行业标准

WS/T 90—2017
代替 WS/T 90—1996

改水降氟效果评价

Evaluation on the effect of water-improving for defluoridation

2017-08-16 发布 2008-02-15 实施

中华人民共和国卫生和计划生育委员会 发布

前　言

本标准按照 GB/T 1.1—2009 给出的规则起草。

本标准代替 WS/T 90—1996《改水降氟措施效果评价标准》。

本标准与 WS/T 90—1996 相比，主要变化如下：

——增加了术语和定义；

——增加了评价原则；

——修订了饮水含氟量指标；

——修订了氟斑牙患病率检查时间及对象；

——将集中式改水降氟和分散式改水降氟的效果分开进行评价；

——修订了评价结果的等级划分，增加了基本合格一项；

——删除了原来的附录 A 改换水源工程检查登记表、附录 B 理化降氟工程检查登记表和附录 C 改水后出生儿童恒牙氟斑牙检查登记表；

——增加了新的附录 A 健全的管理和监测制度和附录 B 评价指标的抽样方法。

本标准起草单位：中国疾病预防控制中心地方病控制中心、内蒙古自治区地方病防治研究中心、山东省地方病防治研究所。

本标准主要起草人：赵丽军、孙殿军、高彦辉、李艳红、王学松。

本标准所代替标准的历次版本发布情况为：

——WS/T 90—1996。

改水降氟效果评价

1 范围

本标准规定了评价改水降氟效果的原则、指标和结果。

本标准适用于评价饮水型地方性氟中毒病区的改水降氟效果。

2 规范性引用文件

下列文件对于本文件的应用是必不可少的。凡是注日期的引用文件,仅注日期的版本适用于本文件。凡是不注日期的引用文件,其最新版本(包括所有的修改单)适用于本文件。

GB 5749 生活饮用水卫生标准

GB/T 5750.5 生活饮用水标准检验方法 无机非金属指标

GB/T 17017 地方性氟中毒病区控制标准

SL 308 村镇供水单位资质标准

WS/T 208 氟斑牙诊断

3 术语和定义

下列术语和定义适用于本文件。

3.1

供水工程与设施 projects and facilities for water supply

为居民提供生活饮用水的措施,包括各类集中式供水工程以及各类分散式供水设施。

3.2

集中式供水 central water supply

自水源集中取水,通过输配水管网送到服务用户或者公共取水点的供水方式。包括自建设施供水、为用户提供日常饮用水的供水站和为公共场所、居民社区提供的分质供水。

3.3

分散式供水 non-central water supply

分散户直接从水源取水,无任何设施或仅有简易设施的供水方式。

3.4

改水降氟 water-improving for defluoridation

在饮水型地方性氟中毒病区,通过建设供水工程或设施,降低居民生活饮水含氟量,以控制饮水型氟中毒的流行。

4 评价原则

4.1 对建成并使用1年以上的供水工程与设施进行评价。

4.2 集中式改水降氟(大型或小型的改换水源和理化除氟工程,覆盖1个病区村或以上的)以每个工程为单位进行评价;分散式改水降氟(分散式供水井、雨窖、理化除氟设备等,覆盖范围低于1个病区村的)

以村为单位进行评价。

4.3 病区村有自然村的地方以自然村为单位,没有自然村的以行政村为单位。

5 评价指标

5.1 供水工程:全年除正常检修之外均能足量供水,有健全的管理和监测制度(见附录A),工程的质量、水源与防护需符合SL 308的规定。

5.2 饮水含氟量:抽样方法见附录B。依据GB/T 5750.5方法检测,符合GB 5749中对不同规模供水方式水质氟化物限值的规定。

5.3 氟斑牙患病率:抽样方法见附录B。依据WS/T 208进行诊断,符合GB/T 17017中对饮水型氟中毒病区氟斑牙患病率限值的规定。

6 评价结果

6.1 集中式改水降氟

6.1.1 合格:同时具备5.1~5.3的规定。

6.1.2 基本合格:仅具备5.1、5.2的规定,未达到5.3的规定。

6.1.3 不合格:未达到5.1、5.2两条或其中一条的规定。

6.2 分散式改水降氟

6.2.1 合格:同时具备5.2、5.3的规定。

6.2.2 基本合格:仅具备5.2的规定,未达到5.3的规定。

6.2.3 不合格:未达到5.2的规定。

附　录　A
（规范性附录）
健全的管理和监测制度

A.1　健全的管理制度

改水降氟工程产权明晰，管护主体和运营管理方式明确，能促进改水降氟工程长期有效运行。具体的运行管理、安全生产和经营管理指标可参照 SL 308 执行。

A.2　健全的监测制度

改水降氟工程纳入当地相关部门的监测范畴，改换水源的改水降氟工程水质监测至少每年 1 次，理化除氟的改水降氟工程水质监测至少半年 1 次。水质监测项目要包括氟化物。

附　录　B
（规范性附录）
评价指标的抽样方法

B.1　饮水含氟量

B.1.1　以工程为单位进行评价的改水降氟，改换水源的改水工程在丰水期和枯水期各采集 1 份出厂水，单独评价每份水样，理化除氟的改水工程采集 1 份出厂水。

B.1.2　以村为单位进行评价的改水降氟，采集东、西、南、北、中 5 份水样，不足 5 份的全部采集，计算算数均数。

B.2　氟斑牙患病率

B.2.1　以工程为单位进行评价的改水降氟，选择改水前病情最重的 2 个病区村（若工程只覆盖一个病区村，则只选择这一个村），检查所有当地出生居住的 8～12 周岁儿童，数量不足 50 人的，应在本工程覆盖的其他病区村内继续选择病情最重的村进行调查，以满足 50 人的要求。若改水降氟工程覆盖的所有病区村 8～12 周岁儿童总数仍不足 50 人，则检查全部 8～12 周岁儿童。

B.2.2　以村为单位进行评价的改水降氟，检查所有当地出生居住的 8～12 周岁儿童。

ICS 11.020
C 61

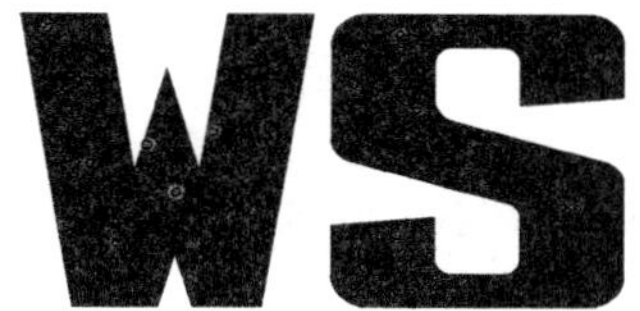

中华人民共和国卫生行业标准

WS/T 104—2014
代替 WS 104—1999

地方性克汀病和地方性亚临床克汀病诊断

Diagnosis for endemic cretinism and endemic subclinical cretinism

2014-12-23 发布 2015-04-01 实施

中华人民共和国国家卫生和计划生育委员会 发布

前　言

本标准按照 GB/T 1.1—2009 给出的规则起草。

本标准代替 WS 104—1999《地方性克汀病和地方性亚临床克汀病诊断》。

本标准与 WS 104—1999 相比主要变化如下：

——标准性质修改为推荐性；

——修订了地方性克汀病定义；

——增加了“3.2 精神发育迟滞”的定义；

——增加了“精神发育迟滞”，并取代 WS 104—1999 正文和 A.1.3 中的“智力障碍”；

——增加了“4 缩略语”；

——增加了“6.1 地克病”和“6.2 亚克汀”条目，条目下增加了“实验室检查”；

——增加了“8 鉴别诊断”；

——增加了“A.1.2 听力障碍的诊断”；

——增加了“表 A.2 中度、重度和极重度精神发育迟滞的特征”。

本标准起草单位：天津医科大学、北京协和医院、新疆维吾尔自治区疾病预防控制中心、甘肃省疾病预防控制中心。

本标准主要起草人：陈祖培、钱明、阎玉芹、戴为信、王锋锐、张育新。

本标准的历次版本发布情况为：

——WS 104—1999。

地方性克汀病和地方性亚临床克汀病诊断

1 范围

本标准规定了地方性克汀病和地方性亚临床克汀病的临床诊断依据。

本标准适用于我国碘缺乏地区对地方性克汀病和地方性亚临床克汀病的诊断。

2 规范性引用文件

下列文件对于本文件的应用是必不可少的。凡是注日期的引用文件,仅注日期的版本适用于本文件。凡是不注日期的引用文件,其最新版本(包括所有的修改单)适用于本文件。

GB 16005 碘缺乏病病区划分

3 术语和定义

下列术语和定义适用于本文件。

3.1

地方性克汀病和地方性亚临床克汀病 endemic cretinism and endemic subclinical cretinism

由碘缺乏所造成的,以精神发育迟滞为主要特征的神经-精神综合征。

3.2

精神发育迟滞 mental retardation

一组精神发育不全或受阻的综合征,特征为智力低下和社会适应困难,起病于发育成熟以前(18 周岁以前)。

4 缩略语

下列缩略语适用于本文件。

地克病:地方性克汀病(endemic cretinism)

甲减:甲状腺功能减退症(hypothyroidism)

黏肿型:黏液水肿型(myxoedematous type)

亚克汀:地方性亚临床克汀病(endemic subclinical cretinism)

亚临床甲减:亚临床甲状腺功能减退症(subclinical hypothyroidism)

FT_3:游离三碘甲腺原氨酸(free triiodothyronine)

FT_4:游离甲状腺素(free thyroxine)

IQ:智商(intelligence quotient)

TSH:促甲状腺激素(thyroid stimulating hormone)

TT_3:三碘甲腺原氨酸(triiodothyronine)

TT_4:甲状腺素(thyroxine)

5 诊断原则

凡具备 6.1.1 或 6.2.1 必备条件，同时再具备 6.1.2 或 6.2.2 辅助条件中任何一项或一项以上者，在排除由碘缺乏以外原因所造成的疾病后，可分别诊断为地克病或亚克汀。

6 临床诊断

6.1 地克病

6.1.1 必备条件

患者应出生和居住在碘缺乏地区；同时，具有不同程度的精神发育迟滞，IQ 小于或等于 54(见 A.2)。

6.1.2 辅助条件

6.1.2.1 神经系统障碍

具有以下任何条件之一或以上者判断为神经系统障碍：

a) 运动神经障碍(锥体系和锥体外系)，包括不同程度的痉挛性瘫痪，步态和姿态异常，斜视；

b) 不同程度的听力障碍(见 A.1.2)；

c) 不同程度的言语障碍(哑或说话障碍)。

6.1.2.2 甲状腺功能障碍

具有以下任何条件之一或以上者判断为甲状腺功能障碍：

a) 不同程度的体格发育障碍；

b) 不同程度的克汀病形象：傻相、傻笑、眼距宽、鼻梁塌，并常伴有耳软、腹膨隆和脐疝等；

c) 不同程度的甲减：黏液性水肿、皮肤干燥、毛发干粗；

d) 实验室和 X 线检查。甲减时，血清 TSH 高于正常、TT_4(FT_4)低于正常、TT_3(FT_3)正常或降低。亚临床甲减时，血清 TSH 高于正常、TT_4(FT_4)在正常范围内。X 线骨龄发育落后和骨骺愈合延迟。

6.2 亚克汀

6.2.1 必备条件

患者应出生和居住在碘缺乏地区；同时，具有轻度精神发育迟滞，IQ 为 55～69 之间(见 A.2)。

6.2.2 辅助条件

6.2.2.1 神经系统障碍

具有以下任何条件之一或以上者判断为神经系统障碍：

a) 极轻度的听力障碍。电测听时，听力阈值升高、高频或低频有异常；

b) 轻度或极轻度神经系统损伤。表现为精神运动障碍和(或)运动技能障碍；

c) 极轻度言语障碍或正常。

6.2.2.2 甲状腺功能障碍

具有以下任何条件之一或以上者判断为甲状腺功能障碍：

a) 轻度体格发育障碍；

b) 不同程度的骨龄发育落后以及骨骺愈合不良；

c) 实验室检查。没有甲减；可发现亚临床甲减(见 6.1.2.2)，或者单纯性低甲状腺素血症(血清 TSH 正常、TT_4 或 FT_4 低于正常)。

7 临床分型和分度

7.1 地克病

7.1.1 临床分型

7.1.1.1 神经型

以明显的精神发育迟滞和神经综合征(听力、言语和运动神经障碍)为主要表现的地克病。

7.1.1.2 黏肿型

以黏液性水肿、体格矮小或侏儒、性发育障碍、克汀病形象、甲减为主要表现的地克病。

7.1.1.3 混合型

兼具 7.1.1.1 和 7.1.1.2 两型主要表现的地克病。

7.1.2 临床分度

主要依据精神发育迟滞的严重程度，分为轻度、中度、重度，见表 A.1。

7.2 亚克汀

亚克汀没有临床分型和分度。

8 鉴别诊断

8.1 同因分娩损伤、新生儿窒息、脑炎、脑膜炎、癫痫、药物、中毒、其他原因(如：营养不良、文化背景等)等引起的精神发育迟滞鉴别。

8.2 同因中耳炎、药物(如：链霉素、庆大霉素等)等其他原因引起的听力障碍鉴别。

8.3 同其他因素引起的骨龄发育落后和身体发育障碍鉴别。

8.4 同散发性克汀病、家族性甲状腺肿、唐氏综合征、承雷病、苯丙酮尿症、劳-蒙-毕氏综合征、半乳糖血症、幼年型黏液水肿、大脑性瘫痪、头小畸形、垂体前叶功能低下、维生素 D 缺乏性佝偻病和聋哑等疾病鉴别(见表 1)。

表 1 鉴别诊断

名称	病 因	临床特征	实验室检查
散发性克汀病	不限于碘缺乏病病区。胚胎期甲状腺发育障碍、母亲因患甲状腺疾患、产生的抗甲状腺抗体或服用的抗甲状腺药物通过胎盘到达胎体,破坏胎儿的甲状腺组织,致甲状腺缺如或仅有少量腺组织	神经精神症状不明显,甲减症状明显;有不同程度的智力低下,不如地克病明显。体格矮小、指距小于身长。有特殊面容:鼻梁扁平,眼裂小,眼睑浮肿,表情愚钝,舌厚大,伸出口外。皮肤、头发粗干,发少,脉缓,食欲差,食量小,手足方而厚,发凉。肌张力低,腹胀,便秘。性格好静,少动。常伴有脐疝	血清 TSH 高于正常、TT_4(FT_4)低于正常,血清胆固醇高于正常,吸^{131}I 率降低。 X 线:骨龄明显延迟
家族性甲状腺肿	有甲状腺肿大者,甲状腺在转换无机碘化物为有机结合碘及甲状腺激素合成过程中的某一个或数个环节上发生障碍,致甲状腺激素生成不足	智力多系正常。出生时便有甲状腺肿大,甚至造成呼吸困难,出生体重轻,身体较矮,甲状腺片治疗效果满意。一般有家族遗传史,家中可出现一个以上的患儿,家族中常有近亲结婚史。若系先天性聋哑伴甲状腺肿者(称为 Pendred 氏综合征),在青春期出现甲状腺肿,但智力正常	甲状腺吸^{131}I 率升高。 X 线:膝、腕部均无化骨核
唐氏综合征	常染色体畸形,第 21 染色体为三体性(常染色体 21-三体综合征),胚胎性脑发育障碍病	智力低下。特殊面容:鼻梁平坦,鼻小,眼裂小,两侧眼角上吊,舌尖伸出口外,表情愚钝,有时尚灵活。小指短,向内弯,掌纹呈贯通手。脚趾大趾与其他趾分开,肌张力低,关节松弛易屈,皮肤、毛发细而软	染色体:21-三体性。 X 线:骨龄稍延迟或正常
承雷病	遗传性黏多糖代谢障碍	生后体格发育正常,6 个月～2 岁时开始表现明显迟缓,但智力低下与言语障碍生后即表现较为明显。体格矮小,貌丑。特殊面容:鼻根部下陷,鼻翘起鼻孔向上,耳位低,眼距宽,颈短,头颅大而不对称。手指弯曲不能直伸,呈“爪状”为本病特点,肝脾大	尿黏多糖阳性。 X 线:肋骨形如飘带,脊椎呈造舌状,爪状手
苯丙酮尿症	遗传性苯丙酮氨酸代谢缺陷(缺乏苯丙氨酸羟化酶)	智力低下明显,4 个月～6 个月内可出现症状。皮肤嫩白,不安、多动。肌张力及反射增强,汗尿有霉臭味。生后头发黑,逐渐变黄。特点是黄(发)、白(皮肤)、傻(智力低下)、臭(汗、尿有霉臭味)	尿三氯化铁试验阳性。血苯丙氨酸浓度增高

表 1（续）

名称	病　　因	临床特征	实验室检查
劳-蒙-毕氏综合征	先天性遗传性疾患	智力低下明显，婴儿期可出现症状及体征。体格肥胖，傻，瞎。多指（趾）或并指（趾）畸形，生殖器发育不良	眼底可见色素性视网膜炎
半乳糖血症	遗传性酶缺陷引起半乳糖代谢障碍（常染色体隐性遗传）	生后一段时间正常，数周至数月后喂养逐渐困难或拒食。智力发育迟缓，肝大，白内障	有先天性白内障，尿黏液酸试验阳性
幼年型黏液性水肿	甲状腺炎；甲状腺受外伤；手术切除甲状腺组织过多；服用抗甲状腺药物过多；原因不明	婴幼儿期（1 岁～3 岁）患者与散发性克汀病相似，但智力、体格发育障碍不明显。较大儿童或青春期发病者似成年人黏液性水肿，面部及全身可有黏液性水肿，性发育延迟	尿黏多糖阳性。血清 TSH 高于正常，TT_4（FT_4）低于正常，血清胆固醇升高，甲状腺吸^{131}I 率降低。 心电图：低电压，T 波低平，心动过缓
大脑性瘫痪	是颅内非进行性病灶所引起的运动障碍，可因产前或产后缺氧、损伤等因素引起，部分原因不明	有明显的智力低下，痉挛性瘫痪为主，扶立时脚尖着地或两脚交叉，运动障碍明显	—
头小畸形	常染色体隐性遗传	智力低下，头顶部小而尖，前额与枕部平坦。言语行动异常，可有痉挛性瘫痪	—
垂体前叶功能低下	原发性者由于垂体前叶功能不足	智力正常，生后 1 岁～2 岁生长正常。2 岁～4 岁开始较同年龄儿童生长缓慢，但身体各部分的比例正常。性发育不全，第二性征缺乏或低下，到成年后仍保持儿童面貌，声音尖细如童音	骨龄正常或稍迟
维生素 D 缺乏性佝偻病	缺乏户外活动，日光照射不足，食物中缺乏钙、磷或二者比例不当。生长过速，慢性疾病影响	智力正常，发病早期小儿烦躁多汗，病情进展可见肌肉松弛及骨骼病变，如方颅、鸡胸、串珠肋、X 或 O 形腿等，常有手足搐搦	血钙降低，血磷降低，碱性磷酸酶升高。 X 线：骨骼有典型病变
聋哑	先天性聋哑；后天性聋哑（因疾病或用药后所致）	除聋哑外无其他特征，智力多系正常；后天性聋哑患者于患病前听力正常，会说话，但在重病后或用药后变为聋哑，智力多正常	—

附 录 A
（资料性附录）
正确使用本标准的说明

A.1 诊断注意事项

A.1.1 可疑的诊断

当患者具备地克病诊断的必备条件，但又不能排除引起该病类似表现的其他疾病时，应该考虑为可疑患者，待进一步确诊。

A.1.2 听力障碍的诊断

推荐采用电测听、听性脑干诱发电位或耳声发射检查技术判断听力障碍。

A.1.3 精神运动障碍或运动技能障碍的诊断

推荐采用津医精神运动成套测验等神经心理测量工具进行判断。

A.2 精神发育迟滞的诊断及分度

A.2.1 智力低下的诊断

A.2.1.1 对7周岁及以上个体智力低下的判断，推荐采用中国联合型瑞文测验等标准化智力量表。

A.2.1.2 对6周岁及以下儿童智力低下的判断，推荐采用中国丹佛发育筛选测验和格塞尔发展量表等。

A.2.2 社会适应困难的诊断

采用适龄的社会适应行为量表进行判断，推荐采用婴儿—初中生社会生活能力量表等。

A.2.3 精神发育迟滞的分度

精神发育迟滞分为极重度、重度、中度和轻度（见表A.1），诊断依据量表评估结果，极重度、重度和中度精神发育迟滞也可以结合生活、劳动、言语、认知和运算六种能力综合判断（见表A.2）。

表 A.1 精神发育迟滞分度表

地克病和亚克汀	IQ分级[a]	精神发育迟滞的分度	教育学等级	人群中大致百分比 %	在成年期的 大致智力年龄范围
重度地克病	＜25	极重度	需监护	0.05	＜3岁2月
中度地克病	25～39	重度	可训练（依赖型）	0.10	3岁2月～5岁6月
轻度地克病	40～54	中度	可训练	0.20	5岁7月～8岁2月
亚克汀	55～69	轻度	可教育	2.70	8岁3月～10岁9月

[a] IQ分级是以中国联合型瑞文测验和韦克斯勒智力量表为依据（$\overline{x}=100$，$SD=15$）。

表 A.2 中度、重度和极重度精神发育迟滞的特征

能力	中　度	重　度	极重度
生活	能独立自理日常生活，但仍有困难	仅限于自理大小便、穿衣、吃饭等基本生活	完全或部分不能自理大小便、穿衣、吃饭等基本生活
劳动	能从事一般性家务劳动或田间粗活，可半独立工作，但不能从事较复杂的劳动	能从事烧水、打柴或挖菜等一般家务劳动或简单的田间劳动	不能从事劳动，或仅能做扫地等最简单的家务劳动
言语	说话可有连贯语言，但语句简单，内容贫乏，抓不住事物间的重要关系	仅懂单词或简单的语言，仅能说单词或简单的句子表达简单的意思，语句松弛或不恰当	不理解语言；全哑或仅能简单发音或讲单个字
认知	尚能认识环境并处理问题，但较同龄儿童幼稚、行为不恰当。能初步参加文化学习，但难于学习较复杂或抽象的文化知识	能分辨大小、颜色或形状，不能参加文化学习或学习有明显困难	不能或仅在一定程度上分辨大小、颜色或形状
运算	能掌握十以内的数，可借助或不借助实物做十以上的加减运算，但心算类的抽象运算困难	能借助实物认识十以内的数。没有抽象的数字概念，不能进行运算	不识数，没有数的概念

ICS 11.020
C 61

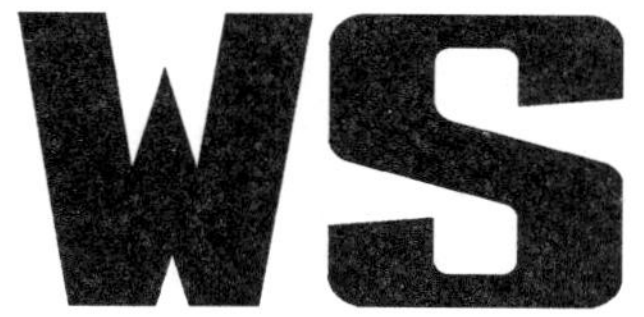

中华人民共和国卫生行业标准

WS/T 107.1—2016
代替 WS/T 107—2006

尿中碘的测定　第1部分:砷铈催化分光光度法

Determination of iodine in urine—Part 1:As^{3+}-Ce^{4+} catalytic spectrophotometry

2016-04-28 发布　　2016-10-31 实施

中华人民共和国国家卫生和计划生育委员会　发布

前 言

WS/T 107《尿中碘的测定》拟分部分发布，分为以下两个部分：

——第 1 部分：砷铈催化分光光度法；

——第 2 部分：电感耦合等离子体质谱法。

本部分为 WS/T 107 的第 1 部分。

本部分按照 GB/T 1.1—2009 给出的规则起草。

本部分代替 WS/T 107—2006《尿中碘的砷铈催化分光光度测定方法》。

本部分与 WS/T 107—2006 相比，主要技术变化如下：

——修改了亚砷酸溶液和硫酸铈铵溶液的使用浓度，三氧化二砷使用量减少至原方法的四分之一；

——增加了直接取样消化测定 300 μg/L～1 200 μg/L 浓度范围尿碘的方法步骤；

——修改了 0 μg/L～300 μg/L 浓度范围尿碘测定方法的测定波长；

——修改、增加了方法特性、质量保证和控制要点；

——增加了附录 A，其中增加了 300 μg/L～1 200 μg/L 范围尿碘测定的不同温度对应的反应时间表。

本部分起草单位：福建省厦门市疾病预防控制中心、天津医科大学内分泌研究所、中国疾病预防控制中心营养与健康所、安徽省疾病预防控制中心、陕西省地方病防治研究所。

本部分主要起草人：张亚平、阎玉芹、刘列钧、孙毅娜、李卫东、华基礼、黄嫣红、李秀维、赵立胜。

本部分所代替标准的历次版本发布情况为：

——WS/T 107—1999；

——WS/T 107—2006。

尿中碘的测定　第1部分:砷铈催化分光光度法

警告:三氧化二砷试剂是剧毒品!使用者有责任采取适当的安全措施。

1　范围

WS/T 107的本部分规定了尿中碘的砷铈催化分光光度法测定方法。

本部分适用于尿中总碘浓度的测定。

2　原理

采用过硫酸铵溶液在100 ℃条件下消化尿样,利用碘对砷铈氧化还原反应的催化作用:

$$H_3AsO_3 + 2Ce^{4+} + H_2O \rightarrow H_3AsO_4 + 2Ce^{3+} + 2H^+$$

反应中黄色的Ce^{4+}被还原成无色的Ce^{3+},碘含量越高,反应速度越快,所剩余的Ce^{4+}则越少;控制反应温度和时间,比色测定体系中剩余Ce^{4+}的吸光度值,利用碘的质量浓度与相应测得的吸光度值的对数值的线性关系计算出碘含量。

3　仪器

3.1　消化控温加热装置:恒温消解仪(孔间温差≤1 ℃)。

3.2　数显式分光光度计,1 cm比色杯。

3.3　超级恒温水浴:控温精度±0.3 ℃。

3.4　玻璃试管:15 mm×150 mm。

3.5　秒表。

4　试剂

4.1　试剂规格:除另有指明外,所用试剂均为分析纯试剂,实验用纯水应符合GB/T 6682二级水规格。

4.2　过硫酸铵[$(NH_4)_2S_2O_8$,M_r=228.2]。

4.3　硫酸(H_2SO_4,$\rho_{20℃}$=1.84 g/mL),优级纯。

4.4　三氧化二砷(As_2O_3,M_r=197.8)。

4.5　氯化钠(NaCl,M_r=58.4),优级纯。

4.6　氢氧化钠(NaOH,M_r=40.0)。

4.7　硫酸铈铵[$Ce(NH_4)_4(SO_4)_4 \cdot 2H_2O$,$M_r$=632.6]或四水合硫酸铈铵[$Ce(NH_4)_4(SO_4)_4 \cdot 4H_2O$,$M_r$=668.6]。

4.8　碘酸钾(KIO_3,M_r=214.0),基准试剂或标准物质。

5　溶液配制

5.1　过硫酸铵溶液{$c[(NH_4)_2S_2O_8]$=1.0 mol/L}:称取114.1 g过硫酸铵(4.2)溶解于约400 mL纯水

后，再加纯水至 500 mL，置冰箱(4 ℃)可保存 1 个月。

5.2 硫酸溶液[$c(H_2SO_4)$= 2.5 mol/L]：取 140 mL 硫酸(4.3)缓慢加入到 700 mL 纯水中，边加边搅拌，冷却后用纯水稀释至 1 000 mL。

5.3 亚砷酸溶液[$c(H_3AsO_3)$= 0.025 mol/L]：称取 2.5 g 三氧化二砷(4.4)、40 g 氯化钠(4.5)和 1.0 g 氢氧化钠(4.6)置于 1 L 的烧杯中，加纯水约 500 mL，加热至完全溶解后，冷至室温，再缓慢加入 200 mL 硫酸溶液(5.2)，冷至室温，用纯水稀释至 1 000 mL，储存于棕色瓶，室温放置可保存 6 个月。

注：此溶液剧毒！

5.4 硫酸铈铵溶液[$c(Ce^{4+})$ = 0.025 mol/L]：称取 15.8 g 硫酸铈铵(4.7)或 16.7 g 四水合硫酸铈铵[$Ce(NH_4)_4(SO_4)_4 \cdot 4H_2O$] 溶于 700 mL 硫酸溶液(5.2)，用纯水稀释至 1 000 mL，储存于棕色瓶，室温放置可保存 6 个月。

5.5 碘标准储备溶液[$\rho(I)$=100 μg/mL]：准确称取 0.168 6 g 经 105 ℃～110 ℃烘干至恒重的碘酸钾(4.8)，加纯水溶解，并用纯水定容至 1 000 mL。储存于具塞严密的棕色瓶，置冰箱(4 ℃)可保存 6 个月。

5.6 碘标准中间溶液[$\rho(I)$ =10 μg/mL]：吸取 10.00 mL 碘标准储备溶液(5.5)置于 100 mL 容量瓶中，用纯水定容至刻度。储存于具塞严密的棕色瓶，置冰箱(4 ℃)内可保存 1 个月。

5.7 碘标准使用系列溶液Ⅰ[$\rho(I)$=0 μg/L～300 μg/L]：临用时吸取碘标准中间溶液(5.6)0 mL、0.50 mL、1.00 mL、1.50 mL、2.00 mL、2.50 mL、3.00 mL 分别置于 100 mL 容量瓶中，用纯水定容至刻度，此标准系列溶液的碘浓度分别为 0 μg/L、50 μg/L、100 μg/L、150 μg/L、200 μg/L、250 μg/L、300 μg/L。

5.8 碘标准使用系列溶液Ⅱ[$\rho(I)$ = 300 μg/L～1 200 μg/L]：临用时吸取碘标准中间溶液(5.6) 3.00 mL、4.00 mL、6.00 mL、8.00 mL、10.00 mL、12.00 mL 分别置于 100 mL 容量瓶中，用纯水定容至刻度，此标准系列溶液的碘浓度分别为 300 μg/L、400 μg/L、600 μg/L、800 μg/L、1 000 μg/L、1 200 μg/L。

6 尿样的收集、运输和保存

收集不少于 5 mL 尿液，置于聚乙烯塑料或玻璃试管中，严密封口以防蒸发。尿样在现场收集和运输过程中应避免与加碘物品接触；无需考虑特殊保存条件，在室温下可保存 2 周；在 4 ℃下可保存 2 个月；采用聚乙烯塑料管保存样品，密封后在－20 ℃可保存 4 个月。

7 分析步骤

7.1 0 μg/L～300 μg/L 浓度范围尿碘的测定

7.1.1 分别取 0.25 mL 碘标准使用系列溶液Ⅰ(5.7)及尿样(取样前摇匀尿液，使沉淀物混悬；如果尿样中碘浓度超过标准曲线的碘浓度范围，则按 7.2 测定)各置于玻璃试管(3.4)中，各管加入 1.0 mL 过硫酸铵溶液(5.1)，混匀后置于控温 100 ℃的消化控温加热装置中，消化 60 min，取下冷却至室温。可在 20 ℃～35 ℃之间一个稳定的温度环境下(室温或控温)进行 7.1.2～7.1.4 分析，要求温度波动不超过±0.3 ℃。

7.1.2 各管加入 2.5 mL 亚砷酸溶液(5.3)，充分混匀后放置 15 min；注意将标准系列管按碘浓度由高至低顺序排列。

7.1.3 秒表计时，依顺序每管间隔相同时间(均 30 s 或均 20 s)向各管准确加入 0.30 mL 硫酸铈铵溶液(5.4)，立即混匀。

7.1.4 待第一管(即标准系列中 300 μg/L 碘浓度管)的吸光度值达到 0.15～0.18 之间时，依顺序每管间隔同样时间(与 7.1.3 的间隔时间一致)于 400 nm 波长下，用 1 cm 比色杯，以纯水作参比，测定各管的吸光度值。砷铈反应不同温度对应的反应时间参考值参见附录 A 表 A.1。

7.2 300 μg/L～1 200 μg/L 浓度范围尿碘的测定

7.2.1 分别取 0.20 mL 碘标准使用系列溶液Ⅱ(5.8)及尿样(取样前摇匀尿液，使沉淀物混悬；如果尿样的碘浓度超过标准曲线的碘浓度范围，则作适当稀释后取样)各置于玻璃试管(3.4)中，按与 7.1.1 的消化处理相同操作后，冷却至室温。可在 20 ℃～30 ℃之间一个稳定的温度环境下(室温或控温)进行 7.2.2～7.2.4分析，要求温度波动不超过±0.3 ℃。

7.2.2 各管加入 2.5 mL 亚砷酸溶液(5.3)，充分混匀后放置 15 min；注意将标准系列管按碘浓度由高至低顺序排列。

7.2.3 秒表计时，依顺序每管间隔相同时间(均 30 s 或均 20 s)向各管准确加入 0.50 mL 硫酸铈铵溶液(5.4)，立即混匀。

7.2.4 待第一管(即标准系列中 1 200 μg/L 碘浓度管)的吸光度值达到 0.05～0.08 之间时，依顺序每管间隔同样时间(与 7.2.3 的间隔时间一致)于 380 nm 波长下，用 1 cm 比色杯，以纯水作参比，测定各管的吸光度值。砷铈反应不同温度对应的反应时间参考值参见附录 A 表 A.2。

8 分析结果计算

8.1 回归方程法：碘质量浓度 c(μg/L)与吸光度值 A 的对数值成线性关系：见式(1)，求出标准曲线的回归方程，将样品管的吸光度值代入式(1)，求出所测样品中碘质量浓度，再按式(2)计算尿中碘的质量浓度。

$$c = a + b\ \lg A \qquad \text{或}\ c = a + b\ \ln A \quad \cdots\cdots (1)$$

式中：

c ——碘标准使用系列溶液(或所测样品)中碘的质量浓度，单位为微克每升(μg/L)；

A——碘标准使用系列溶液(或所测样品)测定的吸光度值；

a ——标准曲线回归方程的截距；

b ——标准曲线回归方程的斜率。

8.2 标准曲线法：以碘标准使用系列溶液Ⅰ(5.7)或Ⅱ(5.8)的碘浓度为横坐标和吸光度值为对数纵坐标，在半对数坐标系中绘制标准曲线，以样品管的吸光度值在标准曲线上查得所测样品中碘质量浓度，再按式(2)计算尿中碘的质量浓度。

8.3 尿中碘的质量浓度，按式(2)计算：

$$\rho(\mathrm{I}) = c \times K \quad \cdots\cdots (2)$$

式中：

$\rho(\mathrm{I})$——尿中碘(I)的质量浓度，单位为微克每升(μg/L)；

K ——尿样稀释倍数；

c ——由标准曲线回归方程计算得的或由标准曲线查得的所测样品中碘的质量浓度，单位为微克每升(μg/L)。

9 方法特性

9.1 检出限和测定范围

本方法检出限为 2 μg/L(取尿样 0.25 mL)，可直接取样消化测定 0 μg/L～300 μg/L 低浓度范围和 300 μg/L～1 200 μg/L 高浓度范围尿碘。

9.2 精密度

7个实验室对含碘35.6 μg/L～265.5 μg/L的尿样各做6次重复测定，相对标准偏差为0.5% ～3.4%，平均为1.7%；对含碘330 μg/L～1 112 μg/L的尿样各做6次重复测定，相对标准偏差为0.4% ～2.2%，平均为1.2%。

9.3 准确度

8个实验室对含碘33.7 μg/L～203 μg/L的尿样做加标回收，加入碘标准溶液，使加标回收样品浓度增加32 μg/L～150 μg/L，回收率为93.0%～104.0%，平均为99.2%；对含碘312 μg/L～783 μg/L的尿样做加标回收，加入碘标准溶液，使加标回收样品浓度增加200 μg/L～550 μg/L，回收率为91.2%～103.2%，平均为98.6%。

8个实验室测定含碘73.0 μg/L～212 μg/L的5个尿碘标准物质，相对误差为－2.8%～3.9%；测定含碘556 μg/L和883 μg/L的尿碘标准物质，相对误差为－1.6%～1.5%。

在本法条件下，20 g/L NaCl，3.7 g/L $HPO_4{}^{2-}$，1.3 g/L $NH_4{}^+$，1 g/L KNO_3，500 mg/L Ca^{2+}、Mg^{2+}，100 mg/L SCN^-，10 mg/L F^-，5 mg/L Fe^{2+}，1 mg/L Mn^{2+}、Cu^{2+}、Cr^{6+}、Co^{2+}，0.1 mg/L Hg^{2+}，25 g/L尿素，1.5 g/L肌酐，5 g/L甘氨酸，不干扰测定。

10 质量保证和控制要点

10.1 实验环境、器皿及试剂应避免碘污染。

10.2 每批样品消化、测定应同时设置标准系列。

10.3 在分析步骤7.1.2～7.1.4和7.2.2～7.2.4中，如果室温不稳定或室温较低时，应采用控温条件(使用超级恒温水浴)进行测定。

10.4 测定前应检查比色皿空白吸光度的一致性，样品皿与参比皿盛纯水在测定波长下比较，吸光度值差异不超过±0.002。

10.5 标准曲线回归方程 $c=a+b\lg A$(或 $c=a+b\ \ln A$)的相关系数绝对值应≥0.999。

10.6 宜采用尿碘有证标准物质作为准确度控制手段。

附 录 A
(资料性附录)
砷铈反应不同温度对应的反应时间

A.1 对 0 μg/L～300 μg/L 范围尿碘的测定，为方便操作，提供在不同温度下 7.1.4 中所测第一管(即标准系列中 300 μg/L 碘浓度管)吸光度值达到 0.15～0.18 时砷铈反应所需时间的参考值，见表 A.1。

表 A.1 0 μg/L～300 μg/L 范围尿碘的不同温度测定对应的反应时间

温度 ℃	反应时间 min	温度 ℃	反应时间 min
20	53	28	34
21	50	29	32
22	47	30	30
23	45	31	29
24	42	32	27
25	40	33	26
26	38	34	24
27	36	35	23

A.2 对 300 μg/L～1 200 μg/L 范围尿碘的测定，为方便操作，提供在不同温度下 7.2.4 中所测第一管(即标准系列中 1 200 μg/L 碘浓度管)吸光度值达到 0.05～0.08 时砷铈反应所需时间的参考值，见表 A.2。

表 A.2 300 μg/L～1 200 μg/L 范围尿碘的不同温度测定对应的反应时间

温度 ℃	反应时间 min	温度 ℃	反应时间 min
20	33	26	24
21	31	27	23
22	30	28	21
23	28	29	20
24	27	30	19
25	25	—	—

ICS 11.020
C 61

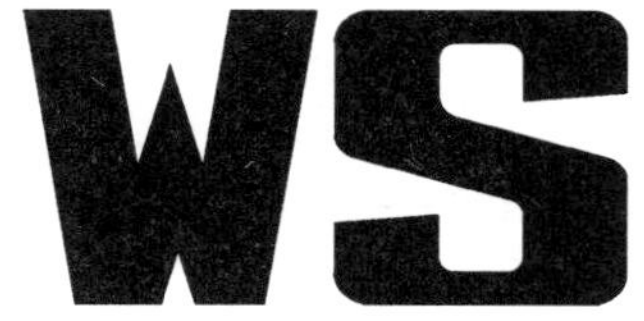

中华人民共和国卫生行业标准

WS/T 107.2—2016

尿中碘的测定 第2部分:电感耦合等离子体质谱法

Determination of iodine in urine—
Part 2:inductively coupled plasma mass spectrometry method

2016-04-28 发布　　2016-10-31 实施

中华人民共和国国家卫生和计划生育委员会　发布

前　言

WS/T 107《尿中碘的测定》拟分部分发布，分为以下两个部分：

——第 1 部分：砷铈催化分光光度法；

——第 2 部分：电感耦合等离子体质谱法。

本部分为 WS/T 107 的第 2 部分。

本部分按照 GB/T 1.1—2009 给出的规则起草。

本部分起草单位：北京市疾病预防控制中心、福建省疾病预防控制中心、山东省疾病预防控制中心、深圳市疾病预防控制中心、北京大学医学部、北京市石景山区疾病预防控制中心。

本部分主要起草人：刘丽萍、王小艳、吴可欣、陆秋艳、焦燕妮、袁媛、张慧敏、闫赖赖、薛立杰。

尿中碘的测定
第2部分:电感耦合等离子体质谱法

1 范围

WS/T 107的本部分规定了尿中碘的电感耦合等离子体质谱法测定方法。

本部分适用于尿中总碘浓度的测定。

2 原理

样品溶液经四甲基氢氧化铵处理后,通过雾化由载气(氩气)送入电感耦合等离子体炬焰中,经过蒸发、解离、原子化、电离等过程,大部分转化为带正电荷的正离子,经离子采集系统进入质谱仪,质谱仪根据其质荷比进行分离并由检测器进行检测,离子计数率与样品中待测物的含量成正比,通过标准加入法消除基体效应,实现样品中碘含量的定量分析。

3 仪器

3.1 电感耦合等离子体质谱仪。

3.2 电子天平(感量0.1 mg)。

4 试剂

4.1 纯水(H_2O,M_r=18.0),电阻率大于18.0 MΩ·cm或去离子水(符合GB/T 6682一级水规定)。

4.2 四甲基氢氧化铵[$(CH_3)_4NOH$,25% 质量分数],电子级。

4.3 曲拉通X-100($C_{34}H_62O_{11}$,M_r=647.0),试剂级。

4.4 碘酸钾(KIO_3,M_r=214.0),基准试剂或标准试剂。

5 溶液配制

5.1 四甲基氢氧化铵溶液(0.25%质量分数)

取1 mL四甲基氢氧化铵(4.2)用纯水(4.1)稀释至100 mL。

5.2 曲拉通X-100(1%质量分数)

取1 mL曲拉通X-100(4.3)溶液用纯水(4.1)稀释至100 mL。

5.3 稀释剂(0.25%四甲基氢氧化铵和0.02%曲拉通X-100混合溶液)

临用时取10 mL四甲基氢氧化铵(4.2)和20 mL曲拉通X-100(5.2),用纯水(4.1)稀释至1 000 mL。

5.4 碘标准溶液

5.4.1 碘标准储备溶液[ρ(I)=1 000.0 mg/L]:准确称取 0.168 6 g 经 105 ℃～110 ℃烘干至恒重的碘酸钾,加纯水溶解,并用纯水定容至 100 mL 棕色容量瓶中。此溶液于冰箱(4 ℃)放置可保存 8 个月。

5.4.2 碘标准中间溶液[ρ(I)=10.0 mg/L]:准确移取 1.00 mL 碘标准储备溶液(5.4.1)置于 100 mL 容量瓶中,用 0.25%四甲基氢氧化铵溶液(5.1)定容至刻度。此溶液于冰箱(4 ℃)放置可保存 6 个月。

5.4.3 碘标准溶液[ρ(I)=1.0 mg/L]:准确移取 10.00 mL 碘标准中间溶液(5.4.2)置于 100 mL 容量瓶中,用 0.25%四甲基氢氧化铵溶液(5.1)定容至刻度。此溶液于冰箱(4 ℃)放置可保存 3 个月。

5.5 碘标准使用系列溶液[ρ(I)=0 μg/L～600.0 μg/L]

准确移取 0.00 mL、1.00 mL、5.00 mL、10.00 mL 碘标准溶液(5.4.3)和 1.50 mL、3.00 mL、6.00 mL 碘标准中间溶液(5.4.2)分别置于 100 mL 容量瓶中,用 0.25%四甲基氢氧化铵(5.1)定容至刻度,此标准系列浓度为 0.0 μg/L、10.0 μg/L、50.0 μg/L、100.0 μg/L、150.0 μg/L、300.0 μg/L、600.0 μg/L。

5.6 本底尿液

碘含量低于 70 μg/L 的澄清尿样。

5.7 仪器调谐使用液

依据仪器操作说明要求,取适量仪器调谐液。推荐使用浓度均为 10 μg/L 的混合调谐溶液锂(Li)、钇(Y)、铈(Ce)、铊(TI)、钴(Co)。

5.8 内标溶液

碲单元素溶液标准物质浓度为 100 μg/mL,使用前依据仪器灵敏度用四甲基氢氧化铵溶液(5.1)稀释为相应浓度。

注:若样品进样量与内标进样量为 20∶1 时,内标碲元素浓度建议配制为 3.0 mg/L;若样品进样量与内标进样量为 1∶1 时,内标碲元素浓度建议配制为 200 μg/L。

6 尿样的收集、运输和保存

收集不少于 5 mL 尿液,置于聚乙烯塑料或玻璃试管中,严密封口以防蒸发。尿样在现场收集和运输过程中无需考虑特殊保存条件,在室温下可保存 2 周;样品在 4 ℃下可保存 2 个月;采用聚乙烯塑料保存样品,密封后在−20 ℃下可保存 4 个月。

7 分析步骤

7.1 仪器主要参考条件:射频(RF)功率为 1 320 W;载气流速为 1.10 L/min;采样深度为 7 mm;雾化室温度为 2 ℃;采样锥、截取锥类型为镍锥;雾化器为高盐或同心雾化器。

7.2 分别取 1.0 mL 尿样(取样前需混匀尿液,使所有沉淀物混悬),加入 1.0 mL 纯水(4.1)及 8.0 mL 稀释剂(5.3),混匀。

7.3 分别取 1.0 mL 碘标准使用系列溶液(5.5)及碘标准溶液(5.4.3),加入 1.0 mL 本底尿液(5.6)及 8.0 mL 稀释剂(5.3),混匀,此标准工作系列溶液的碘浓度分别为 0.0 μg/L、1.0 μg/L、5.0 μg/L、10.0 μg/L、15.0 μg/L、30.0 μg/L、60.0 μg/L、100.0 μg/L。

7.4 开机,当仪器真空度达到要求时,用调谐液(5.7)调整仪器各项指标,使仪器灵敏度、氧化物、双电荷、分辨率等各项指标达到测定要求后，编辑测定方法，选择测定元素碘(^{127}I)及所选用的内标元素，引入内标溶液(5.8)，依次将试剂空白、标准系列、样品溶液引入仪器进行测定。

注：若样品中碘含量超出测定范围，将样品用纯水按适当比例稀释后按方法测定。

8 分析结果计算

8.1 回归方程法：根据测定结果绘制标准加入法校准曲线，利用仪器自带软件将标准加入法曲线转换为外标法标准曲线，计算回归方程 $y=aX+b$。根据回归方程计算出所测样品中碘含量的质量浓度(μg/L)。

8.2 尿中碘质量浓度的计算见式(1)：

$$\rho(\mathrm{I})=c\cdot K \qquad (1)$$

式中：

$\rho(\mathrm{I})$——尿中碘(I)的质量浓度，单位为微克每升(μg/L)；

c ——由标准曲线回归方程计算得的或由标准曲线查得的所测样品中碘的质量浓度，单位为微克每升(μg/L)；

K ——尿样稀释倍数。

9 方法特性

9.1 检出限和测定范围

本方法检出限为 0.4 μg/L，可以直接测定碘含量为 0 μg/L～1 000 μg/L 的尿样。

9.2 精密度

在相同条件下获得的两次独立测定结果的绝对差值不得超过算术平均值的 10%。

9.3 准确度

方法加标回收率在 80%～120%之间。多次重复测定相对标准偏差(RSD)在 5.0%以内。

10 质量保证和控制要点

10.1 采样过程、样品运输环节、实验环境、器皿及试剂应避免碘污染。

10.2 每次样品测定时均应配制和测定标准系列，标准曲线回归方程的相关系数绝对值应≥0.999。

10.3 宜采用平行样品、经国家批准并授予标准物质证书的尿碘标准物质及加标回收作为质量控制手段。

ICS 11.020
C 61
备案号:23365—2008

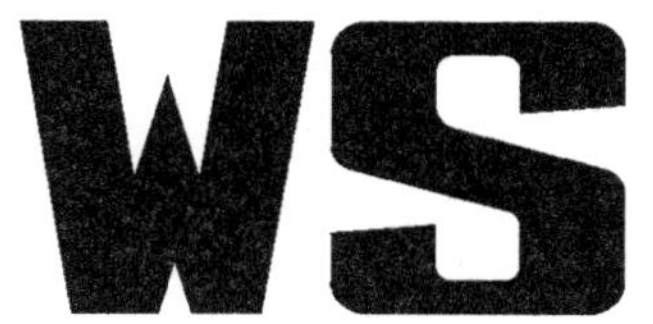

中华人民共和国卫生行业标准

WS 192—2008
代替 WS 192—1999

地方性氟骨症诊断标准

Diagnostic criteria for endemic skeletal fluorosis

2008-03-11 发布　　　　2008-09-30 实施

中华人民共和国卫生部　　发布

前　言

按照国家质检总局、国家标准化管理委员会公告(2005 年第 146 号),GB 16396—1996《地方性氟骨症临床分度诊断》自本标准实施之日起废止。

本标准将 GB 16396—1996《地方性氟骨症临床分度诊断》和 WS 192—1999《氟骨症 X 线诊断》合并为一个标准。WS 192—1999《氟骨症 X 线诊断》自本标准实施之日起废止。

本标准与 GB 16396—1996《地方性氟骨症临床分度诊断》和 WS 192—1999《氟骨症 X 线诊断》相比主要变化如下:

——名称改为《地方性氟骨症诊断标准》;

——以主要影响患者生活和劳动能力的骨和关节疼痛症状、肢体运动功能障碍体征为诊断、分度指标;

——列出了地方性氟骨症的临床表现(症状、体征);

——同时列出了地方性氟骨症的骨和关节 X 线表现、诊断及分度标准;

——强调可依据临床症状、体征或骨和关节 X 线改变分别进行诊断与分度,当临床诊断、分度与 X 线诊断、分度不一致时以 X 线检查结果为准;

——简化了 GB 16396—1996《地方性氟骨症临床分度诊断》中的 c)3 度中的 3a 度、3b 度、3c 度、3d 度,并将有关内容统一为重度;

——将骨增多改为骨质硬化,骨减少改为骨质疏松和骨质软化;

——增加了鉴别诊断的内容。

本标准的附录 A 和附录 B 为资料性附录。

本标准由卫生部地方病标准专业委员会提出。

本标准由中华人民共和国卫生部批准。

本标准起草单位:吉林省地方病第一防治研究所、中国疾病预防控制中心地方病控制中心、贵州省疾病预防控制中心、湖南省疾病预防控制中心。

本标准主要起草人:黄长青、刘运起、赵新华、李达圣、郭先驰。

本标准所代替标准的历次版本发布情况为:

——WS 192—1999。

地方性氟骨症诊断标准

1 范围

本标准规定了地方性氟骨症的临床和X线诊断及分度原则。

本标准适用于地方性氟骨症的临床和X线诊断与分度、病情普查和监测、预防和治疗效果评定。

2 术语和定义

下列术语和定义适用于本标准。

2.1

地方性氟骨症 endemic skeletal fluorosis

地方性氟中毒病区的居民，因摄入过量氟化物而引起以颈、腰和四肢大关节疼痛，肢体运动功能障碍以及骨和关节X线征象异常为主要表现的慢性代谢性骨病。

2.2

四肢大关节 big joints of the four limbs

肩、肘、腕，髋、膝、踝关节。

2.3

休息痛 rest pain

在非劳动、持重或运动状态下，关节仍感疼痛。

3 诊断依据

3.1 流行病学史

出生并居住在地方性氟中毒病区或出生后迁居病区1年以上。

3.2 临床表现

3.2.1 骨和关节疼痛症状

颈、腰和四肢大关节持续性休息痛，不受季节、气候变化影响，可伴有肢体抽搐、麻木和关节晨僵。

3.2.2 肢体变形和运动功能障碍体征

a) 颈部活动受限：前屈、后伸、左右旋转受限。

b) 上肢活动受限：肘关节屈曲时，屈肘中指不能触及同侧肩峰，经枕后中指不能触及对侧耳廓，经后背中指不能触及对侧肩胛下角，臂上举不到180°。

c) 腰部活动受限：前屈、后伸、左右旋转受限，脊柱变形。

d) 下肢活动受限：腿伸不直，下蹲困难，膝内翻或膝外翻畸形，行走缓慢，甚至瘫痪。

3.3 骨和关节X线表现

可为骨质硬化、骨质疏松、骨质软化、骨转换、骨周软组织骨化和关节退行性改变。各种X线征象见附录A。

4 诊断原则

根据流行病学史，临床症状及体征和（或）骨、关节X线改变进行诊断。当临床诊断与X线诊断不一致时，以X线检查结果为准。

5 诊断及分度标准

5.1 临床诊断及分度

5.1.1 轻度

仅有颈、腰和四肢大关节持续性休息痛症状（3个以上部位），不受季节、气候变化影响，可伴有肢体抽搐、麻木，关节晨僵，腰部僵硬。

5.1.2 中度

除上述骨和关节疼痛症状外，伴有颈、腰、上肢、下肢关节运动功能障碍体征，生活、劳动能力降低。

5.1.3 重度

有骨和关节疼痛症状并有严重的颈、腰、上肢及下肢关节活动障碍，肢体变形，生活和劳动能力显著降低或丧失，瘫痪。

5.2 X线诊断及分度

5.2.1 轻度

凡有下列征象之一者，可诊断为轻度：

a) 骨小梁结构异常，表现为砂砾样或颗粒样骨结构、骨斑。
b) 骨小梁变细、稀疏、结构紊乱、模糊，或单纯长骨干骺端硬化带并有前臂、小腿骨周软组织轻微骨化。
c) 桡骨嵴增大、边缘硬化、表面粗糙。
d) 前臂或小腿骨间膜钙化呈幼芽破土征。

5.2.2 中度

凡有下列征象之一者，可诊断为中度：

a) 骨小梁结构明显异常，表现为粗密、细密、粗布状骨小梁或骨小梁部分融合。
b) 普遍性骨质疏松并有前臂或小腿骨间膜骨化。
c) 四肢骨干骺端骨小梁结构明显紊乱、模糊，在旋前圆肌附着处骨皮质松化。
d) 前臂、小腿骨间膜或骨盆等肌腱、韧带附着处明显骨化。

5.2.3 重度

凡有下列征象之一者，可诊断为重度：

a) 多数骨小梁融合呈象牙质样骨质硬化。

b） 明显的骨质疏松或骨质软化并有前臂或小腿骨间膜骨化。

c） 破毯样骨小梁或棉絮样骨结构、皮质骨松化、密度增高伴骨变形。

d） 多个大关节严重退行性改变、畸形并骨周软组织明显骨化。

地方性氟骨症X线征象和分度参见附录A。

6 骨和关节X线检查的要求

6.1 病情普查可拍照前臂正位X线片(包括肘关节)。

6.2 病情监测或流行病学调查应拍照前臂(包括肘关节)、小腿(包括膝关节)正位X线片。

6.3 治疗和预防效果评价除拍照前臂、小腿正位X线片外,还应加照骨盆正位X线片。

7 鉴别诊断

骨关节炎、风湿性关节炎、强直性脊柱炎和类风湿性关节炎的一些临床和X线表现与地方性氟骨症相似,应注意鉴别。参见附录B。

附 录 A
（资料性附录）
地方性氟骨症X线征象和分度

表A.1 地方性氟骨症X线征象和分度

X线征象	轻 度	中 度	重 度
骨质硬化	a）砂砾样骨结构 b）颗粒样骨结构 c）骨斑	a）粗密骨小梁 b）细密骨小梁 c）粗布状骨小梁 d）细密骨小梁部分融合 e）粗骨征	a）普遍粗密骨小梁融合 b）普遍细密骨小梁融合 c）特别粗大稀少骨小梁 d）髂骨鱼鳞样骨小梁 e）粗网状骨小梁 f）象牙质样骨硬化
骨质疏松骨质软化	骨小梁变细、稀疏或模糊	普遍性骨质疏松，伴有轻度前臂或小腿骨间膜骨化	a）骺下疏松带 b）干骺端毛刷状征 c）椎体双框征 d）假骨折线（Looser氏带） e）椎体双凹变形加硬化 f）骨盆或四肢骨弯曲变形
混合改变（骨转换）	长骨干骺端硬化带	a）四肢骨干骺端骨小梁结构明显紊乱、模糊 b）旋前圆肌附着处骨皮质松化	a）皮质骨松化 b）松质骨均匀硬化 c）棉絮样骨结构 d）破毯样骨小梁 e）骨盆密度既显增高又显软化变形
骨周、关节改变	a）桡骨嵴增大、边缘硬化、表面粗糙 b）前臂或小腿骨间膜骨化呈幼芽破土征	a）前臂、小腿、骨盆骨周软组织骨化 b）肘曲伸肌腱骨化	a）前臂、小腿、骨盆骨周软组织明显骨化 b）肘曲伸肌腱明显骨化 c）四肢大关节明显退行性改变、畸形

附 录 B
（资料性附录）
地方性氟骨症的鉴别诊断

B.1 骨关节炎

又称骨关节病，为关节软骨的退行性病变，好发年龄在50岁以上。病变主要累及远端指间关节和负重关节（膝、髋）。主要症状为关节局部疼痛，活动和负重时加剧，休息后缓解。常见体征为关节肿胀、触痛、活动时弹响或摩擦音。X线检查仅见关节间隙狭窄，关节面硬化变形，关节边缘骨赘形成，关节腔内游离体等。

地方性氟骨症有病区居住史，全身多个大关节持续性休息痛，伴有肢体抽搐、麻木和晨僵。可出现颈、肩、肘、腰、髋、膝等多个关节运动功能障碍。X线检查可见骨质、骨周氟骨症征象。

B.2 风湿性关节炎

多发于青少年，发病前有上呼吸道感染史。病变侵犯多个大关节，表现为对称性、游走性、多发性关节红、肿、灼热、疼痛或压痛，活动受限。与气候变化有明显关系，急性期过后关节不留畸形。常伴发心脏炎，抗链球菌溶血素“O”升高。X线检查骨质和关节无异常所见。

地方性氟骨症发病缓慢，无急性过程，骨和关节疼痛不伴红、肿、灼热和压痛，疼痛部位固定，与气候变化无明显关系，骨和关节X线检查可有氟骨症征象。

B.3 强直性脊柱炎

是一种原因不明的以进行性脊柱强直为主的慢性非特异性炎性疾病。发病年龄在15岁～30岁，40岁以后少见。病变主要侵犯骶髂关节，可上行至脊柱，易导致关节骨性强直。早期腰部难以定位的钝痛，剧烈难忍，伴有下腰部僵硬。疼痛晨起尤甚，湿冷环境加重。晚期出现髋关节屈曲挛缩，特征性固定步态。X线检查骶髂关节为最先发病部位，初期软骨下骨缘模糊，虫噬样破坏，限局性侵蚀硬化，继续发展关节间隙狭窄，骶髂关节融合（骨性强直）。病变累及脊柱时，表现为椎骨普遍性骨质疏松，椎小关节间隙模糊变窄，椎体呈方形，晚期椎间盘和椎旁韧带钙化（骨化），竹节状脊柱。

地方性氟骨症多发于30岁以上，无上述典型发病过程。临床表现以多个大关节疼痛和运动障碍，关节纤维性强直为其特点。X线检查可见骨纹、骨密度异常和前臂、小腿骨间膜等骨周软组织骨化。

B.4 类风湿性关节炎

是多系统自身免疫性疾病。主要累及指、掌小关节，多呈对称性。临床表现为关节疼痛、僵硬，周围皮肤发热、逐渐红肿，关节增大，功能受限。晨僵明显，多持续1 h以上。关节梭形肿胀、遗留关节畸形以及晨僵为突出的特征性表现。X线检查早期关节周围软组织肿胀，关节骨端疏松，可出现关节软骨下囊样改变或关节边缘骨侵蚀，继续发展出现明显的软骨下囊性破坏，关节间隙狭窄，骨性关节面侵蚀破坏，肌肉萎缩，关节半脱位等畸形。晚期可出现纤维性或骨性强直。

地方性氟骨症以全身多个大关节疼痛和肢体功能障碍为主要表现，关节无红肿和发热，偶有短时晨僵，常伴有肢体抽搐、麻木，X线检查见骨盆等部位骨质硬化、骨质疏松、骨质软化；四肢骨周软组织骨化。

ICS 11.020
C 61
备案号:29062—2010

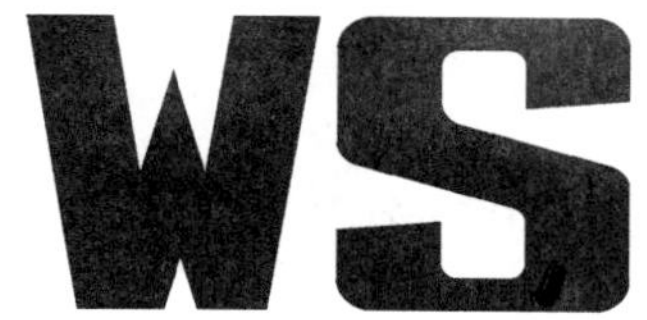

中华人民共和国卫生行业标准

WS/T 207—2010
代替 WS/T 207—2001

大骨节病诊断

Diagnosis of Kaschin-Beck disease

2010-06-02 发布　　2010-12-01 实施

中华人民共和国卫生部　　发布

前　　言

本标准由 GB 16003—1995《大骨节病诊断标准》和 WS/T 207—2001《大骨节病 X 线分型分度判定》整合修订而来。自本标准实施之日起，WS/T 207—2001《大骨节病 X 线分型分度判定》废止。

本标准与 WS/T 207—2001 比较，主要变化如下：

——将本标准名称改为“大骨节病诊断”；

——将 GB 16003—1995 中正文及附录 A、附录 B、附录 D 的内容并入本标准中；

——删除了 WS/T 207—2001 中“大骨节病 X 线分度(成人)”的内容；

——大骨节病定义中，强调了“其原发病变主要是骨发育期中骺软骨、骺板软骨和关节软骨的多发对称性变性、坏死，以及继发性退行性骨关节病”；

——在诊断原则中，明确了“6 个月以上病区接触史”；

——删除了 GB 16003—1995 分级诊断中的“早期”；

——删除了 GB 16003—1995 附录 B 中的“X 线机型号和投照条件”、“暗室技术”；

——删除了 GB 16003—1995 中的生化诊断内容；

——在附录 A 中增加了“身高测量”的内容。

本标准的附录 A、附录 B 为规范性附录。

本标准由卫生部地方病标准专业委员会提出。

本标准由中华人民共和国卫生部批准。

本标准起草单位：中国疾病预防控制中心地方病控制中心、四川省疾病预防控制中心地方病所、山西省地方病防治研究所。

本标准主要起草人：刘宁、杨建伯、王志武、刘运起、邓佳云、王正辉、刘辉。

本标准所代替标准的历次版本发布情况为：

——GB 16003—1995；

——WS/T 207—2001。

大骨节病诊断

1 范围

本标准规定了大骨节病诊断原则、技术指标和使用要求。

本标准适用于大骨节病病例诊断以及与其他骨关节疾病的鉴别。

2 术语和定义

下列术语和定义适用于本文件。

2.1

大骨节病 Kaschin-Beck disease

大骨节病为儿童和少年发生的地方性、变形性骨关节病。其原发病变主要是骨发育期中骺软骨、骺板软骨和关节软骨的多发对称性变性、坏死，以及继发性退行性骨关节病；临床上表现为四肢关节疼痛、增粗、变形、活动受限，肌肉萎缩，严重者出现短指、短肢甚至矮小畸形。

3 诊断原则

根据病区接触史、症状和体征以及手部X线拍片所见掌指骨、腕关节骨性关节面、干骺端先期钙化带的多发对称性凹陷、硬化、破坏及变形等改变并排除其他相关疾病诊断本病。指骨远端多发对称性X线改变为本病特征性指征。

4 临床诊断及分度

4.1 诊断

根据6个月以上病区接触史，有多发性、对称性手指关节增粗或短指（趾）畸形等体征并排除其他相关疾病（见第6章鉴别诊断）诊断为大骨节病临床病例。临床检查方法见附录A。

4.2 分度

4.2.1 Ⅰ度

出现多发性、对称性手指关节增粗，有其他四肢关节增粗、屈伸活动受限、疼痛、肌肉轻度萎缩。

4.2.2 Ⅱ度

在Ⅰ度基础上，症状、体征加重，出现短指（趾）畸形。

4.2.3 Ⅲ度

在Ⅱ度基础上，症状、体征加重，出现短肢和矮小畸形。

5 X线诊断及分型分度

5.1 诊断

手部X线片具有骨端X线征或干骺端多发对称性X线征者，诊断为大骨节病X线病例。手部X线检查难以诊断时，加拍踝关节侧位片。X线检查方法及诊断见附录B。

5.2 分型

5.2.1 活动型

骨骺等径期前，具有以下条件之一者判断为活动型：

a) 干骺端先期钙化带呈轻度凹陷，并有骺核歪斜或骺线变窄，可伴有骨小梁结构紊乱；
b) 干骺端先期钙化带有明显的凹陷，呈无结构“空明”状；
c) 干骺端先期钙化带呈各种形态的凹陷、硬化，同时伴有骨端或伴有骨骺及腕骨的改变、骨小梁结构紊乱。

5.2.2 非活动型

骨骺等径期前，具有以下条件之一者判断为非活动型：

a) 干骺端先期钙化带凹陷，呈修复期双层影像或不均匀中等密度的硬化；
b) 不伴有干骺端改变的骨端各种X线征。

5.2.3 陈旧型

干骺闭合后具有大骨节病X线征者判断为陈旧型。

5.3 分度

5.3.1 轻度

具有以下条件之一者判断为轻度：

a) 仅有干骺端病变且为“+”；
b) 仅有骨端病变且为“+”；
c) 足部距、跟骨病变为“+”。

5.3.2 中度

具有以下条件之一者判断为中度：

a) 仅有干骺端改变且为“++”；
b) 仅有骨端改变，且为“++”；
c) 干骺端、骨端均有病变；
d) 骨骺、干骺端均有病变；
e) 腕骨、骨端均有病变；
f) 足部距骨病变为“++”。

5.3.3 重度

具有以下条件之一者判断为重度：

a) 干骺端改变为“+++”；

b） 骨端改变为“＋＋＋”；

c） 干骺端、骨端、骨骺、腕骨4个部位中，有3个或全部4个部位出现病变；

d） 干骺早闭；

e） 足部距、跟骨病变为“＋＋＋”。

6 鉴别诊断

本病应与骨关节炎、类风湿性关节炎、痛风、佝偻病、克汀病以及家族性矮小体型、原发性侏儒、干骺端骨发育障碍、软骨发育不全、假性骨骺发育不全、多发性骨骺发育不良等无智力或性发育障碍的矮小体型疾病进行鉴别。

附 录 A
（规范性附录）
临床检查方法

A.1 检查前准备

A.1.1 检查者应养成按顺序检查的习惯，以免遗漏。

A.1.2 充分暴露应检查部位。冬季时受检者由室外进入室内 10 min～15 min 后再做检查。

A.1.3 检查时，应向受检者做示范动作，指出要点。

A.2 上肢检查

A.2.1 指末节下垂

被检查者双手伸直，与检查者视线平行，检查第 2、3、4 指末节是否向掌侧弯曲，注意末节背侧 Heberden 结节。

A.2.2 指关节增粗

健康人手指伸直，并拢，指间无缝隙；关节增粗时，手指并不拢，指间出缝隙，增粗部位触之骨样硬，典型增粗呈算盘子状。

A.2.3 短指畸型

健康人 5 指并拢、手背向上，手指高度依次为中指、环指、食指、小指、拇指，其顺序改变或中指长与掌横径之比小于 1，示有短指畸型。

A.2.4 大、小鱼际肌张力

健康人大、小鱼际肌丰满，触之有张力；肌萎缩时，不丰满，触之松软、无张力。

A.2.5 合掌试验

健康人双手掌对拢，然后抬肘，可使两前臂置同一水平；腕关节受累时，两前臂置同一水平时，两手掌分开。

A.2.6 背掌试验

健康人双手背靠拢，可使两前臂置同一水平；腕关节受累时，两前臂不能置同一水平。

A.2.7 前臂旋前旋后试验

健康人两上肢屈肘 90°，上臂紧贴胸壁，手指伸直，拇指朝天（中立位），然后手掌旋前或旋后，手掌面可与地平线平行；桡骨头或尺骨头受累时，旋前或旋后时，手掌面与地平线成角。

A.2.8 肘弯

健康人上肢可向前伸直：屈曲挛缩时，屈、伸运动受限，活动范围变小，肘部弯曲。

A.2.9 肱骨变短

健康人两前臂紧贴胸壁两侧，手指触及肩峰时，腕部在肩峰下；肱骨变短时，腕部在肩峰上。

A.2.10 肱二头肌张力

健康人用力屈前臂时，肱二头肌丰满，触之韧而有力；肌萎缩时，不丰满，触之松软、无力。

A.3 下肢检查

A.3.1 下蹲检查

健康人可以完全下蹲；髋、膝、踝任一关节有屈曲运动障碍时，则无法完全下蹲；或虽可完全下蹲，但足跟离开地面。

A.3.2 小腿长度

健康人由大转子量至股骨下端外髁下方，膝关节外侧间隙的大腿长度，与由胫骨平台上缘膝关节内侧间隙量至内踝的小腿长度之比为 4∶3；胫、腓骨变短时，该比值增大。

A.3.3 半蹲提腿试验

健康人膝关节半屈曲位，左右腿交换，可单腿站立；膝关节受累时，无法单腿站立。

A.3.4 腓肠肌张力

健康人直立时，触摸腓肠肌时，丰满而有张力；肌萎缩时，不丰满，松软无力。

A.3.5 踝关节屈伸障碍

足外缘与小腿垂直（中立位），健康人踝关节可背伸 25°、跖屈 45°；踝关节受累时，屈伸角度变小。同时注意踝关节是否增粗、屈伸时有无痛感。

A.3.6 足趾检查

健康人足趾并拢无缝隙，5 个足趾长度序列呈阶梯状或第 2 趾略长；足趾关节增粗时，足趾并不拢或有缝隙，足趾变短时，5 个足趾长度序列改变。

A.4 身高测量

受检者立正姿势，枕部、臀部、足跟 3 点紧靠标尺，头要正，双目平视，水平尺贴于头顶部正中所测得数值为身高。矮小畸形成人的身高一般不超过 130 cm。

附　录　B
（规范性附录）
X线检查方法及诊断

B.1　X线检查方法

B.1.1　手部检查部位及摆手方法

右手正位片（含腕骨）。摆手方法为手指伸直，手心向下，平放在X线片口袋上面，压住、勿动，铅号放在小指侧。

B.1.2　足部检查部位及拍片体位

踝关节外侧位片。受检者侧卧于摄影台上，被检侧靠于台面，对侧膝部向前上方弯曲。被检侧下肢伸直，踝部外侧紧靠暗盒。膝部用沙袋垫高，足跟摆平，使踝关节成侧位。

B.1.3　X线改变程度表示

用“＋”表示，“＋”表示病变较轻，“＋＋”表示病变较重，“＋＋＋”表示病变严重。

B.1.4　疑似病例确诊

手部单个部位或X线征不能明确诊断者，需结合临床体征或第1掌骨干骺端病变加以确定。

B.2　X线改变程度判断基准

B.2.1　手部

B.2.1.1　掌指骨干骺端

B.2.1.1.1　先期钙化带中断、不整并伴有局部骨小梁紊乱者判定为“＋”。

B.2.1.1.2　先期钙化带的各种形态凹陷并伴有硬化，其凹陷深度和硬化增宽的厚度不超过2.0 mm者判定为“＋”，超过者判定为“＋＋”。

B.2.1.1.3　干骺端与骨骺部分穿通或大部穿通者判定为“＋＋＋”。

注：掌指骨干骺端改变不包括小指中节和拇指末节。

B.2.1.2　掌指骨骨端

B.2.1.2.1　骨性关节面毛糙、不整、凹陷、硬化，可伴有骨小梁结构紊乱者判定为“＋”。

B.2.1.2.2　骨端边缘缺损、骨端关节缘骨质增生，可出现囊样变或钙化骨化灶者判定为“＋＋”。

B.2.1.2.3　骨端粗大变形者判定为“＋＋＋”。

B.2.1.3　骨骺

B.2.1.3.1　骨骺关节面硬化、不整、平直者判定为“＋”。

B.2.1.3.2　骨骺歪斜、骺线变窄或骺线局限性过早融合并伴有局部硬化者判定为“＋＋”。

B.2.1.3.3　骨骺变形、骺核不同程度的缺损、碎裂或缺无者判定为“＋＋＋”。

B.2.1.4 腕骨

B.2.1.4.1 腕骨边缘局限性中断、凹陷、硬化者判定为“＋”。

B.2.1.4.2 腕骨局限性缺损、破坏、囊样变者判定为“＋＋”。

B.2.1.4.3 腕骨变形、相互拥挤、缺无者判定为“＋＋＋”。

B.2.2 足部距、跟骨

B.2.2.1 幼儿跟、距骨边缘毛糙、骨小梁结构紊乱者判定为“＋”。

B.2.2.2 距骨关节面不整、硬化、凹陷者判定为“＋＋”。

B.2.2.3 距骨塌陷、边缘缺损或跟骨缩短变形者判定为“＋＋＋”。

ICS 11.020
C 61

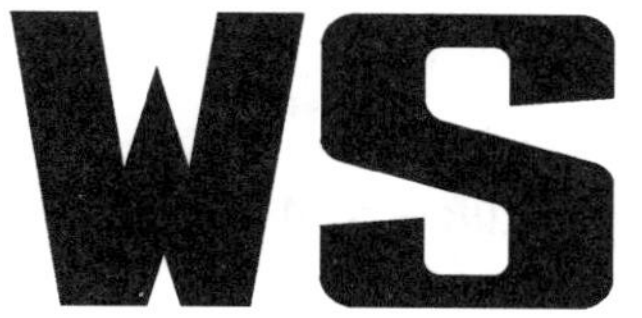

中华人民共和国卫生行业标准

WS/T 208—2011
代替 WS/T 208—2001

氟 斑 牙 诊 断

Diagnosis of dental fluorosis

2011-10-08 发布 2012-04-01 实施

中华人民共和国卫生部 发 布

前　言

本标准代替WS/T 208—2001《氟斑牙临床诊断标准》。自本标准实施之日起，WS/T 208—2001废止。

本标准与WS/T 208—2001相比主要变化如下：

——由原标准的8级分度标准变为5级分度标准；

——明确了各级分度标准的指征；

——增加了附录A、附录B。

本标准由卫生部地方病标准专业委员会提出。

本标准由中华人民共和国卫生部批准。

本标准起草单位：中国疾病预防控制中心地方病控制中心、贵州省疾病预防控制中心、山东省地方病防治研究所、西安交通大学医学院附属口腔医院。

本标准主要起草人：王丽华、安冬、边建朝、阮建平、高彦辉、赵丽军。

本标准所代替的历次版本发布情况为：

——WS/T 208—2001。

氟 斑 牙 诊 断

1 范围

本标准规定了地方性氟中毒病区人群氟斑牙的诊断方法。

本标准适用于地方性氟中毒病区划分和防治效果的评估。

2 术语和定义

下列术语和定义适用于本文件。

2.1

氟斑牙 dental fluorosis

在牙发育形成期间，由于机体摄氟过多导致牙釉质矿化不全而引起的牙体硬组织改变，临床上肉眼可见牙釉质表面失去正常光泽，出现白垩、着色、缺损样改变，也称氟牙症。

3 诊断

有明确的牙发育期间摄氟过量病史，结合临床检查，按照附录A氟牙症诊断要求，具有以下1项，可诊断为氟斑牙：

a) 白垩样变：牙表面部分或全部失去光泽，出现不透明的云雾状或粗糙似粉笔样的条纹、斑点、斑块，或整个牙面呈白色粉笔样改变。

b) 釉质着色：牙表面出现点、片状浅黄褐色、黄褐色、深褐色病变，重者呈黑褐色，着色不能被刮除。

c) 釉质缺损：牙釉质破坏、脱落，牙面出现点状甚至地图样凹坑，缺损呈浅蜂窝状，深度仅限于釉质层，严重者釉质大片缺失。

4 分度

4.1 正常

釉质呈半透明乳白色，表面光滑，有光泽。

4.2 可疑

釉质的透明度与正常釉质比有轻度改变，可从少数白纹到偶有白色斑点，既不能确诊为极轻氟牙症又不能确诊为正常牙。

4.3 极轻

细小的白色条纹或似纸样的白色不透明区不规则地分布在牙面上，且不超过牙面的1/4。常见于前磨牙和第二磨牙的牙尖顶部，呈1 mm～2 mm的白色不透明区。

4.4 轻度

白垩色不透明区超过患牙牙面的1/4，甚至累及整个牙面，牙无光泽。牙面的某些部位显露磨耗现象，上颌前牙有时可见模糊着色。

4.5 中度

白垩色不透明区遍及整个牙面，并且在唇颊面有微小的独立的窝状缺损。牙可有明显的磨损，但牙形态无明显改变，常见棕色着色。

4.6 重度

牙釉质表面严重受累，明显发育不全，釉质缺损出现融合，呈带状或片状，甚至影响牙的正常形态。

牙面有广泛着色，其颜色可自棕色至接近黑色不等，牙常呈侵蚀样外观。

5　鉴别诊断

氟斑牙的判定应与牙外源性染色、釉质混浊、釉质发育不全、四环素牙和龋齿进行鉴别，鉴别诊断方法参见附录B。

附 录 A
（资料性附录）
检 查 方 法

A.1　检查时，需光线充足，清洁牙的唇颊面，使牙面保持洁净、干燥。

A.2　检查每个牙唇颊面牙釉质损害状况后，选择2颗病损最重的牙，依其釉面损害程度逐个进行氟斑牙分度诊断，若被选的2颗牙受损程度不同，则以受损程度较轻的氟斑牙诊断，代表受检者的氟斑牙诊断分度。

A.3　乳牙、恒牙氟斑牙应分开记录，乳牙、恒牙同时存在时只查恒牙氟斑牙。

A.4　检查部位为牙的唇颊面。

附 录 B
（资料性附录）
鉴 别 诊 断

B.1 牙外源性染色

一般为沉积于牙冠表面的牙菌斑、牙石、软垢及色素（烟、茶）渍等，常常是牙的舌面较唇颊面重，下颌牙较上颌牙重。仔细观察可见其附着在牙面上，外力可以除去。

B.2 釉质混浊

多见于一颗或少数几颗牙，常见于下切牙唇面及乳牙，很少对称发生，浑浊集中在牙面某区也可累及全牙，损害表现为牙面出现奶白色或黄色斑点，边界清楚，强光下垂直观察更明显，色泽为油黄色或深褐色。

B.3 釉质发育不全

在牙发育矿化时期，因营养缺乏、内分泌失调或婴儿及母体发生高热性疾病导致的釉质发育障碍。釉质表面形成带状或窝状凹陷是本病的主要特点。凹陷处常有棕色着色。诊断要点是：本症发生在同一时期形成和萌出的牙。探诊时，缺陷处表面光滑、质地坚硬，而未被累及的牙釉质的色泽及透明度均正常。

B.4 四环素牙

在牙发育矿化期间服用四环素类药物，四环素类药物与牙本质形成四环素钙正磷酸盐复合物而使牙弥漫性着色，颜色从淡的灰色、黄色或黄褐色，直至更深的灰色、黄色或棕色。牙釉质正常。

B.5 龋齿

牙在外界因素影响下，牙釉质、牙本质或牙骨质发生的一种进行性破坏的疾病。龋病多发生在牙的窝沟点隙及邻面，轻者可见棕褐色至棕黑色斑，表面失去光泽，重者可见到龋洞，病变较单一，探诊时龋坏处釉质粗糙，质地较软，被检者主诉对冷、热、酸、甜等刺激较敏感。

ICS 11.020
C 61

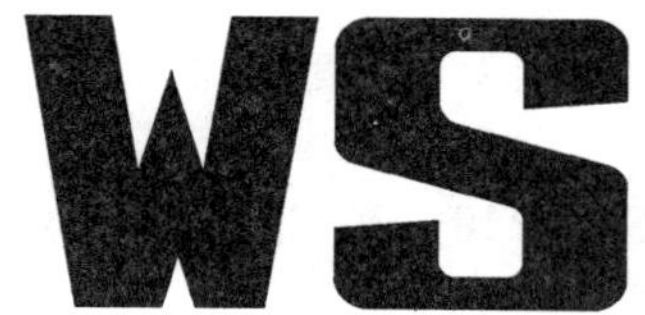

中华人民共和国卫生行业标准

WS/T 210—2011
代替 WS/T 210—2001

克 山 病 诊 断

Diagnosis of Keshan disease

2011-04-26 发布 2011-11-01 实施

中华人民共和国卫生部 发 布

前　言

本标准由 GB 17021—1997《克山病诊断标准》和 WS/T 210—2001《克山病病理诊断标准》整合修订而来。自本标准实施之日起，WS/T 210—2001《克山病病理诊断标准》废止。

本标准与 WS/T 210—2001《克山病病理诊断标准》相比主要变化如下：

——将 GB 17021—1997 整合入本标准中，作为本标准的一部分；

——将《克山病病理诊断标准》名称修改为《克山病诊断》；

——删除 GB 17021—1997 附录 B(心脏增大的检查方法与判定基准)中的第 B1 章、第 B2 章，并将第 B3 章调整为本标准中的附录 B(胸部 X 线异常判定基准)；删除 GB 17021—1997 的附录 C“心电图的检查方法与判定基准”和附录 D“心肌坏死的诊断与心脏功能不全判定的基准”；

——增加超声心动图异常判定基准，即附录 C；

——用克山病分型取代 GB 17021—1997 中的克山病临床分型标准；

——增加心肌损伤标志物检查。

本标准的附录 A、附录 B、附录 C、附录 D 为规范性附录，附录 E 为资料性附录。

本标准由卫生部地方病标准专业委员会提出。

本标准由中华人民共和国卫生部批准。

本标准起草单位：中国疾病预防控制中心地方病控制中心、山东省地方病防治研究所、哈尔滨医科大学、西安交通大学附属第二医院。

本标准主要起草人：王铜、相有章、尹新华、牛小麟、金晓明、吴长君、李奇。

本标准所代替标准的历次版本发布情况为：

——GB 17021—1997；

——WS/T 210—2001。

克 山 病 诊 断

1 范围

本标准规定了克山病诊断要点以及分型的技术指标。

本标准适用于克山病的病例诊断。

2 术语和定义

下列术语和定义适用于本文件。

2.1

克山病 Keshan disease

一种原因不明的地方性心肌病，主要病理学改变为心肌实质的变性、坏死和瘢痕形成，心脏呈肌原性扩张，心腔扩大，室壁趋向变薄。主要临床特征是心功能不全和心律失常。

3 诊断原则

在克山病病区连续生活六个月以上，具有克山病发病的时间、人群特点(见附录A)。具有心肌病或心功能不全的临床表现，或心肌组织具有克山病的病理解剖改变，能排除其他心脏疾病，尤其是心肌疾病者。

4 诊断

符合克山病诊断原则，具备a)～c)中的任何一条，并同时符合d)～h)中任何一条或其中一项表现，可诊断为克山病：

a) 心脏增大。
b) 急性或慢性心功能不全的症状和体征。
c) 快速或缓慢性心律失常。
d) 心电图改变：
   1) 房室传导阻滞；
   2) 束支传导阻滞(不完全右束支传导阻滞除外)；
   3) T波和(或)ST段改变；
   4) Q-T间期明显延长；
   5) 多发或多源性室性期前收缩；
   6) 阵发性室性或室上性心动过速；
   7) 心房颤动或心房扑动；
   8) P波异常(左、右房增大或两房负荷增大)。
e) 胸部X线改变：各型克山病的异常判定符合附录B中1项即为异常。
f) 超声心动图改变：符合附录C中1项即为异常。
g) 心肌损伤标志物检查：

1) 血清心肌肌钙蛋白 I 或 T 升高；

2) 血清心肌酶肌酸激酶同工酶(CK-MB)含量增高。

h) 病理解剖改变：尸检心脏或移植手术置换下的心脏主要病变为心肌变性、坏死及其后的修复和重构，见附录 D。

5 分型

5.1 急型

发病急骤，表现为急性心肌坏死所致的急性心功能失代偿症状。此型心肌变性坏死广泛而严重，心肌收缩力明显减弱，但心脏增大或扩张较轻，瘢痕灶少。若具有心源性休克或急性肺水肿者为重症急型克山病。

5.2 亚急型

病程进展较缓慢，多在出现症状一周左右发生充血性心力衰竭，有部分病例同时发生心源性休克。多发生于断奶后、学龄前儿童。此型有类似急型的临床发作症状，但心肌变性和坏死不如急型严重和广泛，心脏增重和扩张较明显，散在的瘢痕多见。如自发病日起三个月后未愈者，即转为慢型。

5.3 慢型

慢型克山病发病缓慢，临床表现为慢性心功能不全，心腔明显扩张，心壁变薄，心肌陈旧性瘢痕较为广泛，此型克山病可由其他类型转变而来或自然缓慢起病。按患者心功能可分为心功能Ⅱ级慢型克山病、心功能Ⅲ级慢型克山病和心功能Ⅳ级慢型克山病；出现急型表现的慢型克山病为慢型克山病急性发作；既往无各型克山病病史，发病缓慢的慢型克山病为自然慢型克山病。

5.4 潜在型

此型病变过程隐匿。心脏代偿功能良好，尚未表现出明显心功能不全的临床症状，无心脏增重和扩张，心电图多为室性期前收缩或完全性右束支传导阻滞(RBBB)或 ST-T 改变。

6 鉴别诊断

6.1 急型克山病需同急性病毒性心肌炎、急性心肌梗塞、急性胃炎等鉴别。

6.2 亚急型克山病需同急性病毒性心肌炎、急性或慢性肾小球肾炎或肾病、支气管肺炎、心内膜弹力纤维增生症、心包炎等鉴别。

6.3 慢型克山病需同扩张型心肌病、缺血性心肌病、围生期心肌病、心包炎、风湿性心脏瓣膜病等鉴别。

6.4 潜在型克山病需同局灶性心肌炎、非梗阻性肥厚型心肌病、心脏神经官能症等鉴别。

6.5 各型克山病鉴别诊断基准参见附录 E。

附　录　A
（规范性附录）
克山病的流行病学特点

A.1　地区性

我国的病区分布在从东北到西南的狭长低硒地带，根据历史上有克山病发生的县、乡、村的情况，全国已确定的病区有河北、山西、内蒙古、辽宁、吉林、黑龙江、山东、河南、湖北、重庆、四川、贵州、云南、西藏、陕西、甘肃16个省（区、市）。克山病病区均为农村，多为交通不便、经济欠发达的边远地区或山区。

A.2　人群选择性

病例均为病区中的农民或到病区连续生活六个月以上，与病区农民有同样生活方式的非病区居民；发病多见于生育期妇女、断奶后至学龄前（2岁～7岁）儿童；可呈家庭多发。

A.3　时间性

急型和慢型急性发作多发于北方地区的冬季（11月～翌年3月），亚急型多发于西南地区（主要分布于云南、四川和重庆）炎热潮湿的夏季（6月～9月）。

附　录　B
（规范性附录）
胸部X线异常判定基准

B.1　急型克山病

B.1.1　心脏形态呈烧瓶形、主动脉型，少数呈二尖瓣型，有不同程度心肌张力降低。

B.1.2　约1/3～2/3心脏呈轻度增大，中度增大者极少，1/3病人心脏不大。左、右心室增大为主，左、右心房次之。

B.1.3　多数心脏搏动减弱。

B.1.4　双肺有不同程度淤血、间质水肿或合并肺泡水肿。

B.2　亚急型克山病

B.2.1　心脏形态多呈普大型，其次为中间型和球型，有不同程度心肌张力降低。

B.2.2　多数病例心脏呈中度或显著增大，部分轻度增大，以左右心室增大为著，左右心房次之，房、室增大左心重于右心；极少数病例在早期或轻症者心脏不大。

B.2.3　肺动脉段轻凹、平直和轻凸，主动脉结正常或变小，上腔静脉正常或轻度扩张。

B.2.4　多数心脏搏动减弱，部分搏动正常，少数搏动不规则以及合并有局部搏动消失和反常搏动。

B.2.5　双肺有不同程度淤血、间质水肿，极少数合并肺泡水肿或肺动脉高压的表现。

B.3　慢型克山病

B.3.1　心脏形态多呈普大型，部分呈现为主动脉普大型、二尖瓣普大型和中间型。心肌张力不同程度降低，心膈面加宽。

B.3.2　多数心脏中度或显著增大，极少数心脏轻度增大。表现为各房、室不同程度增大，一般心室扩大重于心房，左心重于右心；极少数病例右房、右室增大明显；肺动脉段轻凹、平直和轻凸，中度突出者较少；主动脉结正常或缩小；上腔静脉、奇静脉不同程度扩张，不扩张者较少；心脏搏动减弱，搏动不规则，少数合并局部运动异常，主要表现为心尖部搏动消失和反常搏动，搏动正常的病例较少。

B.3.3　心功能Ⅱ级以上者都有不同程度肺淤血、间质水肿，少数合并肺泡水肿和肺动脉高压表现，而心功能Ⅱ级者肺血流分布近于正常。

B.4　潜在型克山病

B.4.1　心脏形态多近于正常，心肌张力尚好，少数心肌张力较差。

B.4.2　心脏不大或左心室轻度增大者较多。

B.4.3　多数病例心脏搏动正常，少数左心室心尖搏动减弱或消失。

B.4.4　肺血流分布正常。

附 录 C
（规范性附录）
超声心动图异常判定基准

C.1 心脏各房室腔普遍扩大，以左房、左室为著，左室可呈球形；急性期多见左心室腔扩大，其他心腔变化不甚明显；肺动脉或肺静脉增宽。

C.2 室壁运动多呈弥漫性减低，由于心肌收缩无力，向心运动明显减低，也可出现节段性室壁运动减低（病变呈局灶性，或形成局部瘢痕）。

C.3 心脏明显增大者，室间隔及左室后壁厚度变薄；心脏轻度增大者，室间隔及左室后壁厚度基本正常或轻度增厚，室间隔收缩期增厚率＜30％；儿童和少数成人可出现非对称性室间隔肥厚。

C.4 各瓣膜开放幅度减低，M型见二尖瓣前叶AC、DE幅度减低，E峰至室间隔的距离增大，前后叶仍呈镜像运动，出现“大心腔、小瓣口”改变。

C.5 收缩功能各项参数指标明显减低，如每搏输出量（SV）、每分输出量（CO）、及射血分数（EF）均降低，其中射血分数值可降低到45％以下。

C.6 可见心腔内血栓，多见于心尖部，附着在室壁上，呈弱或强回声团块，条形、半圆形或半球形，随心室壁而动。

C.7 脉冲多普勒可探及各瓣口血流速度减低；彩色多普勒见各瓣口的血流色彩为单一的红色或蓝色，暗淡，分布范围小。

C.8 多瓣口均可探及返流信号，以二尖瓣、三尖瓣返流为主；以左心室乳头肌功能不全表现为主，尤其潜在型，表现为不同程度的二尖瓣返流。

C.9 舒张功能减低，二尖瓣口血流频谱早期常表现A峰增高、E峰减低，E/A＜1；随着病情发展，可出现E峰正常或稍增高，A峰减低，E/A＞1，即假性正常化；晚期可出现“限制性”充盈形式，E/A＞1.5～2.0，E峰多呈高耸的尖峰波，A峰极低或消失；组织多普勒二尖瓣瓣环运动速度均减低，Am＞Em。

C.10 主动脉射血频谱参数，收缩功能指标如峰值射血速度、峰值射血率降低；舒张功能指标如二尖瓣频谱减速度（DC）增大，等容舒张时间（IRT）延长。左心舒张功能异常早于收缩功能。

附　录　D
（规范性附录）
病理诊断原则与指标

D.1　诊断原则

尸检心脏和移植手术置换下的心脏具备诊断指标中的 D.2.1 和 D.2.4，或符合 D.2.2 和 D.2.4 再加上 D.2.3 中的至少一条，结合流行病学特点，排除其他心脏疾病后，可诊断为克山病。

D.2　诊断指标

D.2.1　大体所见

心脏呈不同程度的扩大、增重。儿童慢型克山病心脏扩大尤为明显。由于两侧心腔的扩大，心室壁并不增厚，在心尖部反而变薄。病程长者心室壁肉柱和乳头肌变扁平。

切面所见：心室壁可见正常红褐色心肌内散在的变性、坏死和瘢痕灶。严重变性和早期坏死多呈灰黄色、境界不清的灶状或片状病灶。陈旧的瘢痕病灶呈灰白色半透明，境界清楚，呈星状或树枝状条纹。这些新旧交织的病灶，是克山病心脏病变的特征之一。

光镜下所见：心肌细胞出现多处小灶状的变性和坏死，有的融合呈带状或片状。变性为心肌细胞水肿、颗粒变性或伴脂肪变；坏死主要为凝固性肌溶解和液化性肌溶解。凝固性肌溶解表现为心肌细胞核消失，肌原纤维崩解，凝集成均质红染的横带（收缩带）。液化性肌溶解是在心肌细胞水肿基础上，肌原纤维溶解，残留心肌细胞膜空架。

D.2.2　心肌坏死后的修复、重构改变

D.2.2.1　心肌细胞坏死后残留的心肌细胞膜空架塌陷，由纤维组织增生充填，最终形成纤维性瘢痕。

D.2.2.2　在坏死灶或瘢痕周围的心肌细胞代偿性肥大。

D.2.3　心肌病变分布

D.2.3.1　克山病的心肌损伤有成批发生、新旧并存及灶状或带状分布的特点。病灶见于心脏各部，以左心室壁、室间隔的内、中层较重。

D.2.3.2　心肌坏死灶常具围血管特点，或在左心室壁外、中层呈葡萄状沿心壁内冠状动脉之树状分支分布，病灶中常见细动脉断面；或呈套袖状围绕左心室壁内冠状动脉较大分支分布；或沿乳头肌血管走行，形成节段性坏死带。

D.2.3.3　病灶位于心内膜下时，紧贴内膜有时可见 1～2 条心肌纤维免于坏死，呈现不完全的内膜下保留现象。

D.2.4　冠状动脉

冠状动脉无狭窄，内膜光滑，无明显粥样硬化、无血管炎等其他病理变化。

附　录　E
（资料性附录）
克山病鉴别诊断基准

E.1　急型克山病的鉴别

E.1.1　急性病毒性心肌炎

二者鉴别必须结合各自的流行病学和临床特点。注意是否有细菌、病毒、螺旋体、立克次体、真菌、原虫及蠕虫等病原体的感染病史。急性重症心肌炎可出现心力衰竭、心脏扩大，甚至心源性休克，病情凶险。依据发病前1～2周有病毒感染史或病原学检查结果有助鉴别。二者的鉴别要点见表E.1。

E.1.2　急性心肌梗死

发病急骤，可发生心律失常、心力衰竭、急性肺水肿甚至心源性休克。其心电图的ST-T改变，特别是单相曲线（向上或向下）有时与急型克山病很相似，但不同的是急性心肌梗塞多有心绞痛或心前区的不适感，心电图特征性的动态演变过程和心肌酶学动态变化规律不同于急型克山病，可资鉴别。克山病多不存在致冠心病的危险因子，如高血压、高脂血症、糖尿病、肥胖症等。

E.1.3　急性胃炎

主要表现为上腹不适、恶心、呕吐。因有时吐胆汁（吐黄水），需与急型克山病鉴别。本病多有暴食或进食不洁食物史，一般无心脏异常体征。胃镜检查可确诊。

E.2　亚急型克山病的鉴别

E.2.1　急性病毒性心肌炎

二者的鉴别要点见表E.1。

E.2.2　急性或慢性肾小球肾炎或慢性肾病

儿童多发生，临床表现急性肾炎综合症（血尿、蛋白尿、浮肿和高血压），伴有心力衰竭时易误诊为亚急型克山病。但亚急型克山病无急性肾炎综合征的表现。

E.2.3　支气管肺炎

本病伴有心力衰竭时常误诊为亚急型克山病。但本病均有发烧史，咳嗽明显，肺部的干湿罗音显著，心脏不大，常可区别。

E.2.4　心内膜弹力纤维增生症

本病是儿科领域的心内膜心肌病，大多数患儿于2岁前死亡。发病年龄较大者，对洋地黄治疗反应好的，预后较好。主要表现全心扩大，特别是左心扩大，心动超声检查只要发现心内膜肥厚且反光强，对本病诊断即可明确。

E.2.5　心包炎

渗出性或缩窄性心包炎可出现心包填塞，由于静脉回流受阻而导致的心室扩张不全的体征与亚急型克山病很相似，此时靠临床表现或胸部 X 线片鉴别有一定困难，超声心动图发现液性暗区可助鉴别。

表 E.1　急型、亚急型克山病与急性病毒性心肌炎的鉴别要点

<table>
<tr><th colspan="2">鉴别要点</th><th>急型、亚急型克山病</th><th>急性病毒性心肌炎</th></tr>
<tr><td colspan="2">流行病学</td><td>有地区性、季节性和人群选择性</td><td>无地区性，随时可发生</td></tr>
<tr><td colspan="2">临床特点</td><td>急型克山病发病急骤，心肌细胞损伤重，重者出现心源性休克，多为全心衰，少为左心衰、肺水肿。亚急型克山病病情进展较缓慢，出现心力衰竭，特别是急性左心衰竭</td><td>病毒性心肌炎小儿及青少年多见，表现有发热、胸痛、紫绀、心律失常、心力衰竭和休克；细菌性心肌炎常见于呼吸道感染，如急性咽峡炎、化脓性扁桃体炎、白喉、肺炎等</td></tr>
<tr><td colspan="2">感染病史</td><td>无明显的感染病史</td><td>病毒性心肌炎多由柯萨奇病毒、腺病毒引起；细菌性多由链球菌感染引起</td></tr>
<tr><td colspan="2">临床检查</td><td>心脏扩大，心律不齐，呼吸困难，咳嗽，满肺水泡音等。血清 CTnT 或 CTnI、CK-MB 增高明显</td><td>病毒性心肌炎急性期血清 CTnT 或 CTnI 常增高，血清中可检测到抗心肌抗体，外周血淋巴细胞增多；细菌性心肌炎外周血中性粒细胞增多</td></tr>
<tr><td rowspan="4">病理变化</td><td>心肌细胞</td><td>急型克山病心肌细胞变性坏死范围广泛而严重，主要为多发性小灶状心肌坏死；亚急型克山病比急型克山病轻些</td><td>病毒性心肌炎心肌细胞可单个或小群变性和坏死；细菌性心肌可见小脓肿灶</td></tr>
<tr><td>病变分布</td><td>病变分批发生，新旧并存。病灶常沿心室壁冠状动脉分支分布</td><td>病变常同一批发生。除有时可见血管周围炎外，看不出病灶与血管的关系</td></tr>
<tr><td>炎症反应</td><td>炎症反应较轻，主要为坏死后吞噬吸收现象。除临近坏死灶处外，心内膜、心外膜炎症不明显</td><td>炎症反应程度不一。常同时伴心外膜与心内膜的炎细胞浸润</td></tr>
<tr><td>预后</td><td>修复后遗留替代性纤维化</td><td>炎症吸收消散或遗留间质性纤维化</td></tr>
</table>

E.3　慢型克山病的鉴别

E.3.1　扩张型心肌病（DCM）

本病的临床表现与慢型克山病十分相似，二者的鉴别主要依据流行病学特点。慢型克山病心脏扩大程度一般比 DCM 明显，心电图 RBBB 多(30%～50%)，而 DCM 以完全性左束枝传导阻滞（LBBB）或左前分支传导阻滞（LVH）者为多。具体的鉴别要点见表 E.2。

E.3.2　缺血性心肌病

本病系冠状动脉狭窄，长期供血不足，心肌反复缺血损伤导致心肌纤维化、心脏扩大，可发生心力衰竭、心律失常。有动脉粥样硬化和心绞痛的病史，有诱发冠心病的危险因子（见 E.1.2），有用药（硝酸甘油）和休息后症状缓解的经历，心腔一般不扩大或心脏轻度增重。根据流行病学特点和病因不同有助鉴别，必要时可行冠状动脉 CT 或冠状动脉造影进行鉴别。

表 E.2 慢型克山病与扩张型心肌病的鉴别

鉴别要点		慢型克山病	扩张型心肌病
流行病学		有地区性和季节性	无地区性,分布广泛
临床检查		心腔高度扩张,比 DCM 明显,成人心脏重量超过 500 g 者较少。心电图 RBBB 多(30%～50%)	心脏代偿肥大,心腔扩张。成人心脏重量超过 500 g 者多。心电图 LBBB 或 LVH 者为多。进行性加重的心力衰竭,心律失常可致猝死
病理变化	大体	心腔不同程度扩张,儿童显著。心室壁不增厚,心尖部反而变薄,近于球形。切面可见心肌内散在分布的变性、坏死和瘢痕灶	两侧心室壁肥厚,4 个心腔扩张,呈离心性肥大,严重者状如牛心。切面心肌色苍白,呈松弛状,心内膜纤维化,儿童明显,多见附壁血栓
	光镜下	心肌细胞变性坏死,残留灶状或片状的心肌膜状空架,新旧病灶交替分布。在瘢痕周围的心肌细胞肥大明显。而瘢痕灶围绕冠状动脉分支分布	心肌细胞弥漫性的肥大、有分支,肌原纤维走行紊乱。间质纤维化明显,通常为较一致的陈旧性病变。有瘢痕灶者未见其与血管走行有何关系
	预后	病情发展缓慢	进行性加重的心力衰竭是主要死因

E.3.3 围生期心肌病

是指妊娠末期或产后 5 个月内首次发生以累及心肌为主的一种心脏病,可有心脏扩大和心力衰竭,需与围生期慢型克山病患者相鉴别。根据流行病学特点和既往无心脏病史有助鉴别。

E.3.4 心包炎

同亚急型克山病的鉴别诊断。

E.3.5 风湿性心脏瓣膜病

以二尖瓣闭锁不全为主的风湿性心脏瓣膜病心衰时的症状与慢型克山病相似。但本病心尖部的收缩期杂音强,且向腋窝传导,常同时合并二尖瓣狭窄的舒张期杂音,超声心动图示二尖瓣反光强、瓣叶增厚、二尖瓣前叶“城墙样”改变及风湿热的既往史等。

E.4 潜在型克山病的鉴别

E.4.1 局灶性心肌炎

因心肌局部的坏死、瘢痕、纤维化而致的异位兴奋呈现“室性早搏”或“完全性右束枝传导阻滞”常与潜在型相混。不同点为既往有心肌炎病史,双份血清反应多阳性,心脏不大,预后良好。

E.4.2 非梗阻性肥厚型心肌病

潜在型克山病病人有时也可见有轻度的室间隔或左室增厚或两者同时出现,但与非梗阻性肥厚型心肌病不同点为其肥厚不超过 15 mm,心电图少见左室肥厚或异常 Q 波。

E.4.3 心脏神经官能症(亦称神经循环衰弱症或 β 受体兴奋性增强)

本病病人多有心悸、心前区不适、易疲乏或过度呼吸等症状,即自觉症状多,但无心脏方面的体征,如无心电图的异常(或有 ST-T 改变但心得安试验阳性),亦无心脏扩大等所见。

ICS 11.020
C 61

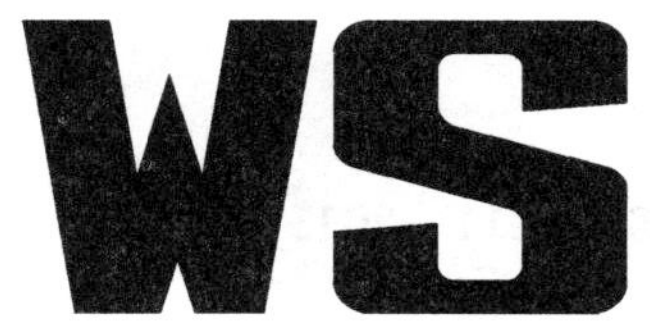

中华人民共和国卫生行业标准

WS/T 211—2015
代替 WS/T 211—2001

地方性砷中毒诊断

Diagnosis of endemic arsenicosis

2015-05-07 发布 2015-11-01 实施

中华人民共和国国家卫生和计划生育委员会 发布

前　言

本标准按照 GB/T 1.1—2009 给出的规则起草。

本标准代替 WS/T 211—2001《地方性砷中毒诊断标准》。

本标准与 WS/T 211—2001 相比，主要技术变化如下：

——修改了中文名称和英文名称；

——修改了适用范围；

——修改了规范性引用文件；

——修改了地方性砷中毒的定义；

——进一步明确描述了地方性砷中毒诊断基本指标中的皮肤角化和色素脱失；

——删除了原诊断参考指标中关于周围神经损伤的相关描述；

——修改并进一步明确描述了地方性砷中毒的皮肤病变分级标准；

——增加了地方性砷中毒的鉴别诊断。

本标准起草单位：中国医科大学公共卫生学院、中国疾病预防控制中心地方病控制中心、内蒙古自治区地方病防治研究中心。

本标准主要起草人：孙贵范、孙殿军、夏雅娟、武克恭、李冰、高彦辉。

本标准所代替标准历次版本发布情况为：

——WS/T 211—2001。

地方性砷中毒诊断

1 范围

本标准规定了地方性砷中毒的临床诊断及分度标准。

本标准适用于地方性砷中毒的监测、预防、控制和临床诊断。

本标准不适用于急性或亚急性砷中毒的诊断。

2 规范性引用文件

下列文件对于本文件的应用是必不可少的。凡是注日期的引用文件，仅注日期的版本适用于本文件。凡是不注日期的引用文件，其最新版本(包括所有的修改单)适用于本文件。

GB/T 5009.11 食品中总砷及无机砷的测定

GB/T 5750.6 生活饮用水标准检验方法 金属指标

WS/T 28 尿中砷的二乙基二硫代氨基甲酸银-三乙醇胺分光光度测定方法

WS 277 地方性砷中毒病区判定和划分标准

3 术语和定义

下列术语和定义适用于本文件。

3.1

地方性砷中毒 endemic arsenicosis

一种生物地球化学性疾病。是居住在特定地理环境条件下的居民，长期通过饮水、空气或食物摄入过量的无机砷而引起的以皮肤色素脱失和(或)过度沉着、掌跖角化为主要临床特征的全身性慢性中毒。有严格地区性。

3.2

急性/亚急性砷中毒 acute/subacute arsenicosis

砒霜中毒

在短时间内口服、吸入或药用过量无机砷化物所致的中毒。三氧化二砷经口服 5 mg～50 mg 即可中毒，60 mg～100 mg 即可致死。口服急性或亚急性中毒早期常见消化道症状，如口及咽喉部有干、痛、烧灼、紧缩感，声嘶、恶心、呕吐、咽下困难、腹痛和腹泻等。严重者可于中毒后 24 h 至数日发生呼吸、循环、肝、肾等功能衰竭及中枢神经病变，出现呼吸困难、惊厥、昏迷等危重征象，甚至死亡。

4 诊断原则

4.1 基本指标

生活在地方性砷中毒病区(WS 277)的居民，依据 GB/T 5009.11、GB/T 5750.6 和 WS/T 28 等方法检测有过量砷暴露史，并符合以下临床特征之一者可诊断为地方性砷中毒：

a) 掌跖部位皮肤有其他原因难以解释的丘疹样、结节状或疣状过度角化；

b) 躯干非暴露部位皮肤有其他原因难以解释的弥散或散在的斑点状色素沉着和(或)边缘模糊的小米粒至黄豆粒大小不等的圆形色素脱失斑点。

4.2 参考指标

尿砷或发砷含量明显高于当地非病区正常参考值。

5 诊断

5.1 皮肤病变分级

5.1.1 掌跖部皮肤角化

Ⅰ级 掌跖部有肉眼仔细检查可见和(或)可触及的3个及以上散在的米粒大小的皮肤丘疹样或结节状角化物。

Ⅱ级 掌跖部有较多或较大的明显丘疹样角化物。

Ⅲ级 掌跖部有广泛的斑块状或条索状等不同形态角化物，或同时在掌跖部和手足背部有多个较大的疣状物，甚至表面有皲裂、溃疡或出血。

5.1.2 皮肤色素沉着

Ⅰ级 以躯干非暴露部位为主的皮肤颜色变深或有对称性散在的较浅的棕褐色斑点状色素沉着。

Ⅱ级 以躯干非暴露部位为主的皮肤呈灰色或有较多的深浅不同的棕褐色斑点状色素沉着。

Ⅲ级 以躯干非暴露部位为主的皮肤呈灰黑色或有广泛密集的棕褐色斑点状色素沉着，或有较多的深棕黑色或黑色直径1 cm左右的色素沉着斑块。

5.1.3 皮肤色素脱失

Ⅰ级 以躯干非暴露部位为主的皮肤有对称性散在的针尖大小的色素脱失斑点。

Ⅱ级 以躯干非暴露部位为主的皮肤有较多的边缘模糊的点状色素脱失斑点。

Ⅲ级 以躯干非暴露部位为主的皮肤有广泛密集的边缘模糊的点状色素脱失斑点。

5.1.4 鲍文氏病和皮肤癌

掌跖角化物出现糜烂、溃疡、疼痛；躯体角化物或色素斑黑变，表面毛糙、糜烂、溃疡、疼痛，及周围皮肤红晕，并经活体组织病理检查确诊。

5.2 临床分度

5.2.1 可疑

出现以下情况之一者：

a) 皮肤仅有Ⅰ级色素沉着或Ⅰ级色素脱失斑点，或仅在掌跖部皮肤有1～2个米粒大小的丘疹样或结节状角化物；
b) 在燃煤污染型病区有明显视物不清、味觉减退和食欲差等表现。

5.2.2 轻度

在可疑基础上出现以下情况之一者：

a) 掌跖部皮肤有Ⅰ级角化，或躯干Ⅰ级皮肤色素沉着和Ⅰ级皮肤色素脱失同时存在；
b) 在可疑对象中，依据GB/T 5009.11、GB/T 5750.6和WS/T 28等方法检测尿砷或发砷含量明显高于当地非病区正常值者亦可列为轻度。

5.2.3 中度

在轻度基础上，掌跖部皮肤角化、躯干皮肤色素沉着和色素脱失中有一项为Ⅱ级者为中度。

5.2.4 重度

在中度基础上，掌跖部皮肤角化、躯干皮肤色素沉着和色素脱失中有一项为Ⅲ级者为重度。

5.2.5 鲍文氏病和皮肤癌

经活体组织病理检查确诊者。

6 鉴别诊断

6.1 老年性白斑

常见于50岁以上者，主要表现为在躯干、四肢的非暴露部位皮肤出现2 mm～5 mm大小不等、圆形、边界清楚、稍凹陷的白色斑点。地方性砷中毒则多为面积较小、边缘不清晰的色素脱失斑点，并常同时伴有色素沉着。

6.2 掌跖角化病

遗传性疾病，多在婴幼儿期发病，轻者掌跖皮肤发干、发硬、角化过度。重者随年龄增长而出现对称性掌跖角化，似胼胝状或疣状隆起。地方性砷中毒患者在幼年发生掌跖角化多不明显。

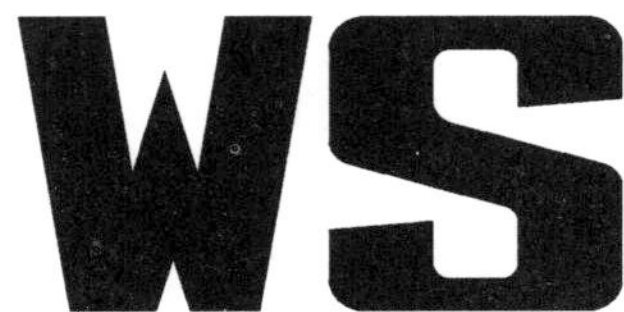

中华人民共和国卫生行业标准

WS/T 212—2001

血清中氟化物的测定　离子选择电极法

Determination for fluoride in serum—Ion selective electrode method

2001-11-14 发布　　2002-05-01 实施

中华人民共和国卫生部　发布

前　　言

血清氟水平是评价人群氟负荷的重要指标，它在表明机体受氟危害及氟中毒中具有较重要的意义。因此，在地方性氟中毒的防治研究及防龋的研究中经常进行该指标的检测。

本标准规定的血清中无机氟测定方法，是在参考了国内外多年来报道的各种血清氟测定方法的基础上并结合我国的国情制定的适于一般实验室可操作的方法。本标准规定的操作步骤及技术指标均经过实验室和现场验证。

本标准由卫生部疾病控制司提出。

本标准起草单位：中国地方病防治研究中心地氟病研究所。

本标准主要起草人：万桂敏、于光前、徐春蓓、王守智、张志瑜、张丽虹、叶平、边建朝、赵新华、宋丽、石玉霞、刘忠杰。

本标准由卫生部委托中国地方病防治研究中心负责解释。

中华人民共和国卫生行业标准

血清中氟化物的测定　离子选择电极法

WS/T 212—2001

Determination for fluoride in serum—Ion selective electrode method

1　范围

本标准规定了用离子选择电极法测定血清中无机氟化物的浓度。

本标准适用于各种人群及动物血清中无机氟化物浓度的测定。

2　引用标准

下列标准所包含的条文，通过在本标准中引用而构成为本标准的条文。本标准出版时，所示版本均为有效。所有标准都会被修订，使用本标准的各方应探讨使用下列标准最新版本的可能性。

GB/T 6682—1992　分析实验室用水规格和试验方法

3　原理

氟离子选择电极的氟化镧单晶膜对氟离子有选择性，由电极膜分开的两种不同浓度的氟溶液之间存在电位差即膜电位，其大小与溶液中氟离子活度有关。利用电动势与氟离子活度的线性关系，可直接求出血清中氟离子浓度。

4　试剂

本标准使用的试剂纯度除特别说明外均为分析纯。实验用水应符合 GB/T 6682 中规定的二级水。全部试剂贮于聚乙烯瓶中。

4.1　氟化物标准溶液

4.1.1　氟化物标准贮备液：准确称取经 120℃干燥 2 h 并冷却至室温的氟化钠(优级纯)0.221 0 g，用水溶解后移入 100 mL 容量瓶中，用水稀释至刻度，混匀，倒入聚乙烯瓶中备用。此液 1 mL 含氟 1 000 $\mu g F^-$。

4.1.2　氟化物标准工作液Ⅰ[$c(F^-)=100.0\ \mu g/mL$]：吸取氟化物标准贮备液(4.1.1)10.00 mL，移入 100 mL 容量瓶中，用水定容至刻度。

4.1.3　氟化物标准工作液Ⅱ[$c(F^-)=10.0\ \mu g/mL$]：吸取氟化物标准工作液Ⅰ(4.1.2)10.00 mL，移入 100 mL 容量瓶中，用水定容至刻度。

4.1.4　氟化物标准工作液Ⅲ[$c(F^-)=5.0\ \mu g/mL$]：吸取氟化物标准工作液Ⅰ(4.1.2)5.00 mL，移入 100 mL 容量瓶中，用水定容至刻度。

4.1.5　氟化物标准工作液Ⅳ[$c(F^-)=2.0\ \mu g/mL$]：吸取氟化物标准工作液Ⅰ(4.1.2)2.00 mL，移入 100 mL 容量瓶中，用水定容至刻度。

4.1.6　氟化物标准工作液Ⅴ[$c(F^-)=1.0\ \mu g/mL$]：吸取氟化物标准工作液Ⅱ(4.1.3)10.00 mL，移入 100 mL 容量瓶中，用水定容至刻度。

中华人民共和国卫生部 2001-11-14 批准　　　　2002-05-01 实施

氟化物标准工作液(4.1.4～4.1.6)临用时现配。

4.2 总离子强度调节缓冲液(TISAB)

4.2.1 总离子强度调节缓冲液(TISAB):称取58.0 g氯化钠、0.4 g柠檬酸三钠($Na_3C_6H_5O_7 \cdot 2H_2O$),溶于约500 mL水中,加入57 mL冰乙酸,用氢氧化钠[$c(NaOH)=5$ mol/L]调pH为5～5.2,用水定容至1 L。

4.2.2 含氟总离子强度调节缓冲液:配制同4.2.1,在加水稀释前,加氟化物标准工作液Ⅱ(4.1.3)2.00 mL。此液含氟0.02 μg/mL。临用前现配。

5 仪器

5.1 离子活度计或精密酸度计:分辨率为0.1 mV。

5.2 氟离子选择电极:CSB-F-Ⅲ型(长沙特种硬质合金工业公司产)。

5.3 232型甘汞电极。

5.4 磁力搅拌器。

5.5 塑料微容池,具有聚乙烯包裹的搅拌子。

5.6 可调微量移液器或微量加样器2～20 μL(±0.02 μL)。

6 采样

采集空腹肘静脉血1.5～2 mL,置于无氟具塞的聚乙烯管中,采集后立即离心(3 000 r/min,10 min)取血清测氟。若不能及时分析,保存冰箱(4℃)中,一周内完成测定。也可保存于－18℃～－20℃冰盒内2周测定。

7 分析步骤

7.1 标准加入法

7.1.1 电极实际斜率的测定

7.1.1.1 氟化物标准系列的配制:取6个25 mL容量瓶,按表1配制标准系列。

表1 氟化物标准系列的配制

容量瓶号	1	2	3	4	5	6
1.0 μg/mL氟化物标准工作液Ⅴ/mL	0.50	1.25	2.50	5.00	—	—
10.0 μg/mL氟化物标准工作液Ⅰ/mL	—	—	—	—	1.25	2.5
TISAB液/mL	12.5	12.5	12.5	12.5	12.5	12.5
	用水定容至刻度					
氟含量/μg/mL	0.02	0.05	0.1	0.2	0.5	1.0

7.1.1.2 氟化物标准系列的测定:分别吸取上述各浓度的氟标准液0.80 mL于微容池内,放一根搅拌棒,移至磁力搅拌器上,插入氟电极和甘汞电极,测定溶液的电位值,从低浓度到高浓度逐个进行。待读数稳定后(即每分钟电极电位变化小于1 mV),读取电位值,同时记录测定时的温度。

7.1.1.3 电极实际斜率(S)的计算:由上述标准系列测得的电位值,浓度每变化10倍所引起的电位差即可得不同浓度范围内的电极实际斜率。也可用上述标准系列测得的电位值(E_S)和相应的标准液的浓度(C_S)按式(1)可求得任意两个标准溶液浓度范围的电极实测响应斜率。

$$S=(E_{S_2}-E_{S_1})/\lg(C_{S_2}/C_{S_1}) \qquad (1)$$

式中:S——电极实际斜率;

E_{S_2}——高浓度标准溶液的电位值;

E_{S_1}——低浓度标准溶液的电位值;

C_{S_2}——高浓度标准溶液的浓度；

C_{S_1}——低浓度标准溶液的浓度。

7.1.2 样品测定：吸取 0.40 mL 血清置于微容池中，再加入 0.40 mL 总离子强度调节缓冲液(4.2.1)〔如样品含氟量低于 0.02 μg/mL，测定时则加入 0.40 mL 含氟 TISAB 液(4.2.2)〕。放一个搅拌子，将微容池放在磁力搅拌器上搅拌几秒钟、混匀样液，然后插入氟电极和甘汞电极测定电位值 E_1，再另加小体积(10.0～20.0 μL)氟化物标准工作液Ⅱ、Ⅲ或Ⅳ(4.1.3、4.1.4 或 4.1.5)测定电位值 E_2，按式(2)、(3)计算血清中氟含量。

7.2 标准曲线法

7.2.1 标准曲线的绘制

7.2.1.1 氟化物标准系列的配制：同 7.1.1.1。

7.2.1.2 氟化物标准系列的测定：同 7.1.1.2。用对数坐标纸，以等距离表示电位值，对数坐标表示氟离子浓度，绘制标准曲线。标准曲线应在测定样品的同时绘制。

7.2.2 样品测定：准确吸取 0.40 mL 血清于微溶池内，再加入 0.40 mL 总离子强度调节缓冲液(4.2.1)〔如样品含氟量低于 0.02 μg/mL，测定时则加入 0.40 mL 含氟总离子强度缓冲液(4.2.2)〕，按 7.1.2 的方法测定电位值，查曲线并按式(4)、(5)计算氟含量。

8 结果计算

8.1 标准加入法的计算，见式(2)、(3)。

$$C_X = [(C_S \cdot V_S)/V_X]/(10^{\frac{\Delta E}{S}} - 1) \quad\cdots\cdots(2)$$

$$C_X = [(C_S \cdot V_S/V_X)/(10^{\frac{\Delta E}{S}} - 1)] - 0.02 \quad\cdots\cdots(3)$$

(当样品加含氟 TISAB 液时，用此式计算氟浓度。)

式中：C_X——血清中氟含量，μg/mL；

C_S——加入的氟化物标准溶液浓度，μg/mL，(应是被测液浓度的 50～100 倍)；

V_S——加入的氟化物标准液体积，mL，(不超过被测液体积的 1/50～1/100)；

V_X——量取的血清体积，mL；

ΔE——E_2 与 E_1 之差(ΔE 以 20～30 mV 为宜)。

S——电极的实测斜率〔取与被测液相接近的浓度范围的标准液精确测定值，而不能以理论斜率或实测的标准系列的平均斜率(指全区间)的 S 值计算〕。

8.2 标准曲线法的计算，见式(4)。

$$C_X = C \times 2 \quad\cdots\cdots(4)$$

(当样品加含氟 TISAB 液时，用式(5)计算氟浓度。)

$$C_X = (C - 0.01) \times 2 \quad\cdots\cdots(5)$$

式中：C_X——血清氟含量，μg/mL；

C——查曲线得氟含量，μg/mL。

9 说明

9.1 检测下限和测定范围

检测下限为 0.012 μg/mL。

本方法可准确测定含氟量大于 0.02 μg/mL 血清中无机氟含量。

9.2 精密度和准确度：同一实验室对含氟量 0.059 μg/mL、0.090 μg/mL 和 0.203 μg/mL 的血清样品 8 次测定的相对标准偏差分别为 3.39%、1.89%、0.99%。当血清样品的本底氟值为 0.054 μg/mL、0.089 μg/mL、0.205 μg/mL 进行加标回收实验，回收率分别为 96.7%±3.01%、101.2%±2.50%、

99.8%±2.79%。

四个实验室对含氟1.03 mg/L±0.06 mg/L、5.07 mg/L±0.13 mg/L牛血清游离氟成分标准物质(GBW09143、GBW09144)进行测定，均值分别为0.98±0.066 μg/mL，5.00±0.08 μg/mL，相对标准偏差分别为6.73%、1.56%。相对误差分别为4.85%、1.38%，均小于5%。

9.3 标准加入法，样品中的加标浓度可根据测得的E_1来判断可能的浓度范围，决定加2～10 μg/mL那个浓度，使ΔE为20～30或20～40为宜，减少测定误差。

9.4 标准加入法计算所用的电极斜率(S)，一定要用被测液加标前、后所测得的E_1和E_2所对应的氟标准液浓度范围内的电极实测斜率。

9.5 测样前电极插入0.02 μg/mL氟标准液中20 min，使样品测定平衡时间缩短。由于电极有“记忆”功能，应使它尽量少接触含高氟的溶液。在测含高氟的样品后，一定将电极洗至要求的空白电位。

9.6 电极插入微容池溶液内不可太深，刚好在液面下2 mm～3 mm即可，免得把样液挤出池外，再做标加时不准确。

9.7 标准加入法，向被测液中加入标准溶液时，应在搅拌状态下加在两电极中间部位。这样使被加的标准溶液能被充分混匀。

ICS 11.020
C 61
备案号：16270—2005

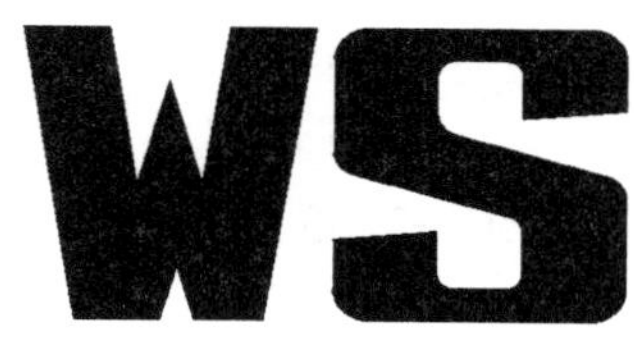

中华人民共和国卫生行业标准

WS/T 256—2005

人群尿氟正常值

The normal concentration of urinary fluoride of population

2005-06-16 发布　　　　2005-12-01 实施

中华人民共和国卫生部　发布

前　言

本标准的附录为规范性附录。

本标准由中华人民共和国卫生部疾病预防控制司提出。

本标准由中华人民共和国卫生部批准。

本标准起草单位:中国疾病预防控制中心地方病控制中心地氟病防治研究所。

本标准主要起草人:于光前、万桂敏、石玉霞、宋丽、徐春蓓。

人群尿氟正常值

1 范围

本标准推荐了非地方性氟中毒地区儿童和成人群体尿氟含量正常值上限。

本标准适用于地方性氟中毒病区中非病区的区分和防治措施效果评价。

本标准也适用于人群氟暴露状况的评价。

本标准不适用于地方性氟中毒病人的个体诊断。

2 规范性引用文件

下列文件中的条款通过本标准的引用而成为本标准的条款。凡是注日期的引用文件，其随后所有的修改单(不包括勘误的内容)或修订版均不适用于本标准，然而，鼓励根据本标准达成协议的各方研究是否可使用这些文件的最新版本。凡是不注日期的引用文件，其最新版本适用于本标准。

WS/T 89 尿中氟化物的测定——离子选择电极法

GB 17017 地方性氟中毒病区控制标准

GB 17018 地方性氟中毒病区划分标准

3 定义

3.1 **尿氟** 人体排出尿中的无机氟含量，以每升(L)尿含氟离子总量毫克(mg)数表示。

3.2 **人群** 处于基本相同氟暴露条件下的同一社区的居民群体。

4 技术指标

4.1 儿童群体尿氟几何均值不大于每升 1.4 mg。

4.2 成人群体尿氟几何均值不大于每升 1.6 mg。

5 检验方法

按 WS/T 89 规定的方法测定尿氟含量。

附 录 A
（规范性附录）
正确使用本标准的说明

A.1 儿童尿氟以8～12周岁人群计算，成人尿氟以18周岁以上人群计算。

A.2 尿氟测定采集即时尿样。

A.3 计算人群尿氟的样本量应不小于50例，对于不足50例居民的社区应采集全部样品。

A.4 人群尿氟正常值指标应用于氟的主要来源为燃煤污染社区时，应在冬、夏季采集样品。

A.5 人群尿氟正常值指标应用于氟的主要来源为饮用砖茶社区时，以成人群体尿氟含量为准。

A.6 人群尿氟正常值指标与地方性氟中毒病情指标不一致时，以病情指标为准。病情指标按GB 17018和GB 17017的规定执行。

A.7 人群尿氟正常值指标应用于防治措施效果评价时，防治措施应持续使用6年以上。

ICS 11.020
C 61
备案号：21171—2007

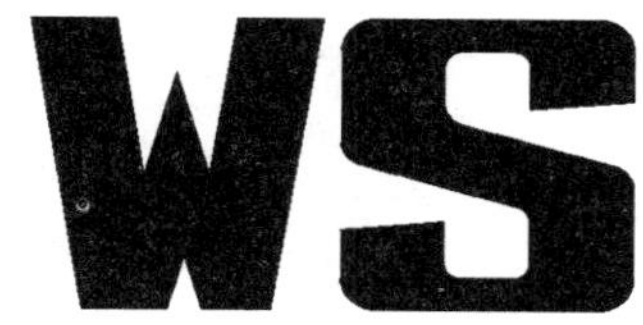

中华人民共和国卫生行业标准

WS 276—2007

地方性甲状腺肿诊断标准

Diagnostic criteria for endemic goiter

2007-07-02 发布　　2007-12-01 实施

中华人民共和国卫生部　发布

前　　言

按照国家质检总局、国家标准委公告(2005 年第 146 号),GB 16004—1995《地方性甲状腺肿的诊断和分度标准》和 GB 16398—1996《儿童少年甲状腺容积的正常值》自本标准实施之日起废止。

本标准将 GB 16004—1995《地方性甲状腺肿的诊断和分度标准》和 GB 16398—1996《儿童少年甲状腺容积的正常值》整合并转化为行业标准,主要变化如下:

——名称改为《地方性甲状腺肿诊断标准》。

——明确了"当触诊法与 B 超法的诊断结果不一致时,以 B 超法的诊断结果为准"。

本标准的附录 A、附录 B 均为规范性附录。

本标准由卫生部地方病标准专业委员会提出。

本标准由中华人民共和国卫生部批准。

本标准起草单位:中国疾病预防控制中心地方病控制中心、福建省疾病预防控制中心、山西省地方病防治研究所。

本标准主要起草人:刘守军、陈志辉、贾清珍、苏晓辉、张树彬。

地方性甲状腺肿诊断标准

1 范围

本标准规定了诊断地方性甲状腺肿(以下简称“地甲肿”)的条件和判定甲状腺肿大小的界限。

本标准适用于判定甲状腺肿病例、描述地甲肿病情、开展地甲肿的流行病学研究、监测和防治效果的考核评估;在临床检查甲状腺时也可参照使用。

2 规范性引用文件

下列文件中的条款通过本标准的引用而成为本标准的条款。凡是注日期的引用文件,其随后所有的修改单(不包括勘误的内容)或修订版均不适用于本标准,然而,鼓励根据本标准达成协议的各方研究是否可使用这些文件的最新版本。凡是不注日期的引用文件,其最新版本适用于本标准。

GB 16005 碘缺乏病(IDD)病区划分标准

GB/T 19380 水源性高碘地区和地方性高碘甲状腺肿病区的划定

3 术语和定义

下列术语和定义适用于本标准。

3.1

地甲肿 endemic goiter

是一种生物地球化学性疾病,指居住在特定地理环境下的居民,长期通过饮水、食物摄入低于生理需要量或过量的碘,从而引起的以甲状腺肿大为主要临床体征的地方性疾病。

3.2

甲状腺容积 thyroid volume

B 型超声仪(B 超)检测的甲状腺大小,为甲状腺左叶和右叶容积之和,单位用毫升表示。

4 地甲肿诊断标准

可用触诊法与 B 超法进行诊断,当两者诊断结果不一致时,以 B 超法的诊断结果为准。

4.1 触诊法诊断地甲肿的标准

生活于缺碘地区(划分标准参见 GB 16005)或高碘病区(划分标准参见 GB/T 19380)的居民,甲状腺肿大超过本人拇指末节且可以观察到,并除外甲状腺功能亢进症、甲状腺炎、甲状腺肿瘤等疾病后,即诊断为地甲肿病例。

4.2 B 超法诊断地甲肿的标准

在上述地区内,若居民的甲状腺容积超过相应年龄段的正常值,即诊断为地甲肿病例。B 超检查甲状腺容积操作技术要则见附录 A,甲状腺容积的正常值见附录 B。

5 甲状腺肿的分度标准

甲状腺肿分为3度，当甲状腺大小介于两度之间难以判断时，可列入较低的一度内。

5.1 0度

头颈部保持正常位置时，甲状腺看不见，不易摸得着。即使摸得着但不超过受检者拇指末节。特点是："甲状腺看不见，不易摸得着"。

5.2 1度

头颈部保持正常位置时，甲状腺看不见，但容易摸得着，并超过受检者拇指末节(指一个侧叶的腺体轮廓超过拇指末节)。特点是："甲状腺看不见，容易摸得着"。

甲状腺不超过受检者拇指末节，但发现结节者也定为1度。

5.3 2度

头颈部保持正常位置时，甲状腺清楚可见肿大，其大小超过受检者拇指末节。特点是："甲状腺看得见，摸得着"。

6 甲状腺肿的分型标准

6.1 弥漫型

甲状腺均匀增大，B超检查不出结节。

6.2 结节型

在甲状腺上可查到一个或几个结节。

6.3 混合型

在弥漫肿大的甲状腺上可查到一个或几个结节。

附 录 A
（规范性附录）
B超检查甲状腺容积操作技术要则

A.1 仪器设备要求

B超机探头频率要求7.5 MHz或7.5 MHz以上。

A.2 测量方法

让受检者取坐位、立位或仰卧位，充分暴露颈前区，在甲状腺部位均匀涂抹耦合剂后，用探头首先在受检者甲状腺上按左、右顺序上下横扫，读得甲状腺侧叶最大宽度（即左右径，用W表示），然后，先在受检者左侧，后在右侧纵扫，读得甲状腺侧叶最大厚度（即前后径，用D表示）和最大长度（即上下径，用L表示）。

A.3 甲状腺容积计算

按式（A.1）计算。

$$V=0.479\times D\times W\times L/1\,000 \qquad \text{(A.1)}$$

式中：

V——甲状腺每一侧叶容积数值，单位为毫升（mL）；

L——甲状腺每一侧叶长度数值，单位为毫米（mm）；

W——甲状腺每一侧叶宽度数值，单位为毫米（mm）；

D——甲状腺每一侧叶厚度数值，单位为毫米（mm）。

左右两侧叶容积之和即为甲状腺总容积。

A.4 注意事项

A.4.1 在测量甲状腺长、宽、厚三维长度时，操作者必须经过培训。

A.4.2 因为人体甲状腺的两个侧叶并不完全对称，所以在横扫时，不要为了提高速度而在同一切面上同时测量两个侧叶的最大左右径。

A.4.3 纵扫时，甲状腺的最大上下径和前后径必须在同一切面上同时测量。

A.4.4 检查手法要轻柔，否则会挤压甲状腺，使其前后径测量不准。

A.4.5 由于甲状腺的形态个体差异特别大，所以甲状腺的最大前后径不一定都在中央。

A.4.6 由于人有胖瘦、高矮之分，所以不能把头向后仰作为所有受检者的统一体位。

附　录　B
（规范性附录）
甲状腺容积的正常值

甲状腺容积的正常值见表 B.1。

表 B.1　甲状腺容积的正常值

年龄/周岁	甲状腺容积正常值/mL
6	≤3.5
7	≤4.0
8	≤4.5
9	≤5.0
10	≤6.0
11	≤7.0
12	≤8.0
13	≤9.0
14	≤10.5
15	≤12.0
16	≤14.0
17	≤16.0
成年女性	≤18.0
成年男性	≤25.0

ICS 11.020
C 61
备案号:21172—2007

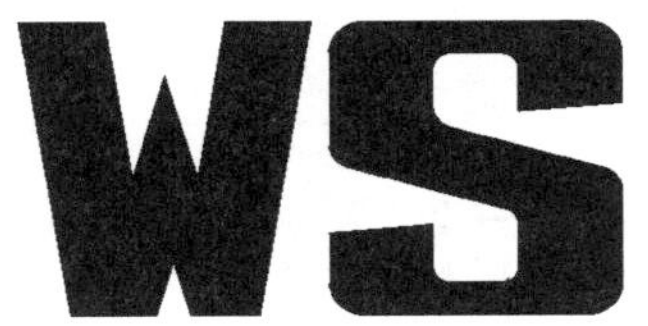

中华人民共和国卫生行业标准

WS 277—2007

地方性砷中毒病区判定和划分标准

Definition and division standard for endemic arsenism

2007-07-02 发布　　　　2007-12-01 实施

中华人民共和国卫生部　　发布

前　　言

本标准由中华人民共和国卫生部地方病标准专业委员会提出。

本标准由中华人民共和国卫生部批准。

本标准起草单位：中国疾病预防控制中心地方病控制中心、内蒙古地方病防治研究所、贵州省疾病预防控制中心、山西省地方病防治研究所。

本标准主要起草人：赵新华、武克恭、李达圣、王三祥、陈志。

地方性砷中毒病区判定和划分标准

1 范围

本标准规定了地方性砷中毒病区的判定和划分标准。

本标准适用于地方性砷中毒流行病学调查、监测、防治和科研。

2 规范性引用文件

下列文件中的条款通过本标准的引用而成为本标准的条款。凡是注日期的引用文件，其随后所有的修改单(不包括勘误的内容)或修订版均不适用于本标准，然而，鼓励根据本标准达成协议的各方研究是否可使用这些文件的最新版本。凡是不注日期的引用文件，其最新版本适用于本标准。

GB/T 3058　煤中砷的测定方法

GB/T 5750.6　生活饮用水标准检验方法　金属指标

WS/T 211　地方性砷中毒诊断标准

3 术语的定义

下列术语和定义适用于本标准。

3.1

地方性砷中毒　endemic arsenism

一种生物地球化学性疾病，简称地砷病。居住在特定地理环境下的居民，长期通过饮水、食物或空气摄入过量的无机砷，而引起的以皮肤色素脱失、色素沉着和掌跖角化或(和)癌变为特征的全身性慢性中毒。

4 病区判定

同时满足以下三条，方可判定为病区。

4.1　在居民生活的自然环境中，饮用水含砷量＞0.05 mg/L；或在以煤为生活燃料的地区，居民敞灶燃用含砷量＞40 mg/kg 的煤。

4.2　暴露人群中出现临床诊断的慢性砷中毒患者(见 WS/T 211)。

4.3　排除其他砷污染所致的砷中毒。

5 病区划分

5.1　病区以自然村(屯)为单位进行划分。

5.2　饮水或燃煤含砷量与患病率不符时，以患病率划分轻、中、重病区。

5.3　饮水型地方性砷中毒病区划分标准

5.3.1　潜在病区：饮水含砷量≥0.05 mg/L；只有可疑病人(见 WS/T 211)。

5.3.2　轻病区：饮水含砷量＞0.10 mg/L；患病率＜10％。

5.3.3　中病区：饮水含砷量＞0.30 mg/L；10％≤患病率＜30％。

5.3.4　重病区：饮水含砷量＞0.50 mg/L；患病率≥30％，出现重度病人（见 WS/T 211）。

5.4　燃煤污染型地方性砷中毒病区划分标准

5.4.1　潜在病区：燃煤含砷量≥40.0 mg/kg；只有可疑病人（见 WS/T 211）。

5.4.2　轻病区：燃煤含砷量＞100.0 mg/kg；患病率＜10％。

5.4.3　中病区：燃煤含砷量＞200.0 mg/kg；10％≤患病率＜30％。

5.4.4　重病区：燃煤含砷量＞400.0 mg/kg；患病率≥30％，出现重度病人（见 WS/T 211）。

6　采样计算

6.1　饮水含砷量计算方法：对该村（屯）所有水井进行采样，按 GB/T 5750.6 规定的方法测定砷含量，取其所有砷超标井水样（＞0.05 mg/L）的含砷量，计算其平均值，作为该村（屯）的饮水含砷量。

6.2　燃煤含砷量计算方法：采集该村（屯）燃用的不同煤矿生产的煤样品各五份，按 GB/T 3058 规定的方法测定砷含量，取其所有砷超标煤样（＞40 mg/kg）的含砷量，计算其平均值，作为该村（屯）的燃煤含砷量。

6.3　患病率计算方法：对在该村（屯）居住 5 年以上 95％的砷暴露人群进行普查，按 WS/T 211 确定患者，计算其患病率。

ICS 11.020
C 61

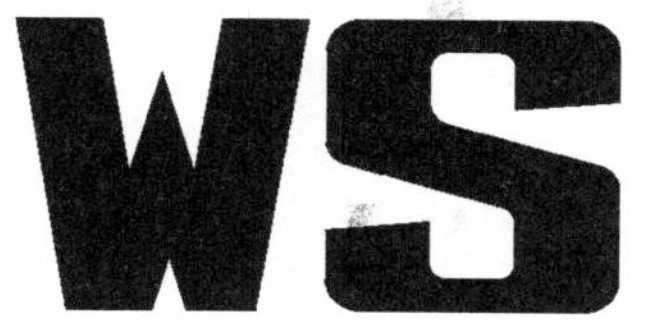

中华人民共和国卫生行业标准

WS/T 314—2009
代替 WS/T 77—1996, WS/T 209—2001

克山病治疗原则与疗效判定标准

Principles of management and criteria of evaluating curative effects of Keshan disease

2009-06-24 发布　　2009-12-01 实施

中华人民共和国卫生部　发布

前　　言

本标准代替 WS/T 77—1996《克山病治疗原则》和 WS/T 209—2001《克山病疗效判定标准》。自本标准实施之日起，WS/T 77—1996 和 WS/T 209—2001 废止。

本标准与 WS/T 77—1996 和 WS/T 209—2001 相比主要变化如下：

——名称改为《克山病治疗原则与疗效判定标准》；

——增加了术语和定义，包括克山病、克山病急性心功能不全、克山病慢性心功能不全；

——明确提出对克山病的慢性心功能不全患者进行分类管理；

——突出血管紧张素转化酶抑制剂（ACEI）、血管紧张素Ⅱ受体拮抗剂（ARH）、β受体阻滞剂在克山病慢性心功能不全治疗中的应用，强调洋地黄制剂主要用于中、重度心力衰竭患者；

——增加双室同步起搏（CRT）或双室同步起搏-埋藏式心脏复律除颤器（CRT-ICD）及心脏移植作为克山病慢性心功能不全的治疗措施；

——克山病的心源性休克疗效判定改为克山病急性心功能不全疗效判定，涵盖了急性心功能不全所有患者的转归，分为显效、有效和无效。克山病慢性心功能不全增加了 6 分钟步行试验、左室射血分数（EF）和脑钠利肽作为疗效判定指标，删除了心率和含盐饮食的有关判定条款。心律失常的疗效判定也分为显效、有效和无效；

——删除原附录 B、附录 C、附录 D、附录 E、附录 F。

本标准的附录 A、附录 B、附录 C 为规范性附录。

本标准由卫生部地方病标准专业委员会提出。

本标准由中华人民共和国卫生部批准。

本标准起草单位：山东省地方病防治研究所、哈尔滨医科大学第二临床医学院、济南市中心医院、西安交通大学医学院、内蒙古自治区呼伦贝尔市地方病防治研究所。

本标准主要起草人：相有章、王秀红、尹新华、苏国海、刘作功、王克健。

本标准所代替标准的历次版本发布情况为：

——WS/T 77—1996；

——WS/T 209—2001。

克山病治疗原则与疗效判定标准

1 范围

本标准规定了克山病治疗原则与克山病疗效判定标准等有关要求。

本标准适用于成人及小儿克山病的治疗与疗效判定。

2 术语和定义

下列术语和定义适用于本标准。

2.1 克山病 Keshan disease

克山病是一种原因不明的地方性心肌病；主要病理改变是心肌实质的变性、坏死和瘢痕形成，心脏呈肌原性扩张，心腔扩大、室壁趋向变薄；主要临床特征是心功能不全和心律失常。临床上根据起病急缓和心功能状态分为急型、亚急型、慢型和潜在型。

2.2 克山病急性心功能不全 the acute cardiac insufficiency of keshan disease

克山病急性心功能不全包括急性失代偿性心功能不全、急性肺水肿、心源性休克。急型克山病主要见于急性肺水肿、心源性休克，亚急型克山病主要见于急性失代偿性心功能不全。

2.3 克山病慢性心功能不全 the chronic cardiac insufficiency of keshan disease

克山病慢性心功能不全主要见于慢型克山病，具有典型慢性心力衰竭的临床表现，心功能属纽约心脏病协会(NYHA)分级标准的Ⅱ～Ⅳ级。潜在型克山病可有心腔扩大或具有心肌损害的客观证据，但无典型心力衰竭的临床表现，心功能处于代偿期，NYHA 分级Ⅰ级。

3 克山病的治疗原则

3.1 克山病急性心功能不全

严格执行早发现、早诊断、早治疗制度，做好就地抢救。

3.1.1 急性肺水肿

迅速改善心脏泵血功能，提高心排血量，减轻前、后负荷，纠正缺氧。抢救时一般应取坐位、双腿下垂，可采用高流量吸氧(必要时面罩加压给氧)。选用吗啡、快速利尿剂、快效洋地黄制剂、血管扩张剂及茶碱类药物等。

3.1.2 心源性休克

减轻心脏负荷，纠正缺氧，迅速改善泵血功能，提高心脏排血量。

3.1.2.1 吸氧，采用鼻导管或面罩吸氧。

3.1.2.2 尽快采用大剂量维生素C(Vitamin C,VC)疗法,纠正心肌缺血、缺氧,恢复心脏功能,见附录A。

3.1.2.3 亚冬眠疗法,降低基础代谢率,促使心功能恢复,主要用于烦躁不安的患者,见附录A。

3.1.2.4 补充血容量,应用血管活性药物。对以上治疗后仍不能缓解的患者补充血容量,并用多巴胺、多巴酚丁胺、间羟胺等血管活性药物。

3.1.3 急性失代偿性心功能不全

治疗原则参照急性肺水肿。

3.2 克山病慢性心功能不全

基本治疗原则是去除心衰诱发因素,调整生活方式,控制体力活动,及时合理药物治疗。根据心功能状态进行分类管理,心功能Ⅱ级以家庭病床治疗为主,心功能Ⅲ、Ⅳ级入院治疗,恢复期的病人合理安排饮食起居,定期复查。

3.2.1 利尿剂

控制体液潴留,缓解心衰症状。凡有体液潴留证据或原先有过体液潴留的患者一般皆应使用利尿剂,水肿消除后小剂量间断使用。常用制剂为呋噻米(速尿)、依他尼酸(利尿酸钠)、氢氯噻嗪、氯噻酮、阿米洛利等。利尿剂不作为单一治疗,一般应与ACEI、β受体阻滞剂、洋地黄制剂联合应用。

3.2.2 血管紧张素转化酶抑制剂(ACEI)或血管紧张素Ⅱ受体拮抗剂(ARB)

心功能Ⅱ、Ⅲ级无禁忌证的患者常规应用,心功能Ⅳ级可与其他药物同时应用。常用ACEI为卡托普利、依那普利、培哚普利、福辛普利、雷米普利等,ARB为氯沙坦、缬沙坦、坎地沙坦、厄贝沙坦。从小剂量开始,达目标剂量后长期应用。严格观察血压变化,成人清晨静息状态下血压一般不低于90 mmHg/60 mmHg。

3.2.3 β受体阻滞剂

适用于心功能Ⅱ、Ⅲ级无禁忌证的患者,心功能Ⅳ级的患者心功能改善后应用或在专科医生指导下应用。常用制剂为美托洛尔、比索洛尔、卡维地洛。从小剂量开始,达目标剂量后长期应用。严格观察心率和血压变化,成人清晨静息状态下心率一般不低于55～60次/min,血压一般不低于90 mmHg/60 mmHg。

3.2.4 正性肌力药物

洋地黄正性肌力药物一般用于心功能Ⅲ、Ⅳ级患者,可先静注西地兰或毒毛旋花子甙K快效制剂,见效后改为口服地高辛维持或直接应用地高辛。非洋地黄正性肌力药物,包括肾上腺素能β受体激动剂和磷酸二酯酶抑制剂,一般短期用于重症患者,争取治疗机会,常用制剂多巴胺、多巴酚丁胺、米力农等。正性肌力药物可选择性地与利尿剂、醛固酮受体拮抗剂、ACEI、β受体阻滞剂联合应用。

3.2.5 血管扩张剂

作为辅助治疗,用于不能耐受ACEI、ARB或β受体阻滞剂的患者。常用制剂硝酸酯类、酚妥拉明、硝普钠等,一般应短期应用。

3.2.6 双室同步起搏(CRT)或双室同步起搏-埋藏式心脏复律除颤器(CRT-ICD)及心脏移植

对充分抗心衰药物治疗无效的患者且符合CRT或CRT-ICD指征者推荐使用。对充分内科治疗无效的患者可行心脏移植术治疗。

3.2.7 心脏舒张功能不全

可选用β受体阻滞剂或钙离子受体拮抗剂。

3.3 克山病慢性心功能不全代偿期

3.3.1 非药物治疗

合理膳食,适度休息或活动,避免或祛除心衰的诱发因素,如上呼吸道感染、精神刺激、妊娠、劳累、偏食以及不合理的钠盐摄入等。

3.3.2 药物治疗

已有心脏扩大的患者,应加强随访观察,亦可早期选用血管紧张素转换酶抑制剂(ACEI)或血管紧张素Ⅱ受体拮抗剂(ARB)、β受体阻滞剂、醛固酮受体拮抗剂等药物治疗。

3.4 克山病并发症的处理原则

3.4.1 心律失常

3.4.1.1 急性心功能不全并发室性异位心律或心脏传导阻滞者,多于大剂量VC或亚冬眠等治疗后随心功能的改善减轻或消失,一般不需使用抗心律失常药。

3.4.1.2 慢性心功能不全并发的心律失常,多于心功能改善后减轻或消失。

3.4.1.3 急性或慢性心功能不全经上述治疗后无效者,对影响心功能的阵发性房性或交界性心动过速、房扑、房颤,采用洋地黄、β受体阻滞剂、胺碘酮抗心律失常药;对室速、室扑、室颤可选用胺碘酮、利多卡因抗心律失常药,有条件时室颤首选电复律,符合埋藏式心脏复律除颤器(ICD)治疗指征的患者亦可选用;对心率缓慢的心脏传导阻滞给予阿托品或异丙肾上腺素药物治疗,无效时可安置人工心脏起搏器。

3.4.2 心脏骤停

按心脏骤停治疗常规处理。

3.4.3 血栓、栓塞

按血栓、栓塞治疗常规处理。

3.4.4 感染

肺部感染可诱发或加重心功能不全,应选用有效的抗生素治疗。

3.4.5 水、电解质紊乱

3.4.5.1 监测血容量及钠、钾、氯、钙、镁等离子的变化,及时调整水、电解质代谢失调,注意纠正酸碱失衡。

3.4.5.2 对较长期应用利尿剂的患者，不宜严格限制钠盐的摄入。

3.4.5.3 利尿剂应用期间注意钾的补充，可将醛固酮受体拮抗剂与排钾利尿剂交替或联合应用，避免发生水、电解质紊乱与酸碱平衡失调。

4 疗效判定

4.1 克山病急性心功能不全

4.1.1 显效

达到克山病急性心功能不全缓解标准后至少稳定3天以上，见附录B。

4.1.2 有效

达到克山病急性心功能不全缓解标准后稳定1天～3天，见附录B。

4.1.3 无效

达到克山病急性心功能不全缓解标准后稳定不足1天，或症状、体征加重或死亡，见附录B。

4.2 克山病慢性心功能不全

4.2.1 显效

达到克山病慢性心功能不全完全缓解标准，或心功能提高二级以上，见附录C。

4.2.2 有效

达到克山病慢性心功能不全部分缓解标准，心功能提高一级以上，见附录C。

4.2.3 无效

未达到有效标准，心功能改善不足一级或症状、体征无改善，甚至加重，见附录C。

4.2.4 有条件时，治疗前、后进行血液动力学监测，对疗效判定更为准确可靠。如治疗后能使血流动力学指标恢复正常并能巩固，为心功能不全完全缓解的可靠依据。

4.3 克山病心律失常

4.3.1 异位心律

4.3.1.1 显效

异位心律消失或减少90%以上。

4.3.1.2 有效

异位心律减少50%～90%。

4.3.1.3 **无效**

异位心律减少不足50%。

4.3.2 **心脏传导阻滞**

4.3.2.1 **显效**

心脏传导阻滞消失。

4.3.2.2 **有效**

心脏传导阻滞发生的程度及频率减轻。

4.3.2.3 **无效**

心脏传导阻滞持续存在。

4.3.3 有条件时,对心律失常的疗效判定选用动态心电图或心电监护进行长时间观察。

附　录　A
（规范性附录）
大剂量维生素 C(VC)与亚冬眠疗法

A.1　大剂量维生素 C(VC)疗法

10%～12.5%VC 注射液 5 g～10 g,加 25%～50%葡萄糖溶液 20 mL～100 mL 静脉注射。2 h～4 h 后,视病情变化可重复应用相同剂量 1 次～2 次。第一日用量可达 30 g 以上。休克缓解后每日静注 VC5 g,3 d～5 d 后停药。休克再发时可重复应用。

小儿用量:VC 每次 3 g～5 g 静脉注射,2 h～3 h 可重复应用,首日剂量可达 15 g～20 g。

A.2　亚冬眠疗法(适用于烦躁不安患者与小儿)

静注或肌注:氯丙嗪 25 mg、异丙嗪 25 mg、哌替啶 50 mg(小儿各为 0.5 mg/kg～1.0 mg/kg,其中 2 岁以下小儿不宜使用哌替啶);或者选用安定静注:每次 20 mg(小儿每次 0.10 mg/kg～0.25 mg/kg),按需要可重复使用。

附　录　B

（规范性附录）

克山病急性心功能不全治疗缓解标准

B.1　克山病急性心功能不全治疗缓解标准必须具备以下5条：

a）临床上急性失代偿性心功能不全、肺水肿、休克的征象消失。

b）血压≥90/60 mmHg(10.7/8.0 kPa)。

c）少尿、无尿纠正(尿量每分钟0.5 mL～1.0 mL)。

d）肺部湿啰音和哮鸣音消失。

c）心电图上严重缺血、缺氧改变(如上向性或下向性单相曲线)好转；并发的严重心律失常(二、三度房室传导阻滞、阵发性房性或交界性心动过速、房颤、室性心动过速)消失。

附 录 C
(规范性附录)
克山病慢性心功能不全治疗缓解标准

C.1 完全缓解(a)～d)必须具备):

a) 心功能不全的表现完全消失。

b) 能耐受一般体力活动,心功能恢复到Ⅰ级。

c) 6分钟步行试验,行走距离>550 m。

d) 体重恢复到无心功能不全时的水平。

e) 左室射血分数(EF)>50%。

f) 血浆脑钠利肽恢复到正常水平。

g) 有条件时,做血流动力学监测:心排血指数较治疗前每秒升高16.67 mL/m^2(每分钟1.0 L/m^2),肺毛细血管嵌顿压(PCWP)≤1.6 kPa(12 mmHg)。

C.2 部分缓解(a)～b)必须具备):

a) 心功能不全征象仍继续存在。

b) 不能耐受一般体力活动,心功能处于Ⅱ～Ⅲ级。

c) 6分钟步行试验,行走距离≤550 m。

d) 体重未恢复到无心功能不全时的水平。

e) 左室射血分数(EF)≤50%。

f) 血浆脑钠利肽高于正常水平。

g) 有条件时,做血流动力学监测:心排血指数较治疗前每秒升高8.33 mL/m^2(每分钟0.5 L/m^2),肺毛细血管嵌顿压(PCWP)≤2.4 kPa(18 mmHg)。

ICS 11.020
C 61

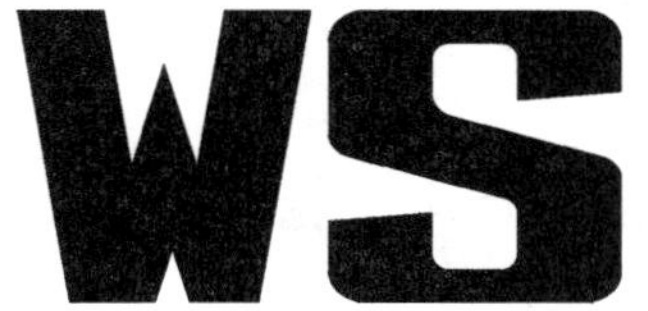

中华人民共和国卫生行业标准

WS/T 474—2015

尿中砷的测定　氢化物发生原子荧光法

Determination of arsenic in urine by hydride generation atomic flurescence spectrometry

2015-05-07 发布　　2015-11-01 实施

中华人民共和国国家卫生和计划生育委员会　发布

前　　言

本标准按照 GB/T 1.1—2009 给出的规则起草。

本标准起草单位：中国医科大学公共卫生学院、中国疾病预防控制中心地方病控制中心地氟病防治研究所、内蒙古自治区地方病防治研究中心。

本标准主要起草人：孙贵范、姜泓、刘霁新、李冰、高彦辉、夏雅娟、纪晓红、王伟。

尿中砷的测定　氢化物发生原子荧光法

1　范围

本标准规定了地方性砷中毒病区人尿中砷含量的氢化物发生原子荧光测定方法。

本标准适用于地方性砷中毒病区划分和防治效果判定。

2　原理

尿样用混合酸消化，以破坏有机物。在氢化物发生器中，尿样中的砷化物被硼氢化钾在酸性溶液（盐酸）中产生的新生态氢还原成气态的砷化氢，以氩气作载气，将砷化氢从母液中分离，并导入石英炉原子化器中原子化，以砷空心阴极灯作激发光源，使砷原子发出荧光，荧光强度与砷含量在一定范围内成正比，据此可测定尿中砷含量。

3　仪器

3.1　原子荧光光度计。

3.2　氢化物发生系统。

3.3　高性能砷空心阴极灯。

3.4　电热板，1 000 W。

3.5　分析天平：感量 0.01 g 和 0.000 1 g。

3.6　尿比重计。

3.7　锥形烧瓶，100 mL。

3.8　容量瓶，10 mL、25 mL、1 000 mL。

3.9　具塞刻度试管，20 mL。

3.10　聚乙烯塑料瓶，50 mL、500 mL。

4　试剂

注：除另有说明外，在分析中所使用试剂均为优级纯，实验用纯水符合 GB/T 6682 中二级水规格。

4.1　三氧化二砷（As_2O_3，M=197.84），为剧毒试剂。

4.2　硝酸（HNO_3），ρ_{20}=1.42 g/mL。

4.3　硫酸（H_2SO_4），ρ_{20}=1.84 g/mL。

4.4　高氯酸（$HClO_4$），ρ_{20}=1.75 g/mL。

4.5　盐酸（HCl），ρ_{20}=1.19 g/mL。

4.6　氢氧化钾（KOH，M=56.1）。

4.7　硼氢化钾（KBH_4，M=53.9）。

4.8　氢氧化钠（NaOH，M=40.0）。

4.9　硫脲（CH_4N_2S，M=76.12）。

4.10　抗坏血酸（$C_6H_8O_6$，M=176.13）。

5 溶液配制

5.1 混合酸:分别取硝酸、硫酸和高氯酸按 3∶1∶1 体积混合。

5.2 盐酸溶液:取 7 mL 盐酸,加纯水至 100 mL。

5.3 氢氧化钾溶液:称取 5 g 氢氧化钾溶解后,加纯水至 1 000 mL。

5.4 硼氢化钾溶液:称取 15 g 硼氢化钾,溶解于 1 000 mL 氢氧化钾溶液中。

5.5 氢氧化钠溶液:称取 40 g 氢氧化钠溶解后,加纯水至 1 000 mL。

5.6 硫脲-抗坏血酸溶液:称取 12.5 g 硫脲,溶于约 80 mL 纯水中,加热溶解,冷却后,加入 12.5 g 抗坏血酸,溶解后,加纯水至 100 mL;贮存于棕色瓶中,可保存一个月。

5.7 砷标准应用液:称取经 105 ℃干燥 2 h 的三氧化二砷 0.132 0 g,加入 10 mL 氢氧化钠溶液使之溶解,加 5 mL 盐酸,转入 1 000 mL 容量瓶中,用纯水定容至刻度,混匀。此溶液为 100.0 μg/mL 砷标准储备液,置于冰箱内保存。临用前,将此溶液逐级稀释成浓度为 1.00 μg/mL 的砷标准应用液。或用国家认可的砷标准溶液配制。

6 尿样的采集、运输和保存

用聚乙烯塑料瓶收集尿液,混匀后,尽快测定相对密度。取 25 mL 尿液,放入 50 mL 聚乙烯塑料瓶中,可在室温下(或放于 4 ℃冰盒中保存)尽快运输,于−18 ℃下保存。分析前需将尿样复融后彻底摇匀。

7 分析步骤

7.1 样品处理

取 5 mL 尿样置于锥形烧瓶中,加入 15 mL 混合酸,置电热板上,在较低温度下加热消化至冒白烟,溶液无色透明为止,不得蒸干。冷却后,用纯水定量转移至 25 mL 容量瓶中,加纯水至刻度,混匀。取出 10 mL 置于另一具塞刻度试管中,加入 2.0 mL 硫脲-抗坏血酸溶液,混匀,供测定。若样品溶液砷含量超过测定范围,可用纯水稀释后测定,计算时乘以稀释倍数。

7.2 标准曲线的制备

取 6 个锥形烧瓶,按表 1 配制标准管。

表 1 尿砷标准管的配制

管号	0	1	2	3	4	5
砷标准应用液/mL	0	0.05	0.10	0.20	0.30	0.40
正常人混合尿/mL	5.0	5.0	5.0	5.0	5.0	5.0
砷的含量/μg	0	0.05	0.10	0.20	0.30	0.40

参照附录 A 仪器操作条件,将原子荧光光度计调节至最佳测定条件,分别测定标准系列,每个浓度重复进样测定 3 次,以加入标准的砷含量为横坐标,测得的峰高值减去零号管的峰高值后作为纵坐标,绘制标准曲线。

7.3 样品测定

用测定标准系列的操作条件测定样品和空白对照溶液。测得的样品荧光强度减去空白对照荧光强度值后，由标准曲线回归方程法计算砷含量。在测定前后，以及每测定 10 个样品后，测定一次质控样品。

8 计算

8.1 按式(1)计算尿样在标准相对密度(1.020)下的浓度校正系数(k)。

$$k=\frac{1.020-1.000}{\rho-1.000} \qquad \cdots\cdots(1)$$

式中：

ρ——实测相对密度。

8.2 按式(2)计算尿中砷含量。

$$X=\frac{m}{V}\cdot k \qquad \cdots\cdots(2)$$

式中：

X ——尿中砷的浓度，单位为毫克每升(mg/L)；

m ——由标准曲线回归方程法计算出砷含量，单位为微克(μg)；

V ——分析时所取尿样体积，单位为毫升(mL)；$V=\frac{10}{25}\times 5\ \text{mL}=2\ \text{mL}$；

k ——浓度校正系数(8.1)。

9 说明

9.1 本法最低检测质量为 0.50 ng，若进样 1 mL 测定，则最低检测浓度为 0.50 μg/L；测定范围为 0 μg～0.40 μg；精密度为 2.5%～4.9%($n=6$)，正常人混合尿样加标回收率为 95.6%～110.0%(加标浓度为 0.010 mg/L，0.025 mg/L，0.060 mg/L，$n=6$)。

9.2 盐酸溶液和硼氢化钾溶液的浓度对氢化物反应的影响很大，同一批样品测定时，影响测定的因素应严格控制一致。

9.3 尿样含砷量超出测定范围，可将样品增加稀释倍数测定，计算砷含量时再乘以稀释倍数。

9.4 尿样消化时，温度应保持无泡沫溢出或避免液体溅到瓶壁，并防止碳化。

9.5 玻璃和聚乙烯塑料器皿在使用前均用 15%(体积分数)硝酸溶液浸泡 24 h 以上，纯水冲洗干净后晾干。

附　录　A
（资料性附录）
仪器操作条件

参考表 A.1 仪器操作条件或仪器说明书，将仪器工作条件调整至最佳状态。

表 A.1　仪器操作条件

名称	参数	名称	参数
硼氢化钾(KBH_4)溶液	1.5%	盐酸(HCl)溶液	7%
原子化器温度	1 000 ℃	原子化器高度	7 mm
负高压	270 V	灯电流	50 mA
载气流量	300 mL/min	屏蔽气流量	600 mL/min
进样体积	1.0 mL		

ICS 11.020
C 61

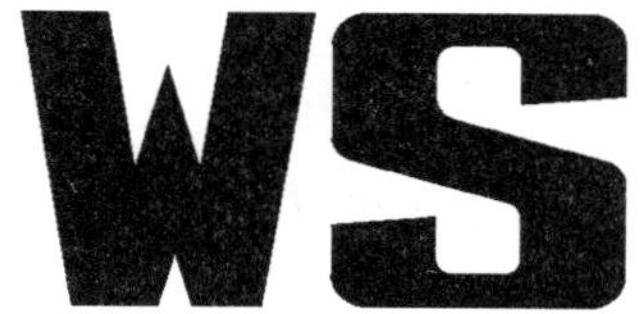

中华人民共和国卫生行业标准

WS/T 572—2017

血清中碘的测定　砷铈催化分光光度法

Determination of iodine in serum—As^{3+}-Ce^{4+} catalytic spectrophotometry

2017-08-16 发布　　2008-02-15 实施

中华人民共和国国家卫生和计划生育委员会　发布

前　言

本标准按照 GB/T 1.1—2009 给出的规则起草。

本标准起草单位：中国疾病预防控制中心地方病控制中心、福建省厦门市疾病预防控制中心、山西省地方病防治研究所。

本标准主要起草人：申红梅、纪晓红、张亚平、贾清珍、张峰峰、刘丽香、刘颖、黄淑英。

血清中碘的测定　砷铈催化分光光度法

警告:三氧化二砷试剂是剧毒品!使用者有责任采取适当的安全措施。

1　范围

本标准规定了血清中碘的砷铈催化分光光度法测定方法。

本标准适用于血清中总碘浓度的测定。

2　原理

采用高氯酸-氯酸钠溶液消化血清样品,利用碘对砷铈氧化还原反应的催化作用:

$$H_3AsO_3 + 2Ce^{4+} + H_2O \rightarrow H_3AsO_4 + 2Ce^{3+} + 2H^+$$

反应中黄色的 Ce^{4+} 被还原成无色的 Ce^{3+},碘含量越高,反应速度越快,所剩余的 Ce^{4+} 则越少;控制反应温度和时间,比色测定体系中剩余 Ce^{4+} 的吸光度值,求出碘含量。

3　仪器

3.1　消化控温加热装置:恒温消解仪(控温点精度 130 ℃±2 ℃,孔间温差≤1 ℃)。

3.2　恒温水浴:控温精度±0.3 ℃。

3.3　分光光度计,1 cm 比色杯。

3.4　玻璃试管:15 mm×100 mm 或 15 mm×120 mm。

3.5　定量移液器:100μL、1 000μL、5 000μL;

定量玻璃移液管:5 mL 和 10 mL。

3.6　秒表。

3.7　恒温干燥箱。

3.8　离心机。

4　试剂

4.1　本标准所用试剂除另有说明外,均为分析纯试剂,实验用水应符合 GB/T 6682 中二级水规格。

4.2　高氯酸($HClO_4$,70%～72%),优级纯。

4.3　氯酸钠($NaClO_3$,M=106.4)。

4.4　浓硫酸(H_2SO_4,ρ_{20}=1.84 g/mL),优级纯。

4.5　三氧化二砷(As_2O_3,M=197.8)。

4.6　氯化钠(NaCl,M=58.4),优级纯。

4.7　氢氧化钠(NaOH,M=40.0)。

4.8　硫酸铈铵[$Ce(NH_4)_4(SO_4)_4 \cdot 2H_2O$,$M$=632.6]或四水合硫酸铈铵[$Ce(NH_4)_4(SO_4)_4 \cdot 4H_2O$,$M$=668.6]。

4.9　碘酸钾(KIO_3,M=214.0),基准试剂或标准物质。

5 溶液配制

5.1 氯酸钠溶液[$c(NaClO_3)=2.0$ mol/L]

称取 106.4 g 氯酸钠(4.3)溶解于 400 mL 纯水后,再加纯水至 500 mL,置冰箱(4 ℃)可保存 12 个月。

5.2 硫酸溶液[$c(H_2SO_4)=2.5$ mol/L]

取 140 mL 浓硫酸(4.4)缓慢加入 700 mL 纯水中,边加边搅拌,冷却后用纯水稀释至 1 000 mL。

5.3 亚砷酸溶液[$c(H_3AsO_3)=0.025$ mol/L]

称取 2.5 g 三氧化二砷(4.5)、3.0 g 氢氧化钠(4.7)置于 1 L 的烧杯中,加纯水约 30 mL 搅拌至全部溶解,向烧杯中加纯水约 500 mL,并加入 40.0 g 氯化钠(4.6),搅拌至完全溶解,再缓慢加入 200 mL 硫酸溶液(5.2),至室温后用纯水定容至 1 000 mL,储于棕色瓶,室温放置可保存 6 个月。

5.4 硫酸铈铵溶液[$c(Ce^{4+})=0.025$ mol/L]

称取 15.8 g 硫酸铈铵(4.8)或 16.7 g 四水合硫酸铈铵[$Ce(NH_4)_4(SO_4)_4\cdot 4H_2O$] 溶于 700 mL 硫酸溶液(5.2),用纯水定容至 1 000 mL,储于棕色瓶,室温放置可保存 6 个月。

5.5 碘标准储备溶液[$\rho(I)=100$μg/mL]

准确称取经 105 ℃～110 ℃烘干至恒重的碘酸钾 0.1686g 于容量瓶中,加纯水溶解,并用纯水定容至 1 000 mL。储于具塞严密的棕色瓶,置冰箱(4 ℃)可保存 6 个月。

5.6 碘标准中间溶液[$\rho(I)=10$μg/mL]

吸取 10.00 mL 碘标准储备溶液(5.5)置于 100 mL 容量瓶中,用纯水定容至刻度。储于具塞严密的棕色瓶,置冰箱(4 ℃)内可保存 1 个月。

5.7 碘标准使用系列溶液[$\rho(I)=0$ μg/L～300 μg/L]

使用前吸取碘标准中间溶液(5.6)0 mL、0.50 mL、1.00 mL、1.50 mL、2.00 mL、2.50 mL 和 3.00mL分别置于 100 mL 容量瓶中,用纯水定容至刻度,此标准系列溶液的碘浓度分别为 0 μg/L、50 μg/L、100 μg/L、150 μg/L、200 μg/L、250 μg/L 和 300 μg/L。

6 样品采集和保存

使用一次性真空非抗凝采血管采集不少于 2 mL 血液,室温静置 0.5 h 后,于 3 000 r/min 离心 10min,分离出血清置于具塞聚乙烯塑料管中,严密封口以防水分蒸发。在室温(20 ℃)下可保存 7d,在 4 ℃下可保存 1 个月,密封后冷冻(—20 ℃)至少可保存 3 个月。

7 分析步骤

7.1 分别取 0.10 mL 碘标准使用系列溶液(5.7)及血清样(如果血清样的碘浓度超过标准曲线的碘浓度范围,则用纯水稀释后取样)各置于玻璃试管(3.4)中,各管加入 0.5 mL 高氯酸(4.2)、0.6 mL 氯酸钠溶液

(5.1)，混匀后置于130 ℃的消化控温加热装置中，消化120 min，取下冷却至室温。可在15 ℃～30 ℃之间一个稳定的温度环境下(室温或控温)进行以下7.2～7.4分析步骤，要求温度波动不超过±0.3 ℃。

7.2 各管加入3.0 mL亚砷酸溶液(5.3)，充分混匀后放置15 min，使其温度达到平衡(注意将标准系列管按碘浓度由高至低顺序排列)。

7.3 秒表计时，依顺序每管间隔相同的时间(30 s或20 s)向各管准确加入0.60 mL硫酸铈铵溶液(5.4)，立即混匀。

7.4 待第一管(即标准系列中加300 μg/L碘浓度管)的吸光度值达到0.10左右时(不同温度对应的反应时间参考值参见附录A)，依顺序每管间隔同样时间(与7.3间隔时间一致)于400 nm波长下，用1 cm比色杯，以纯水作参比，测定各管的吸光度值。

7.5 标准曲线绘制：以碘浓度为横坐标，吸光度值对数为纵坐标绘制标准曲线。

8 结果计算

8.1 回归方程法：碘质量浓度 c(μg/L)与吸光度值 A 的对数值呈线性关系：见式(1)，按式(1)求出标准曲线的回归方程，将样品管的吸光度值代入式(1)，求出所测样品中碘质量浓度，再按式(2)计算血清中碘的质量浓度。

$$c = a + b\lg A$$

或

$$c = a + b\ln A \quad \cdots\cdots(1)$$

式中：

c——碘标准使用系列溶液(或所测样品)中碘的质量浓度，单位为微克每升(μg/L)；

a——标准曲线回归方程的截距；

b——标准曲线回归方程的斜率；

A——碘标准使用系列溶液(或所测样品)测定的吸光度值。

8.2 标准曲线法：以碘标准使用系列溶液的碘质量浓度为横坐标和吸光度值为对数纵坐标，在半对数坐标系中绘制标准曲线，以样品管的吸光度值在标准曲线上查得所测样品的碘质量浓度，再按式(2)计算血清中碘的质量浓度。

8.3 血清中碘的质量浓度，按式(2)计算：

$$\rho(\mathrm{I}) = c \times K \quad \cdots\cdots(2)$$

式中：

$\rho(\mathrm{I})$——血清中碘(I)的质量浓度，单位为微克每升(μg/L)；

c——由标准曲线查得的或由标准曲线回归方程计算得的所测样品中碘的质量浓度，单位为微克每升(μg/L)；

K——血清样稀释倍数。

9 方法特性

9.1 检出限和测定范围

本法检出限为6.9 μg/L(取血清样量为0.10mL)，可直接取样消化测定0 μg/L～300 μg/L浓度范围血清碘。

9.2 精密度

在0 μg/L～300 μg/L碘浓度范围内，5个实验室对含碘低、中、高3种浓度的血清样各做6次重复测定，相对标准偏差为 0.7%～3.8%，平均为 1.7%。

9.3 准确度

在 0 μg/L～300 μg/L 碘浓度范围内，5 个实验室对含碘低、中、高 3 种浓度的血清样做加标回收，加入碘标准溶液，使加标回收样品浓度增加 50 μg/L～100 μg/L，回收率为 90.0%～110.0%，平均为 99.8%。

在本法条件下，溶血和以下物质均不干扰测定：11 g/L NaCl，1.5 g/L HPO_4^{2-}，700 mg/L KNO_3，200 mg/L Ca^{2+}，365 mg/L Mg^{2+}，2 mg/L F^-，2 mg/L Fe^{2+}，2 mg/L Zn^{2+}，2 mg/L Cu^{2+}，0.05 mg/L Hg^{2+}，2 g/L甘氨酸，10 g/L 葡萄糖，3 g/L 尿素，30 mg/L 抗坏血酸，100 g/L 蛋白。

10 质量保证和质量控制

10.1 实验环境、器皿及试剂应避免碘污染，血清样品在现场采集、运输和保存过程中应避免与含碘物品接触。

10.2 样品消化需使用与恒温消解仪消化孔孔径配套的、长度为 100 mm 或 120 mm 的玻璃试管，以使消化效果一致，保证测定准确度和精密度。

10.3 每批样品消化、测定必须同时设置标准系列。

10.4 如果室温不稳定或室温较低时，应使用超级恒温水浴进行 7.2～7.4 步骤的分析，温度波动变化不超过±0.3 ℃。

10.5 标准曲线回归方程 $c=a+b\ \lg A$ 或 $c=a+b\ \ln A$ 的相关系数绝对值应≥ 0.999。

10.6 测定前应检查比色皿空白吸光度的一致性，样品皿与参比皿盛纯水在测定波长下比较，吸光度值差异不超过±0.002。

附 录 A
（资料性附录）
不同温度进行砷铈反应对应的反应时间

对 0 μg/L～300 μg/L 范围血清碘的测定，在不同温度下分析步骤 7.4 中所测第一管（即标准系列中加 300 μg/L 碘浓度管）吸光度值达到 0.10 左右时砷铈反应所需时间的参考值见表 A.1。

表 A.1 0 μg/L～300 μg/L 范围血清碘的不同温度测定对应的反应时间

温度/℃	反应时间/min	温度/℃	反应时间/min
15	61	23	36
16	57	24	33
17	54	25	31
18	50	26	29
19	47	27	27
20	43	28	26
21	41	29	24
22	38	30	22